DYADEN

IMPRESSUM

ISBN 978-3-910660-33-5
www.lotus-press.com

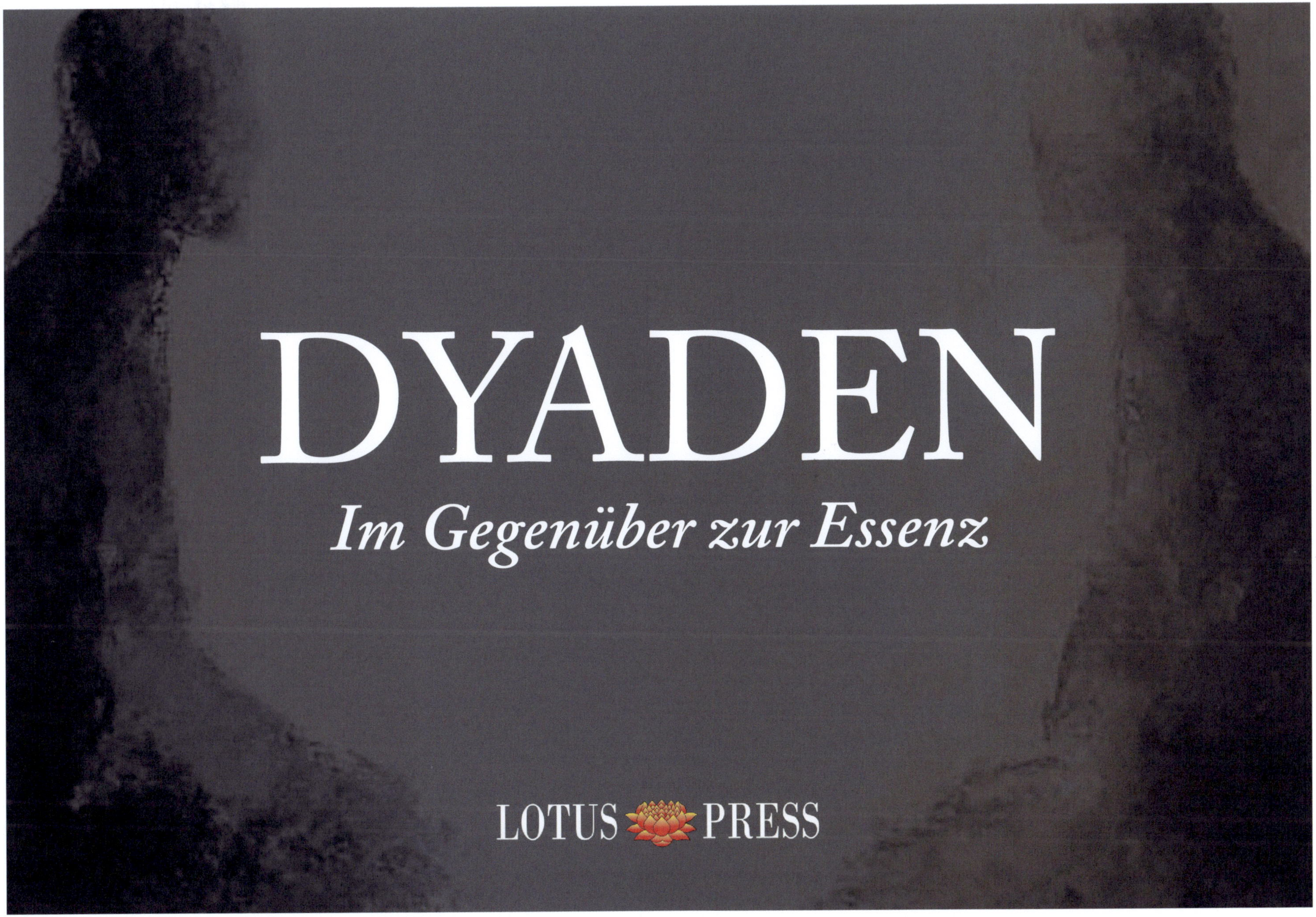

DYADEN

Im Gegenüber zur Essenz

LOTUS PRESS

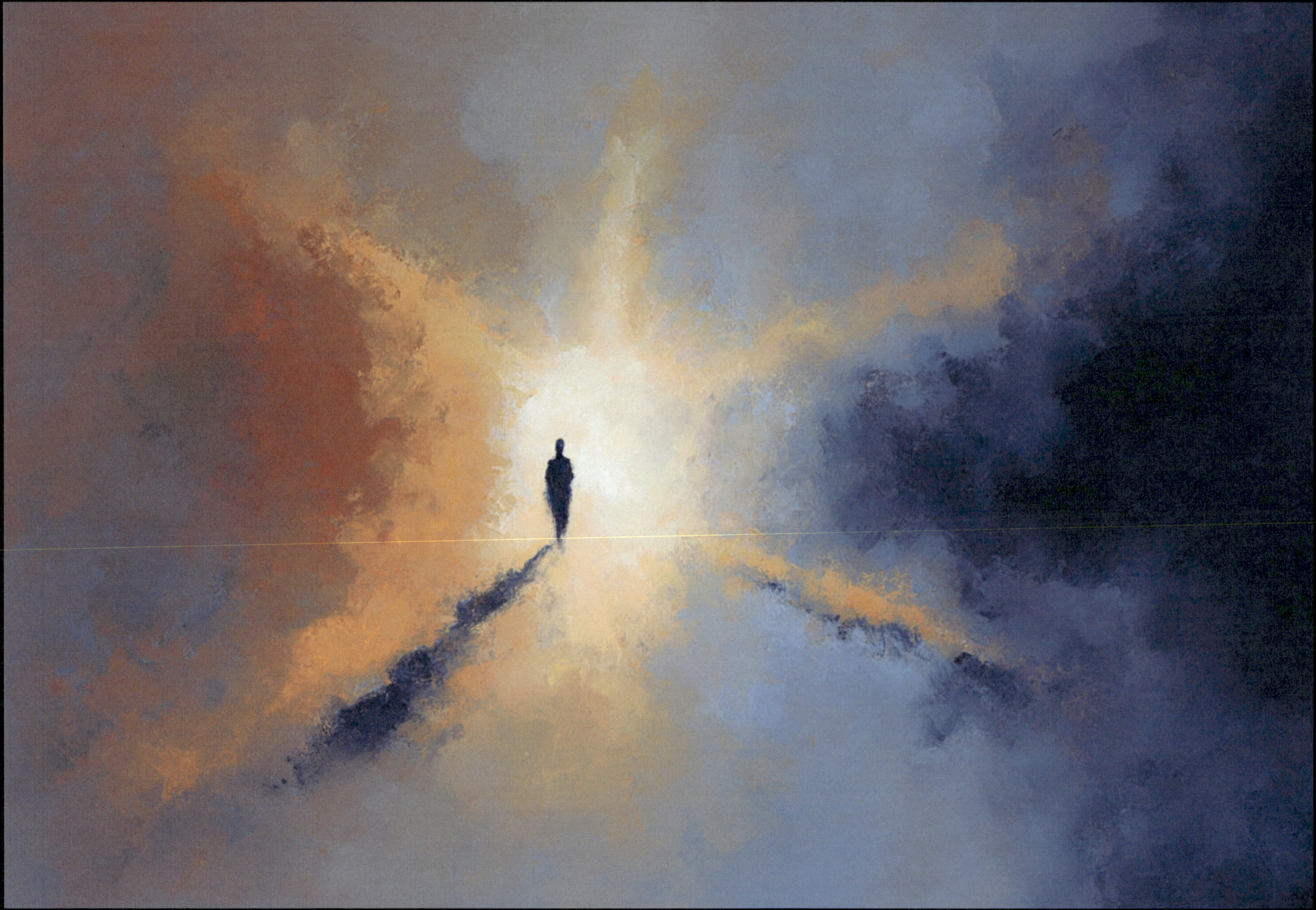

INHALT

Vorwort von Simone Anliker 9

Einführung 11

Geschichte 13

Die Kunst der Dyade – Eine Anleitung in fünf Atemzügen 19

Typische Fragen beim ersten Mal 21

Checkliste für Dyaden-Anleiter:innen 25

Forschungsfragen: Das Universum auf Zuruf 27

Erste Male 29

Einfach mal anfangen 31
Der Körper sagt auch was 33
Heute, hier, jetzt 35

Körper & Empfindung 37

Ankommen im Körper 39
Körper & Emotion 41
Berührung & Nähe 43
Bewegung & Ausdruck 45
Genuss & Sinnlichkeit 47
Entspannung 49

Präsenz 51

Im Moment ankommen 53
Präsenz im Körper 55
Atem & Gegenwart 57
Präsenz in Kontakt 59
Präsenz & Kontrolle 61
Jetzt – ohne Worte 63

Persönliche Entfaltung 65

Selbstakzeptanz 67
Rollen im Leben 69
Fähigkeiten & Freude 71
Nähe & Abgrenzung 73
Authentizität im Alltag 75
Sichtbar sein 77
Die Kraft der Verletzlichkeit 79
Entscheidungen mit dem Herzen 81
Die Zukunft, ganz persönlich 83
Das Leben, das ruft 85
Damals & heute 87
Die innere Hand halten 89

Beziehung & Verbindung (in einer Liebesbeziehung) 91

Lieben & geliebt werden 93
Nähe 95
Nähe & Distanz 97

Geben & Empfangen 99
Gemeinsame Entwicklung 101
Körper & Intimität 103

GFK-Dyaden 105
In Verbindung kommen 107
Gefühle erforschen 109
Wut 111
Traurigkeit 113
Freude 115
Angst 117
Scham & Schuld 119
Bedürfnisse spüren 121
Selbstempathie erleben 123
Gehört und gesehen werden 125
Dyade der Selbsteinfühlung 127
Frei und verbunden 129

Spiritualität & Sinn 131
Was Spiritualität für dich bedeutet 133
Die großen Fragen des Lebens 135
Verbindung zum Größeren 137
Spiritualität im Alltag 139
Innere Führung & Intuition 141
Spiritualität und Stille 143

Leben, Zeit & Tod 145
Die Erfahrung, am Leben zu sein 147
Der Lauf der Zeit 149
Vergänglichkeit & Wandel 151
Sterben und Tod 153
Leben mit Endlichkeit 155
Sterbebilder & Glaubenssätze 157

Die Organuhr der chinesischen Medizin – Im Rhythmus der Lebenskraft 159
Lunge – Das große Ja zum Leben 161
Dickdarm – Loslassen leicht gemacht 163
Magen – Genährt vom Leben 165
Milz – Die Kunst, bei sich zu bleiben 167
Herz – Der Himmel in dir 169
Dünndarm – Was wirklich wichtig ist 171
Blase – Verbeugung vor dem, was ist 173
Niere – Mut ist, wenn die Angst trotzdem atmet 175
Perikard – In das Leben verliebt 177
Dreifacher Erwärmer – Die Stille, die dich trägt 179
Gallenblase – Entscheidung mit Biss 181
Leber – Wenn Aufbruch grün leuchtet 183

Wege der Weisheit 185
Jesus – Liebe, die nicht fragt, ob du würdig bist 187
Buddha – Der Weg in die Mitte 189
Rumi – Der Tanz zwischen Sehnsucht und Verschmelzung 191
Hildegard von Bingen – Die Kraft der leuchtenden Ordnung 193
Laozi – Nichts tun, und alles geschieht 195
Sokrates – Erkenntnis ist ein Spaziergang mit Fragen 197
C. G. Jung – Auf Tuchfühlung mit dem Schatten 199
Indigene Weisheit – Alles lebt, auch du 201
Aborigine-Spiritualität – Traumzeit ist Jetztzeit 203
Zen – Keine Worte. Kein Denken. Nur Tee. 205
Osho – Lebe wild, stirb bewusst 207
Etty Hillesum – Innerer Himmel trotz äußerer Hölle 209
Rainer Maria Rilke – Zwischen Schmerz und Verwandlung 211
Ram Dass – Sei hier. Jetzt. Und bring Snacks mit. 213
Pema Chödrön – Mit dem Chaos Tee trinken 215
Krishnamurti – Jenseits der Konzepte 217
Martin Buber – Im Zwischen liegt das Licht 219
Meister Eckhart – Gott wohnt nicht weit weg 221
Mary Oliver – Staunen in einfachen Dingen 223

Global Dyad Meditation
Öffne dein Herz und ruh dich aus
Präsenz, die atmet
Selbstliebe in Echtzeit
Mut zur Hingabe
Mit den Augen der Liebe
Vertrauen als Weg

Awakening to Life Intensive
Awakening to Life Intensive - Dyaden

Enlightenment Intensive
Enlightenment Intensive - Dyaden

Guerilla-Dyaden

Was du jetzt tun kannst

Die Global Dyad Meditation

Autor

Literatur

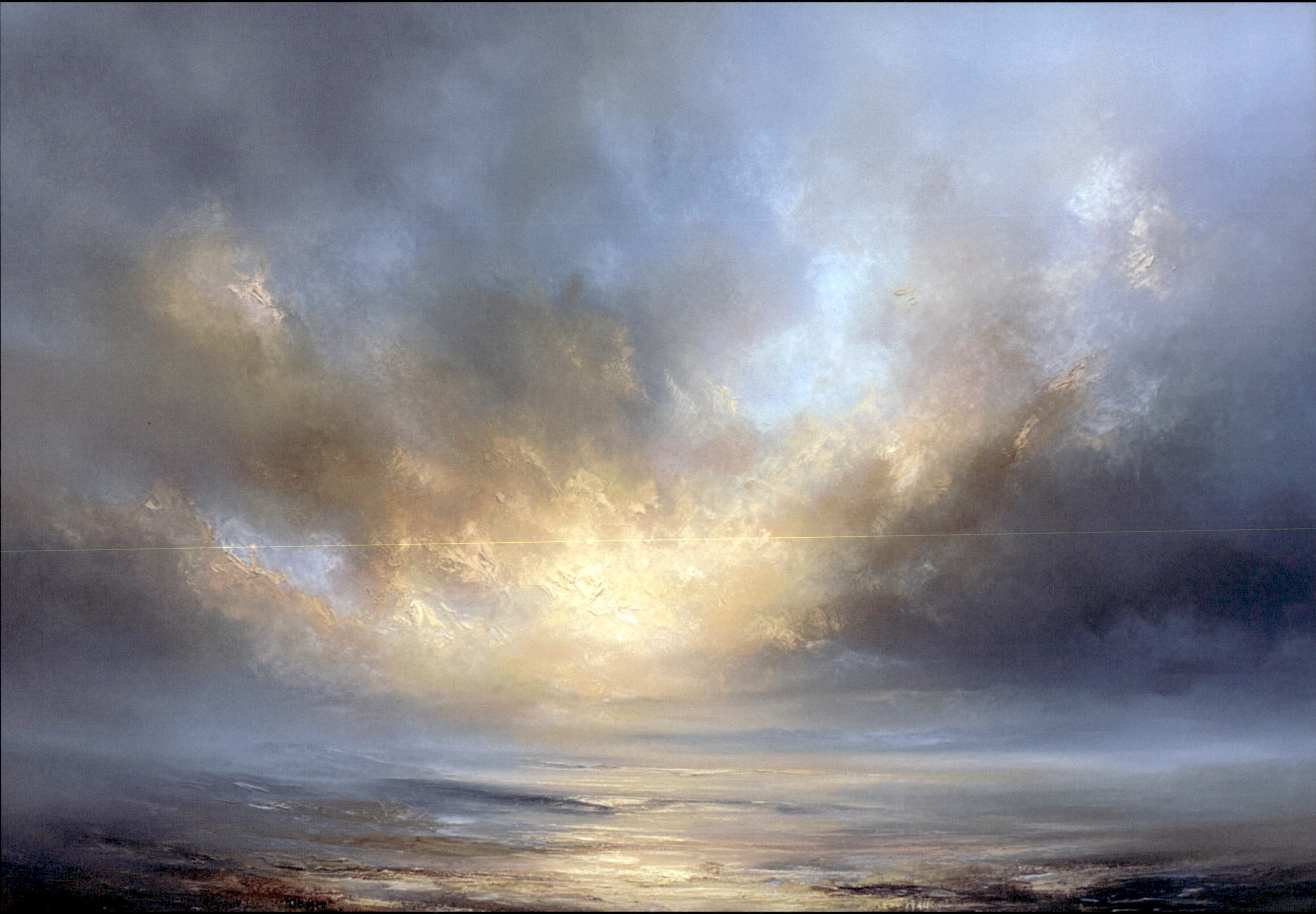

VORWORT

von Simone Anliker

Die Dyadenpraxis hat mein Leben tief bereichert und transformiert. In meiner allerersten Dyade – mit einem Menschen, den ich kaum kannte – hörte ich die einfache, aber kraftvolle Einladung: „Sag mir, wer du bist." Und plötzlich war da ein überwältigender Aha-Moment: Ich erkannte mich selbst – und zugleich mein Gegenüber – in unserer Licht-Essenz. Und das nicht nur für einen Augenblick, sondern tief und nachhaltig.

Jahre später, wieder in einer Dyade, wurde ich regelrecht durchflutet von reiner Liebesenergie. Ich spürte eine kindliche Freude, ein erweitertes Bewusstsein – und das Erstaunlichste: meiner Dyaden-Partnerin ging es genauso. Unsere Herzen öffneten sich, und ich begriff: Diese Erfahrung lässt sich wiederholen. Teilen. Weitergeben.

Über all die Jahre hat mich immer wieder begeistert, wie diese einfache Form der Begegnung den Zugang zu innerer Weisheit öffnet. In den Dyaden finden wir Antworten – in uns selbst und aus uns heraus. Wir lauschen der inneren Stimme und Stille und entdecken immer wieder Neues. Wahrhaftiges. Heilsames.

Andreas bringt dir in seinem Buch die Dyaden mit viel Witz und Leichtigkeit näher. Er führt in die Ursprünge dieser Praxis ein – von Charles und Ava Berner in den 60er Jahren als Enlightenment-Technik entwickelt und später weitergeführt von Robert Gonzales. Klar und einfach erklärt Andreas das Format, beantwortet typische Einstiegsfragen und lädt mit einer Vielzahl thematischer Dyadeneinladungen zum Forschen ein. Jede Frage wird dabei zu einem Fenster – und hinter jedem Fenster wartet ein anderer Sonnenuntergang, wie er es beschreibt.

Besonders freut es mich, dass auch die Global Dyad Meditation hier ihren Platz findet.

Ich wünsche dir beim Lesen und Erforschen dieses Buches viele berührende Entdeckungen, tiefe Verbindung – mit dir selbst und mit anderen – und das Vertrauen, dass in dir alles schon da ist.

Und wenn du beim Lesen die Lust spürst, weiterzuforschen – nicht allein, sondern im Feld der Verbindung – dann besuche uns bei Global Dyad Meditation. Dort kannst du Menschen auf der ganzen Welt begegnen, im gemeinsamen Lauschen, Forschen und Sein.

Simone Anliker, Juni 2025

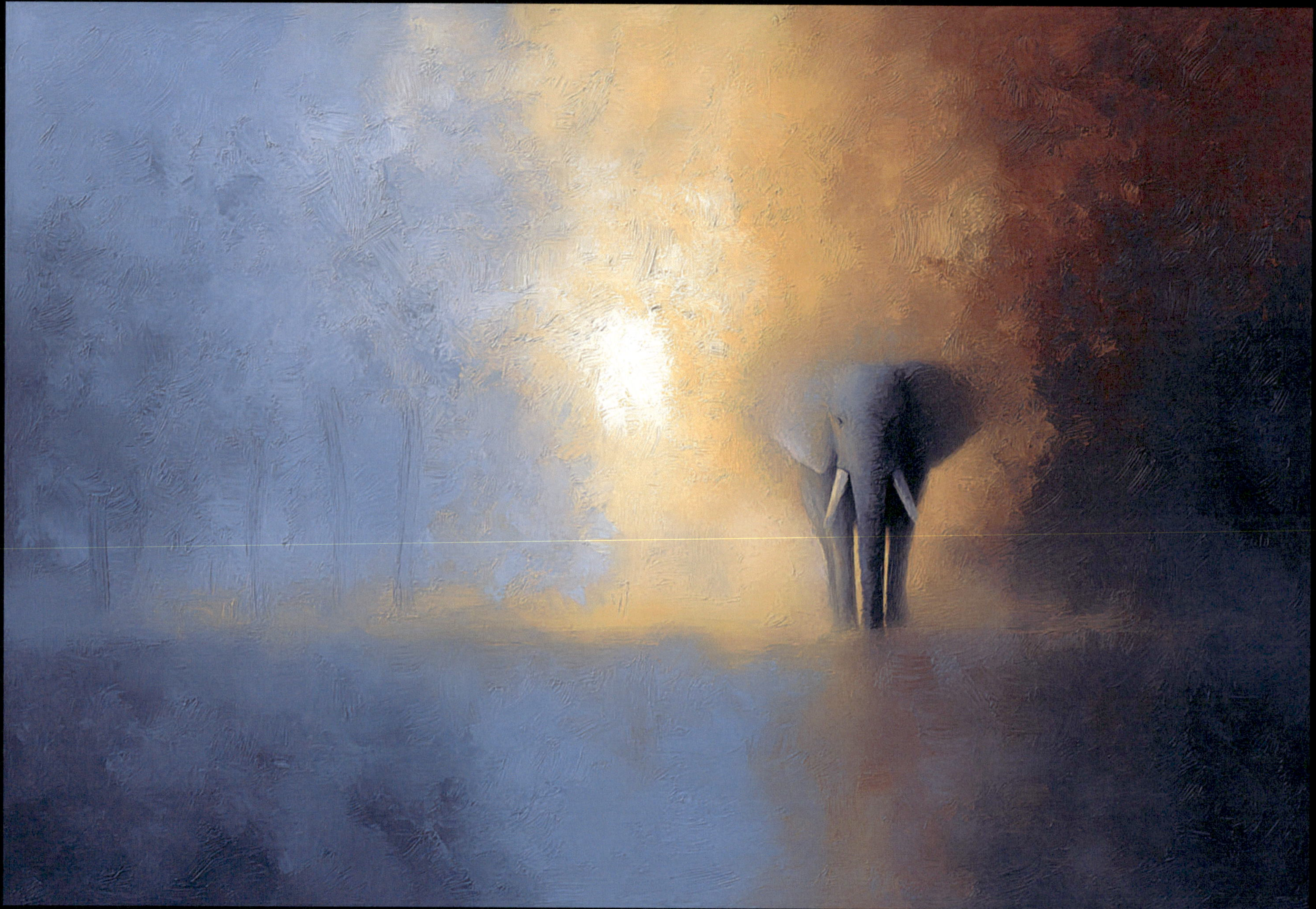

EINFÜHRUNG

Dyaden haben für mich etwas Magisches – ungefähr so magisch, wie wenn man plötzlich feststellen würde, dass man schon sein ganzes Leben lang zaubern kann, nur dass einem bisher niemand die Bedienungsanleitung dafür ausgehändigt hat. Bei gewöhnlichen Meditationstechniken verbringe ich einen Großteil der Zeit damit, nicht an Elefanten oder die Einkaufsliste zu denken, was naturgemäß nur mäßig erfolgreich ist. Doch bei der Meditation zu zweit, den Dyaden, erlebe ich regelmäßig Momente von erstaunlicher Klarheit und Tiefe, die ich normalerweise höchstens erwarten würde, wenn jemand versehentlich meine Kaffeetasse mit einem Zen-Meister vertauscht hätte.

Ob ich nun selbst Dyaden praktiziere oder Neulinge behutsam anleite – jedes Mal bin ich aufs Neue begeistert, wie zuverlässig und elegant dieses scheinbar einfache Verfahren erstaunliche Erkenntnisse produziert. Was mir bisher fehlte, war eine praktische Sammlung von Regeln und Hinweisen, die man schnell nachschlagen kann, bevor man sich wieder in die Geheimnisse des Universums vertieft. Ebenso fehlte mir eine inspirierende, übersichtliche Liste von Fragen, die wie kleine Wegweiser dabei helfen können, die Reise in Richtung tiefer Einsichten zu lenken. Genau deshalb existiert dieses Buch: Es ist Anleitung und Inspirationsquelle in einem, gedacht für Neugierige, Praktizierende und all jene, die andere in den Genuss von Dyaden bringen möchten. Und, um es ganz ehrlich zu sagen: Ich hatte schlicht und einfach große Lust, dieses Buch zu schreiben – weil manche Projekte nicht aus Mangel, sondern aus Freude entstehen.

Und falls du jetzt gerade spontan keine geeignete Person für deine erste Dyade zur Hand hast: Keine Sorge – täglich treffen sich Menschen aus aller Welt unter www.globaldyadmeditation.org via Zoom, um sich gemeinsam in diesem erstaunlichen Prozess auszuprobieren. Die meisten sprechen übrigens Deutsch, was die Verständigung enorm erleichtert.

Ich wünsche dir viel Spaß, tiefe Einsichten und mindestens einen Moment, in dem du dich fragst, warum dir nicht längst jemand von Dyaden erzählt hat!

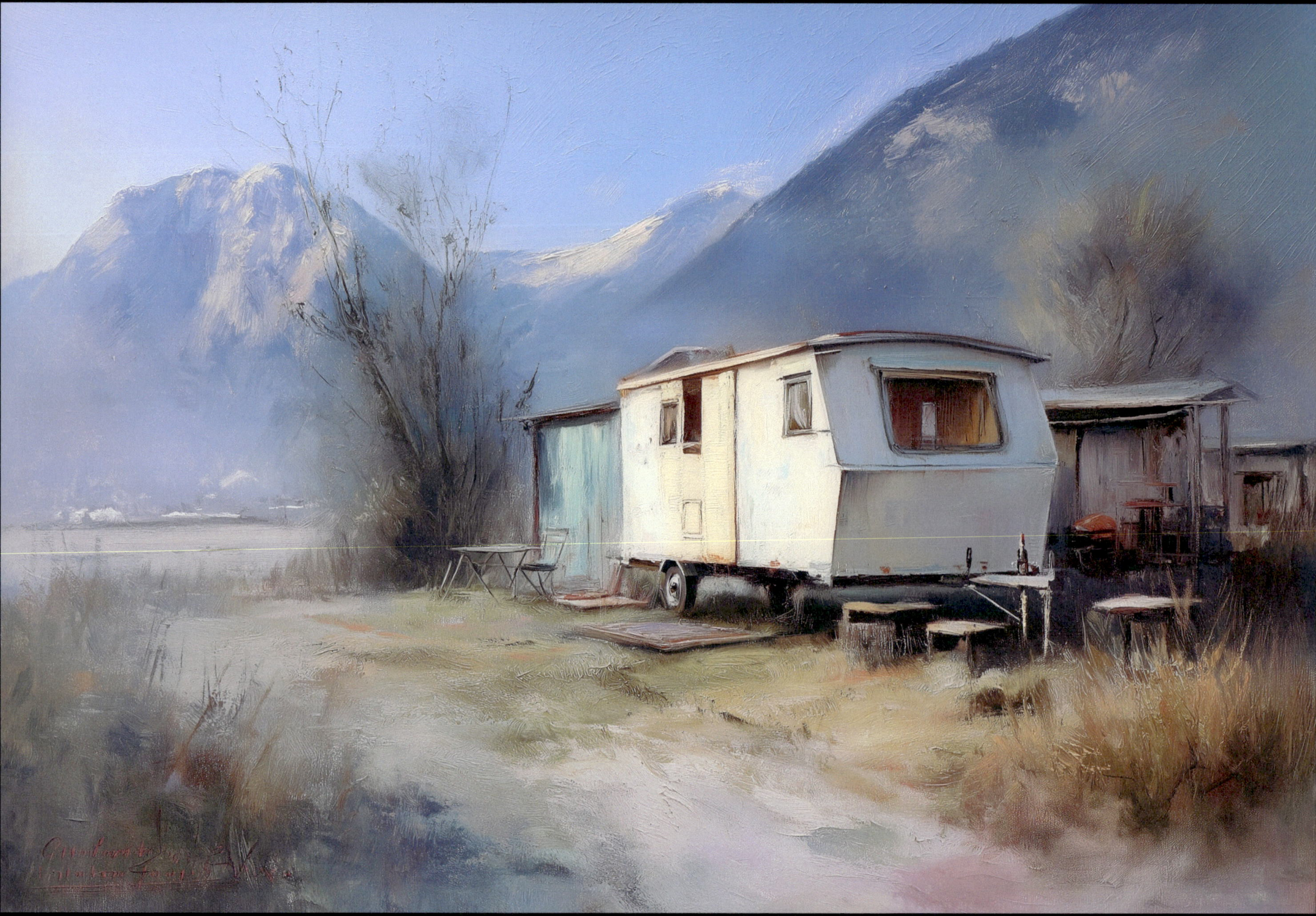

GESCHICHTE

Charles Berner: Ein Mann, ein Sofa, ein Universum voller Fragen

Man stelle sich einen kleinen Jungen in Südkalifornien vor, der nach der Schule am Fenster sitzt und darüber nachgrübelt, warum er überhaupt nach der Schule am Fenster sitzt. Während andere Kinder Baseball spielten oder Limonade verkauften, beschäftigte Charles Berner sich mit der Frage, was das Leben eigentlich soll. Diese Frage ließ ihn auch nicht los, als er älter wurde – weder während seines Studiums der Physik noch bei seinen ausgedehnten Selbstexperimenten mit Zen, Vedanta, Theosophie, Rückführungen in frühere Leben oder den Atemtechniken der Yogi-Schulen. Auch eine kleine Indienreise oder zwei (natürlich barfuß und mit einem Notizbuch voller Fragen) halfen nicht dabei, das große Rätsel vollständig zu lösen. Zwar führten all diese Wege in Richtung Erleuchtung – zumindest behaupteten das ihre jeweiligen Vertreter –, aber für Charles ging alles viel zu langsam. Er wollte keinen fünfzehnjährigen Klosteraufenthalt mit Aussicht auf „eventuell vielleicht" erleben, sondern eine Methode, die auch ohne jahrzehntelanges Sitzen auf harten Kissen Wirkung zeigte.

Charles war so etwas wie der Prototyp des modernen Wahrheitssuchers: ausgestattet mit einem neugierigen Geist, einem ausgeprägten Sinn für das Rätselhafte und einer bemerkenswerten Hartnäckigkeit, die ihm half, sich durch dicke Bücher, meditative Sitzungen und eine Vielzahl spiritueller Praktiken zu wühlen. Dabei stellte er allerdings fest, dass weder die Wissenschaft noch die Religionen noch die Kunst ihm die ultimative Antwort lieferten, die er suchte. Es war ein bisschen, als würde man in einem Baumarkt nach Erleuchtung fragen und dann mit einem Paket Schrauben und einem freundlichen „Viel Glück!" wieder nach Hause geschickt werden.

Erst als er seine Frau Ava traf, wurde aus der individuellen Suche ein gemeinsames Abenteuer. Gemeinsam gründeten sie das Institute of Ability, einen Ort, an dem Menschen lernen konnten, wie man das Leben besser lebt – nach eigener Einschätzung, versteht sich. Hier fand Charles nicht nur Mitstreiter, sondern auch den entscheidenden Hinweis, dass der Weg zur Erleuchtung vielleicht nicht über noch mehr Meditationsstunden oder komplizierte Theorien führte, sondern über etwas, das er die ganze Zeit übersehen hatte: ehrliche, tiefe Verbindung zu einem anderen Menschen.

Während Charles weiter nach einem „Turbolader" für die spirituelle Entwicklung suchte, fiel Ava etwas auf, das ihn und seine Arbeit revolutionieren sollte: Wenn zwei Menschen einander wirklich zuhören, passiert etwas Magisches. Charles kombinierte diese einfache Entdeckung mit den großen Fragen des Daseins – und plötzlich war aus einem suchenden Einzelkämpfer ein Erfinder geworden, der einen völlig neuen Ansatz erschuf.

Aber soweit sind wir noch nicht. An dieser Stelle sitzt Charles noch immer am Fenster seines Lebens, schaut hinaus und ahnt nicht, dass die Antwort auf seine Fragen eines Tages gegenüber auf einem Stuhl sitzen wird – in Gestalt einer Dyadenpartnerin, die sagt: „Sag mir, wer du bist."

DIE GEBURT DER DYADE: ALS AVA DAS ZUHÖREN NEU ERFAND

Es war einmal ein Problem. Genauer gesagt: ein praktisches, unspektakuläres, aber nerviges Problem. Als Paartherapeutin hatte Ava Berner nämlich regelmäßig mit einer Situation zu tun, die auf jeder zweiten Couch des Landes stattzufinden schien: Paare, die sich nicht ausreden ließen. Jeder redete, niemand hörte zu – und wenn doch, dann nur mit dem Ziel, gleich noch besser zu kontern. Um diesem sprachlichen Dauerfeuer Einhalt zu gebieten, entwickelte Ava eine verblüffend einfache, aber tiefgreifende Lösung: Einer redet, der andere hört zu – ohne Unterbrechung, ohne Kommentar. Dann wird gewechselt. Kein Dazwischenreden, kein Augenrollen, kein ‚Aber ich…". Einfach zuhören. Diese Struktur nannte sie Dyade. Und siehe da: Wenn zwei Menschen einander wirklich zuhören, passiert etwas Magisches.

Am Institute of Ability, das sie zusammen mit Charles Berner betrieb, wurde die Dyade zunächst als günstige und effektive Gruppenmethode eingesetzt. Doch was als praktisches Kommunikationswerkzeug begann, entfaltete bald eine Tiefe, die niemand erwartet hatte – außer vielleicht Charles, der bereits an seiner Idee arbeitete, wie man Menschen auf möglichst direktem Weg zur Erleuchtung führen könnte …

Denn etwas geschah in diesen Dyaden. Menschen begannen, sich selbst zuzuhören – im Spiegel eines zuhörenden Gegenübers. Probleme, die vorher zäh und unbeweglich waren wie kalter Kaugummi auf dem Gehweg, begannen sich zu lösen. Emotionen flossen. Einsichten tauchten auf wie Glühwürmchen in einer Sommernacht. Und vor allem: Menschen fühlten sich gesehen. Nicht für das, was sie taten, sondern für das, was sie waren.

Charles, der gerade noch am großen Plan zur Erleuchtungsturbo-Methode feilte, schaute sich das Ganze an und dachte: Moment mal. Da ist was. Dieses Format – Avas Dyade – war nicht nur eine nette Zwischenlösung für Leute mit schmalem Geldbeutel. Es war eine Kommunikationsstruktur mit spiritueller Sprengkraft.

Und so begann in Charles' Kopf ein Prozess, der fast so gefährlich war wie ein wacher Verstand auf Koffein: die Verschmelzung von östlicher Kontemplation und westlicher Kommunikation. Warum nicht die uralte Frage „Wer bin ich?" in genau dieses simple Format packen? Warum nicht die Suche nach dem Selbst mit dem Zuhören eines anderen koppeln?

So wurde aus einem wirtschaftlichen Kompromiss ein spiritueller Quantensprung. Die Dyade war geboren – oder besser gesagt: sie hatte ihr volles Potenzial entfaltet.

DAS EXPERIMENT IN DER WÜSTE: 26 MENSCHEN, EIN WOHNWAGEN UND DER DUFT DER WAHRHEIT

Wenn man ein spirituelles Experiment plant, das Jahrzehnte später als Geburtsstunde einer ganzen Bewegung gelten soll, denkt man vielleicht an ein Zen-Kloster, eine Berghütte in Tibet oder zumindest ein schattiges Plätzchen mit Vogelgezwitscher. Charles Berner dachte an einen alten Wohnwagen in der Mojave-Wüste, ein Stück karges Land, ein paar Teppiche – und sehr viele neugierige Menschen.

Im Sommer 1968 lud er 26 Frauen und Männer zu einem kühnen Versuch ein: fünf Tage intensive Selbsterforschung, von Sonnenaufgang bis spät in die Nacht. Die Regeln waren einfach, aber kompromisslos: kein Smalltalk, keine Zigaretten, kein Kaffee (was einige Teilnehmer möglicherweise härter traf als die Frage nach dem Sinn des Lebens). Dafür gab es jede Menge Dyaden – und eine einzige Anweisung: „Sag mir, wer du bist."

Die Szenerie war nicht glamourös. Metallstühle auf Sandboden, ein bisschen Sperrholz über dem Kopf, das mit Glück etwas Schatten spendete. Aber das brauchte es auch gar nicht. Denn was sich dort in der Wüste abspielte, war kein Komfortprogramm – es war ein Seelenexperiment im Hochofenmodus.

Der Tagesablauf war streng getaktet. Um fünf Uhr früh ein Gong – kein sanfter Klang, sondern eine Art blechernes Aufwachen in der Hitze des Noch-Nicht-Tages. Dann Dyade. Und wieder Dyade. 40 Minuten hinschauen, zuhören, sprechen – dann Partnerwechsel. Dann noch eine Dyade. Das Frühstück bestand aus etwas Obst, vielleicht einem Haferkeks. Danach: Dyade. Eine nach der anderen. Zwölf bis vierzehn am Tag. Mittagspause mit langem Schweigen. Abends Suppe. Und dann wieder: Dyade. Es war eine Art minimalistisches Klosterleben ohne Wände, aber mit Sand in den Schuhen und Wahrheit im Gesicht.

Was sich dabei in den Menschen zeigte, war nicht vorhersehbar. Einige wurden wütend. Andere durchliefen Stunden der totalen Verwirrung. Manche saßen da und sagten 20 Mal hintereinander denselben Satz – „Ich weiß es nicht." Und dann – plötzlich – wusste es jemand. Man sah es in den Augen: Da war jemand angekommen. Nicht irgendwo, sondern hier. Ganz. Da. Manchmal lachten sie. Manchmal weinten sie. Manchmal beides gleichzeitig, und niemand fragte, warum.

Ein Teilnehmer beschrieb es später so: „Ich dachte, ich werde verrückt – und dann fiel alles weg. Mein Name, meine Geschichten, meine Rollen. Was blieb, war nur noch ... ich."

Fast 40 Prozent der Teilnehmenden berichteten damals von einer echten Erleuchtungserfahrung. Das ist selbst im Vergleich zu traditionellen Methoden eine sensationelle Quote. Und Charles? Der stand in der Wüste, lächelte versonnen und wusste: Das war kein Zufall. Das war der Anfang von etwas Großem.

VON DER WÜSTE IN DIE WELT: WIE DIE DYADE SPRECHEN LERNTE – MIT HERZ

Man hätte annehmen können, das Experiment in der Wüste bleibe ein einmaliges Kapitel in der Geschichte der Selbsterkenntnis. Doch stattdessen war es eher wie der Urknall – nur weniger laut und deutlich besser strukturiert. Denn nachdem Charles Berner erlebt hatte, was passiert, wenn Menschen sich in der Tiefe begegnen, war klar: Diese Technik musste raus in die Welt.

Die Enlightenment Intensives, wie Charles sie nannte, breiteten sich aus – zunächst an der US-Westküste, dann in Europa, Australien und schließlich bis in die Wohnzimmer neugieriger Menschen mit Meditationskissen und einem Faible für das Wesentliche. Der Prozess war denkbar einfach: Zwei Menschen sitzen sich gegenüber, und einer gibt dem anderen eine dieser unscheinbaren, aber hochwirksamen Anweisungen:

„Sag mir, wer du bist."
„Sag mir, was du bist."
„Sag mir, was das Leben ist."
„Sag mir, was ein anderer ist."

Dann lauscht er. Still. Wach. Ohne Ratschläge, ohne Stirnrunzeln. Nach fünf Minuten wird getauscht. 40 Minuten lang. Mehrmals am Tag. Und irgendwann bröckelt die Schale – und da ist er: der direkte Kontakt mit dem, was man wirklich ist.

WENN BEDÜRFNISSE SPRECHEN: DIE GFK ZIEHT EIN

Während sich die Dyade so munter in der Welt verbreitete, entdeckten auch andere spirituelle Forscher ihren Zauber. Zum Beispiel Robert Gonzales. Der war nicht nur ein brillanter Lehrer der Gewaltfreien Kommunikation (GFK), sondern auch jemand, der in der Dyade sofort mehr sah als nur eine elegante Gesprächstechnik. Für ihn war sie ein Portal – nicht zu irgendeiner esoterischen Parallelwelt, sondern zur eigenen Lebendigkeit.

Er verband das Format mit den GFK-Prinzipien: Bedürfnisse, Empathie, Verbindung. Und plötzlich sagte die Dyade nicht mehr nur „Wer bist du?", sondern auch: „Was ist dir wirklich wichtig?" und „Wie lebt das in dir?"

Die Gewaltfreie Kommunikation hatte in Charles' Struktur ein Zuhause gefunden, das wie dafür gemacht schien: ein klarer Rahmen, der Herz öffnete statt Meinungen zu zementieren. Eine Art meditativer Verbindungscontainer – tief, echt, manchmal tränenreich, aber immer transformierend.

Marshall Rosenberg, der Begründer der GFK, war selbst zwar nie direkt in die Dyadenarbeit involviert, aber seine Haltung – radikale Empathie, Zuhören als spirituelle Praxis, Worte als Türöffner zu Menschlichkeit – schwang in jeder Dyade mit, die Robert Gonzales anleitete. So wurde die Dyade leiser, wärmer, körperlicher. Es ging nicht mehr nur um das große „Ich bin", sondern auch um das kleine, zarte „Ich fühle" – und um die Schönheit, die entsteht, wenn sich zwei Menschen mit echtem Interesse begegnen.

Und während Charles irgendwo in Australien seine achtstündigen Yogasitzungen durchzog, verbanden sich Menschen auf der ganzen Welt über Fragen wie „Was ist Mitgefühl?" oder „Wie lebt die Freude in dir?" – mit offenem Blick, wachem Herz und einem stillen „Danke" am Ende.

DIE DYADE HEUTE: GLOBAL, DIGITAL, WUNDERBAR MENSCHLICH

Man könnte meinen, das Ganze sei irgendwann mit Bartträgern in Leinenhemden in Kalifornien steckengeblieben – aber weit gefehlt. Die Dyade hat sich leise, freundlich und ganz ohne Businessplan in die Welt geschlichen. Und während andere Konzepte nach ein paar Jahrzehnten müde in der spirituellen Mottenkiste schlummern, blüht diese hier – mit Internetanschluss, Webcam und einem erstaunlich klaren Blick auf das Wesentliche.

Heute sitzen sich jeden Tag Menschen auf der ganzen Welt gegenüber. Nicht mehr unbedingt auf Klappstühlen in der Mojave-Wüste, sondern via Zoom – bequem vom Sofa aus. Die Plattform globaldyadmeditation.org bringt zwei- bis dreimal täglich Dyadenpartner:innen zusammen. Kostenlos, international, meist deutschsprachig, und jedes Mal ist es ein kleines Wunder der Verbindung. Gefragt wird dort nicht nur nach dem Sein, sondern auch nach der Liebe, der Hingabe, dem Mut und dem, was gerade zwischen zwei Bildschirmen lebendig ist. Die Fragen heißen zum Beispiel:

„Dich selbst durch die Augen der Liebe betrachten – was siehst du?"
„Dich dem Unbekannten hingeben – wie ist das?"
„Was geschieht in dem Raum, den wir teilen?"

Das Ziel ist dabei nie eine möglichst elegante Antwort – sondern ein echtes Erleben. Ein Ankommen. Ein „Ich bin da" – und „Du auch". In einer Welt, in der immer mehr Kommunikation aneinander vorbeiläuft wie zwei Züge bei Nacht, ist das eine geradezu radikale Praxis.

Vielleicht ist das das wahre Erbe von Charles und Ava Berner: Dass aus einem simplen Kommunikationsformat ein globaler spiritueller Mikrokosmos entstanden ist, in dem Menschen sich wirklich begegnen. Offen, wach und verletzlich. Mit einem klaren Rahmen, einer stillen Präsenz – und der Bereitschaft, nicht nur sich selbst, sondern auch einander zu erkennen.

Und damit schließt sich der Kreis. Was mit einer praktischen Idee in einer kalifornischen Therapiepraxis begann, ist heute ein weltweites Feld geworden, in dem Spiritualität nicht als Abheben vom Leben verstanden wird, sondern als radikale Rückkehr zu dem, was uns im Innersten verbindet: das menschliche Dasein im Hier und Jetzt.

UND JETZT?

Wenn du bis hierher gelesen hast, dann weißt du jetzt, woher die Dyade kommt, warum sie funktioniert und was sie auslösen kann. Vielleicht hat es bei dir schon gekribbelt, vielleicht hast du an Menschen gedacht, mit denen du dich gerne einmal in tiefer Verbindung erleben würdest. Oder vielleicht einfach: „Klingt spannend – aber wie genau macht man das jetzt?"

Genau darum geht es im nächsten Abschnitt. Denn so magisch die Wirkung der Dyade auch ist, ihre Durchführung ist – glücklicherweise – kein esoterisches Geheimnis, sondern ein klar strukturierter Prozess. Mit einfachen Regeln, hilfreichen Hinweisen und einer Atmosphäre, die gerade durch ihre Klarheit Tiefe ermöglicht.

Dieses Buch ist also noch nicht am Ende – sondern kurz vor dem Anfang. Dem Anfang deiner eigenen Dyadenpraxis, deines eigenen Erkundens, Erlebens, Fragens, Zuhörens. Was du dafür brauchst? Nicht viel: ein bisschen Neugier, ein wenig Mut zur Offenheit – und im Idealfall einen Menschen, der ebenfalls Lust hat, sich mit dir auf das Abenteuer „Begegnung" einzulassen.

Also: Blättere weiter. Lass dich Schritt für Schritt in den Ablauf einführen. Und dann … probier es aus. Die Dyade lässt sich nicht verstehen wie ein Rezept oder ein Roman – sie will gelebt werden. Und vielleicht bist du dann schon bald nicht mehr Leser:in, sondern Teil einer jener Begegnungen, die still und leise unsere Welt ein kleines Stück heller machen.

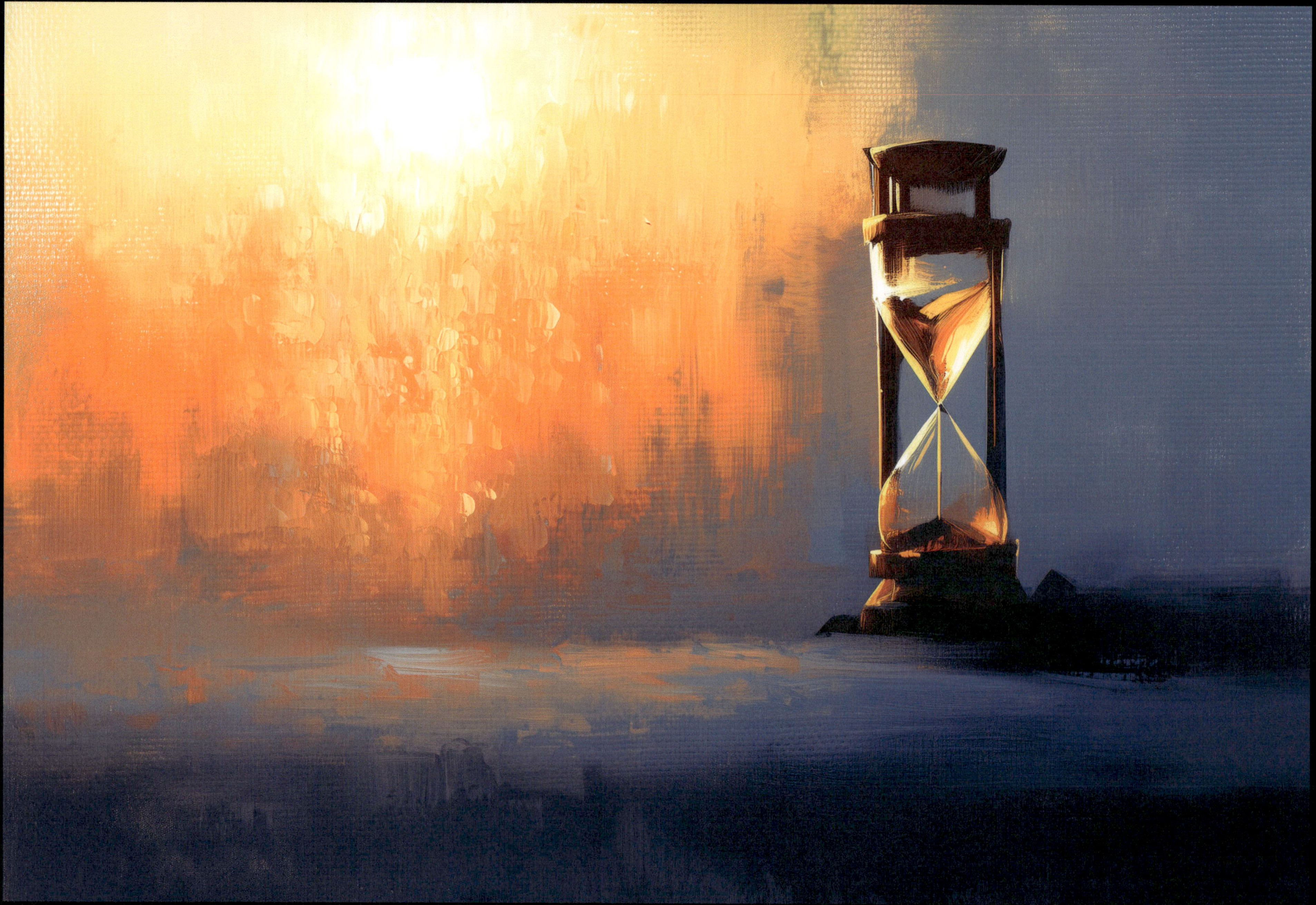

DIE KUNST DER DYADE – EINE ANLEITUNG IN FÜNF ATEMZÜGEN

Willkommen im Maschinenraum. Oder, wenn dir dieses Bild besser gefällt: in der Küche, wo aus einfachen Zutaten etwas Besonderes entsteht. In diesem Kapitel geht es nicht mehr um Geschichte, Vision oder Philosophie – sondern um das Wie. Wie beginnt man eine Dyade? Was braucht es? Worauf solltest du achten (außer darauf, nicht vom Stuhl zu fallen)?

Die gute Nachricht: Du brauchst weder ein Meditationskissen aus Yakwolle noch einen spirituellen Namen mit mindestens drei „a". Du selbst bist ja schon da – jetzt fehlt nur noch ein weiterer Mensch, ein klarer Rahmen und die gemeinsame Absicht: euch in Wahrheit zu begegnen.

Was ist eine Dyade – nochmal ganz praktisch?

Eine Dyade ist ein Gesprächsformat. Zwei Menschen sitzen sich gegenüber. Eine Person stellt eine sogenannte Forschungsfrage, wie zum Beispiel: „Ein- und ausatmen – was nimmst du wahr?"

Die andere Person hört die Frage, lässt sie innerlich wirken – und beginnt dann zu sprechen. Fünf Minuten lang. Laut, leise, unsicher, klar, mit Pausen oder im Redefluss – alles ist erlaubt. Hauptsache: ehrlich und von innen. Die zuhörende Person sagt nichts, nickt nicht, kommentiert nicht – sie hört einfach nur zu. Danach bedankt sich jeder beim anderen und es wird gewechselt. Wieder fünf Minuten. So geht es hin und her, 40 Minuten lang.

Und weil man sich auch beim Innehalten verlaufen kann, folgt im nächsten Abschnitt eine Checkliste, die Dir zeigt, wie Du Deine erste Dyade gestaltest – ob zu Hause mit einem Freund, im Park mit Blick auf den See oder per Zoom mit jemandem auf der anderen Seite der Welt. Nun sollen aber zuerst die häufigsten Fragen beantwortet werden.

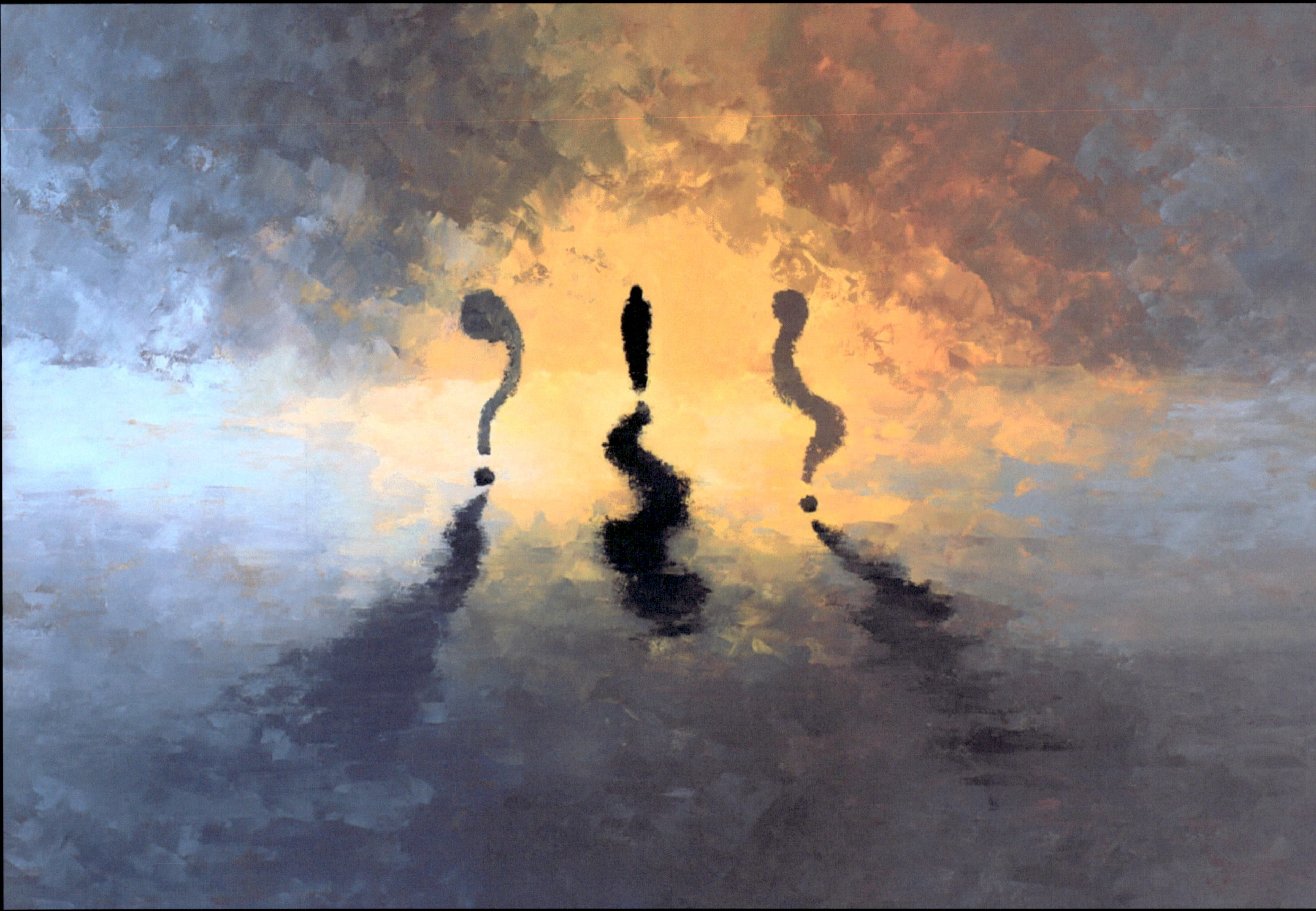

TYPISCHE FRAGEN BEIM ERSTEN MAL

Jede erste Dyade bringt Fragen mit sich. Manche murmelt man leise vor Beginn, andere schreit man innerlich nach drei Minuten Stillstand. Hier ein kleiner FAQ-Bereich für alle, die noch nie so ernsthaft geschwiegen haben wie jetzt.

WAS, WENN MIR NICHTS EINFÄLLT?

Dann ... sag genau das: „Mir fällt gerade nichts ein.“, „Ich bin leer.“, „Ich weiß nicht, was ich sagen soll.“ Auch das ist Teil des Prozesses. Manchmal beginnt die Dyade da, wo der Kopf Pause macht.

WAS, WENN ICH TOTAL ABSCHWEIFE?

Willkommen im Club. Die Kunst besteht nicht darin, nie abzuschweifen – sondern immer wieder freundlich zur Frage zurückzukehren. Wie ein Hund, der kurz im Gebüsch schnüffelt, dann aber doch wieder zum Stock zurückfindet.

WAS, WENN ICH EMOTIONAL WERDE?

Dann fließen eben Tränen. Oder Lachen. Oder beides. Alles darf da sein. Dein Partner hört zu – das ist seine einzige Aufgabe. Und Deine ist es, mit dem zu sein, was gerade da ist. Nicht schön, nicht richtig – einfach echt.

WAS, WENN ICH ALS ZUHÖRENDE DAS BEDÜRFNIS HABE ZU TRÖSTEN, BESONDERS WENN DER ANDERE WEINT?

Dann spüre zuerst dich. Trösten zu wollen ist menschlich – und in vielen Situationen angemessen. In der Dyade aber kann es den Prozess des Gegenübers unterbrechen. Wenn jemand weint, dann weil etwas Wesentliches sichtbar wird – und nicht, weil etwas repariert werden muss. Deine stille Präsenz, dein offenes Herz, dein Lauschen ohne Eingreifen schenken oft weit mehr Sicherheit als jede Geste des Trostes. Vertraue darauf, dass dein Gegenüber sich meldet, wenn es ihm zu viel wird oder er Unterstützung braucht. Bis dahin: Sei einfach da – und höre zu. Das ist genug.

Merke: Eine Dyade ist keine Performance.

Sie ist ein Raum. Und dieser Raum wird durch Ehrlichkeit und Präsenz gefüllt – nicht durch perfekte Sätze.

WAS, WENN ICH ETWAS PEINLICHES SAGE?

Großartig. Das heißt, Du bist auf dem Weg. Peinlichkeit ist ein zuverlässiger Wegweiser in Richtung Tiefe. Und keine Sorge: Dyadenpartner:innen sind keine Paparazzi.

WAS, WENN ICH ALLES RICHTIG MACHEN WILL?

Dann atme tief durch – und lass diesen Gedanken ziehen. Es gibt kein „richtig". Es gibt nur: präsent sein, sich zeigen, zuhören. Der Rest ergibt sich.

WAS, WENN ICH EINFACH NUR STILL DASITZEN MÖCHTE?

Dann tue es – aber sprich trotzdem. Das Paradoxe an der Dyade ist: Gerade das Aussprechen der Stille führt tiefer hinein. Du kannst sagen: „Ich erlebe Stille. Ich bin still. Ich nehme nichts wahr – außer das." Und genau das ist oft der Punkt, an dem der Verstand aufhört und das Wesentliche beginnt.

WAS, WENN ICH DAS GEFÜHL HABE, MICH ZU WIEDERHOLEN?

Dann wird es interessant. Wiederholung ist kein Fehler, sondern eine Vertiefung. Wenn du das zehnte Mal dasselbe sagst und plötzlich merkst, was du wirklich meinst – dann bist du angekommen. Wiederholung ist nicht Stillstand, sondern eine Spirale nach innen.

WAS, WENN ICH MEIN GEGENÜBER NICHT SYMPATHISCH FINDE?

Das ist eine wunderbare Gelegenheit. In der Dyade geht es nicht um Sympathie, sondern um Präsenz. Du forschst nicht an der anderen Person, sondern in dir – der andere ist Zeuge, nicht Spiegel deiner Vorlieben. Manchmal öffnet sich das Herz gerade dort, wo der Widerstand am größten war.

WAS, WENN ICH MEIN GEGENÜBER ZU SEHR MAG?

Dann atme. Und bleib bei dir. Die Verbindung in der Dyade ist oft tief – aber sie ist nicht persönlich im gewohnten Sinn. Wenn Nähe entsteht, dann weil du dich öffnest – nicht weil du den anderen „willst". Lass dich berühren, ohne festzuhalten. Die Tiefe der Dyade ist kein Flirt, sondern ein Geschenk.

WAS, WENN ICH DENKE: DAS BRINGT DOCH ALLES NICHTS?

Dann sprich genau das aus. Und beobachte, was geschieht, wenn du diesen Gedanken nicht wegdrückst, sondern einlädst. Viele berichten, dass genau hinter diesem Moment der Frustration etwas aufbricht – ein Weichwerden, eine Erkenntnis, ein ganz neuer Zugang zur eigenen Erfahrung.

WAS, WENN ICH MÜDE WERDE?

Dann sei müde. Sprich aus, wie sich das anfühlt. Müdigkeit kann ein Tor zur Tiefe sein – wenn du sie nicht bekämpfst, sondern anerkennst. Manchmal kommt in der Erschöpfung genau das zum Vorschein, was du mit wachem Verstand nicht erreicht hast.

WAS, WENN ICH LACHEN MUSS?

Dann lache. Und beschreibe das Lachen. Der Prozess ist nicht sakral im Sinne von ernst – sondern im Sinne von wahr. Lachen kann Reinigung sein, Lösung, Erleichterung. Wenn es aus dem Moment kommt, ist es genau richtig. Und es stört niemanden.

WAS, WENN ICH EINEN GEDANKEN HABE, DEN ICH NICHT SAGEN MÖCHTE?

Dann sei achtsam. Prüfe, ob du dich schützen willst – oder ob da eine alte Grenze ist, die sich sanft weiten darf. Du entscheidest, was du mitteilst. Und du darfst dich auch darin zeigen: „Da ist etwas, das ich noch nicht sagen mag." Auch das ist Ehrlichkeit.

WAS, WENN ICH BEIM ZUHÖREN ABSCHWEIFE?

Dann kehre zurück. Nicht mit Schuldgefühlen, sondern mit Freundlichkeit. Zuhören in der Dyade ist Meditation in Beziehung. Und wie bei jeder Meditation gilt: Es geht nicht darum, perfekt zu sein – sondern wieder und wieder zurückzukehren.

WAS, WENN MEIN PARTNER DIE FRAGE FALSCH STELLT ODER DEN NAMEN NENNT?

Dann atme. Du kannst freundlich erinnern: „Stell mir bitte nur die Frage, ohne meinen Namen." Oder du nimmst wahr, was es mit dir macht, wenn die Struktur nicht ganz gehalten wird. Auch das ist Teil des Lernens. Die Integrität entsteht nicht durch Perfektion, sondern durch Präsenz.

WAS, WENN ICH ZWISCHENDURCH ABBRECHEN MÖCHTE?

Dann sei ehrlich mit dir – und sprich es aus. Oft steckt hinter dem Impuls, aufzuhören, etwas Kostbares: Überforderung, Widerstand, Müdigkeit, ein alter Schmerz. Wenn du das benennst, kann es sich zeigen – und vielleicht sogar wandeln. Und falls du wirklich eine Pause brauchst, ist auch das okay.

WAS, WENN ICH DENKE, ICH MACHE ES FALSCH?

Dann bist du genau richtig. Denn der Gedanke „Ich mache es falsch" ist oft der erste Hinweis darauf, dass du echtes Neuland betrittst. Sag ihn laut. Und dann beobachte: Wer in dir denkt das? Und wer hört zu?

WAS, WENN ICH NICHTS SPÜRE?

Dann spüre das Nichts. Es gibt kein vorgeschriebenes Erleben. Manchmal ist Leere die tiefste Form von Gegenwart. Sag, wie sich das Nichts anfühlt – und du wirst sehen, dass es doch nicht leer ist.

WAS, WENN ICH SEHR SCHNELL REDE ODER UNRUHIG BIN?

Dann beobachte das. Auch das ist ein Teil deiner momentanen Wahrheit. Es muss nicht anders sein. Sprich aus dem schnellen Denken, aber hör dabei auch dir selbst zu. Manchmal bringt erst das Aussprechen Ruhe.

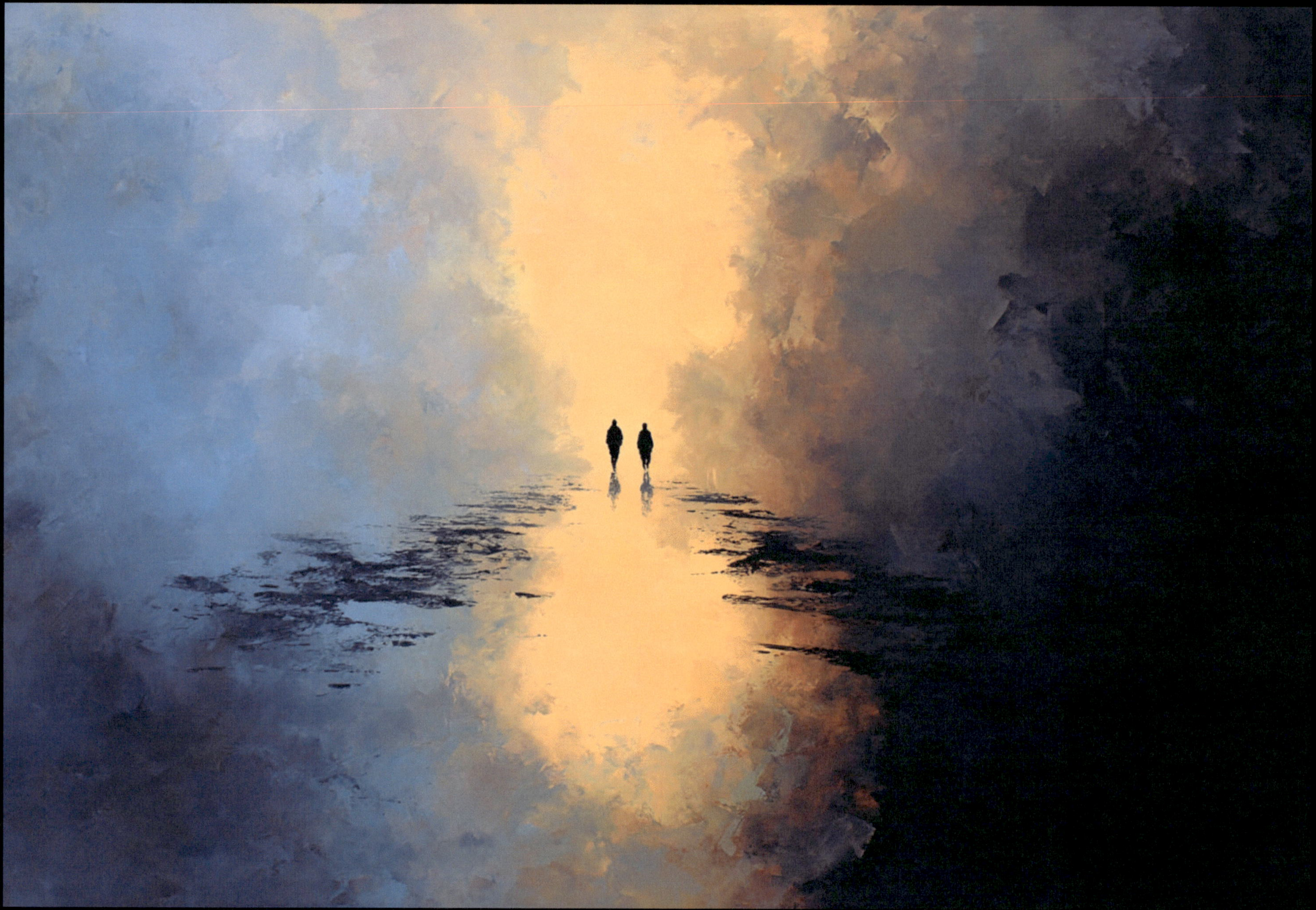

CHECKLISTE FÜR DYADEN-ANLEITER:INNEN

VORBEREITUNG & RAUM

- Hintergrund der Teilnehmenden einschätzen (Anfänger:innen? Gemischtes Level?)
- Einführung für Teilnehmer:innen, die ihre erste Dyade machen
- Thema und passende Forschungsfragen auswählen
- Ruhiger Raum mit guter Luft und Licht, keine Ablenkung. Bei zu kleinen Räumen oder zu kleinen Teilnehmendenzahlen die Gruppen weiter verteilen
- Zwei Stühle oder Meditationskissen gegenüber positionieren. Unterschiedlich dicke Kissen haben sich bewährt, damit die Teilnehmenden sich auf Augenhöhe begegnen können
- Timer oder Gong für 5-Minuten-Wechsel einstellen

EINFÜHRUNG IN DIE PRAXIS

- Ziel: Präsenz, Selbsterfahrung, Verbindung – keine Diskussion
- Struktur der Dyade erklären:
  - 40 Minuten insgesamt
  - 8 Durchgänge à 5 Minuten im Wechsel
  - Ein Partner spricht, einer hört zu – dann Rollentausch

ABLAUF & ROLLEN

- Wer beginnt, wird vorher festgelegt
- Bei ungeraden Gruppen: Kann die anleitende Person mitmachen oder gibt es dafür optimalerweise eine weitere Person, die einspringen kann?
- Zeichen festlegen, wie Hilfe angefragt werden kann
- Die sprechende Person:
  - lässt die Anweisung auf sich wirken
  - sagt laut, was auftaucht
  - darf stocken, wiederholen, emotional sein – alles ist erlaubt
- Die zuhörende Person:
  - ist 100 % präsent
  - Fragen immer wortwörtlich aussprechen – keine Variation oder Umschreibung!
  - keine Reaktion: kein Nicken, kein Kommentar, kein Trost
  - sagt am Ende nur: „Danke“

REGELN FÜR EINE GELUNGENE DYADE

- Kein Bezug auf vorherige Inhalte des Partners
- Keine Bewertung, kein Kommentar, kein Vergleich
- Emotionen sind willkommen, Schweigen auch
- Der Satz muss nicht „sinnvoll“ oder „richtig“ sein – Authentizität zählt

NACHBEREITUNG (OPTIONAL, ABER EMPFOHLEN)

- Raum für freiwilliges Teilen von Erfahrungen schaffen
- Eventuelle emotionale Prozesse anerkennen
- Hinweis auf Integration in den Alltag geben

FÜR DIE NÄCHSTE RUNDE

- Dieselben Fragen ruhig mehrmals stellen, um tiefer zu kommen. Sie werden nicht langweilig, man kommt eher immer tiefer, und am Ende wartet manchmal ein großer Schatz

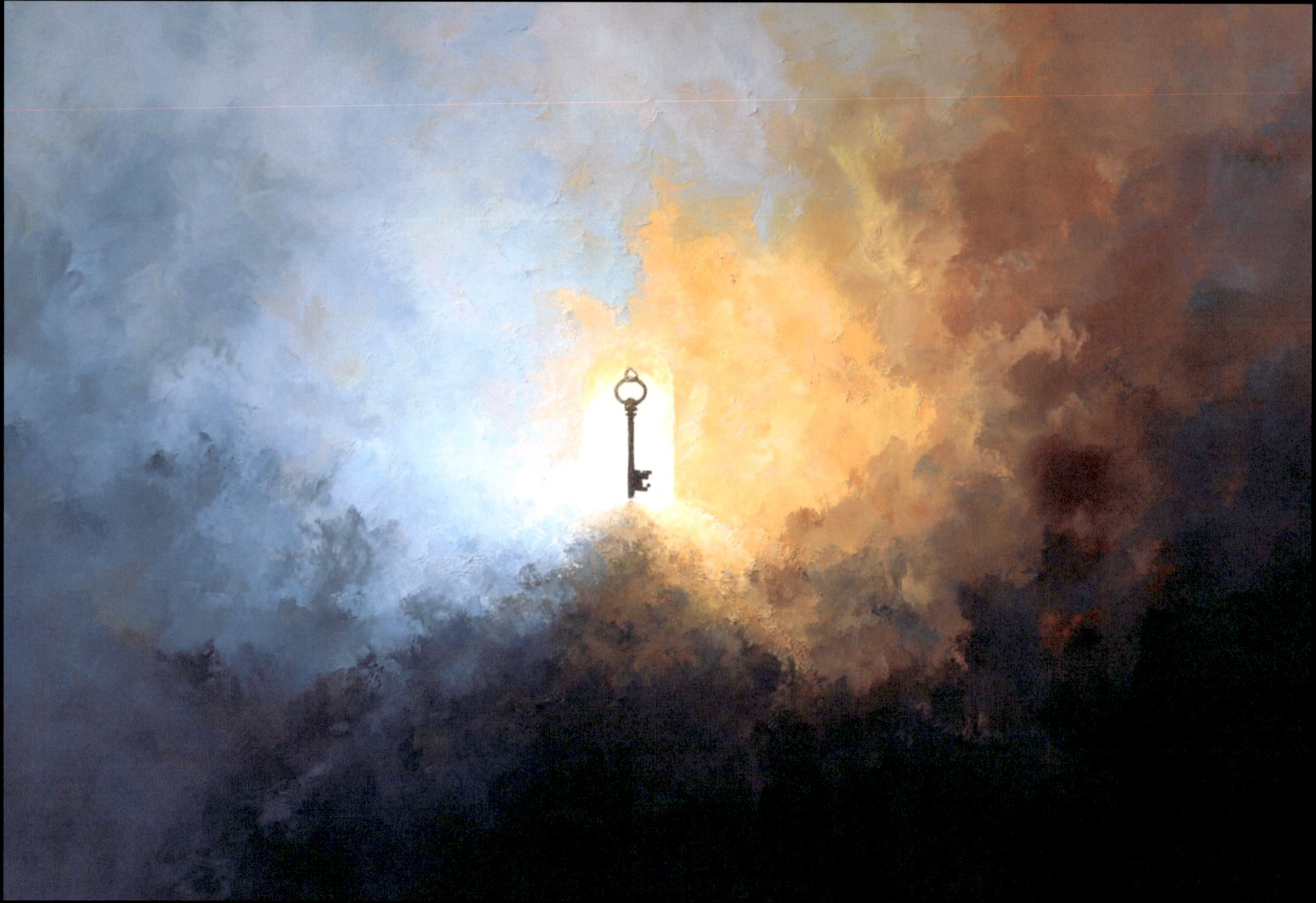

FORSCHUNGSFRAGEN: DAS UNIVERSUM AUF ZURUF

Wenn man einem Menschen einfach so sagt: „Erleuchte dich mal!", wird dieser Mensch im besten Fall verwundert schauen und im schlechtesten Fall zurückfragen, ob man gerade „erleichtere dich" gesagt habe. Es braucht etwas mehr Struktur. Etwas, das dem Geist eine Richtung gibt – wie eine Taschenlampe im Nebel oder ein Kompass auf einem Boot ohne Segel, das trotzdem unbedingt irgendwo ankommen möchte.

Und genau hier kommen sie ins Spiel: die Forschungsfragen. Sie sind das Rückgrat jeder Dyade. Nicht, weil sie besonders schlau, tief oder esoterisch wären – manche klingen sogar erschreckend banal. Sondern weil sie, richtig gestellt, wie magische Schlüssel wirken können: Sie öffnen Räume, in denen Erkenntnis nicht durch Denken, sondern durch Erleben geschieht. Und das, während man einem anderen Menschen gegenüber sitzt, der einem weder ins Wort fällt noch Tipps gibt. Ein seltener Zustand – fast wie ein Besuch in einer Bibliothek ohne WLAN.

Die gute Nachricht: Man muss nichts wissen, um mit einer Frage zu beginnen. Man muss nur neugierig sein. Oder müde genug von den eigenen Gedankenschleifen, um einmal auf etwas anderes zu lauschen als auf das vertraute Innenrauschen.

In den folgenden Kapiteln findest du eine Sammlung solcher Forschungsfragen. Sie sind nicht dafür gedacht, durchgelesen und abgehakt zu werden wie eine To-do-Liste. Sie wollen ausprobiert werden. Immer wieder. Denn jede Frage ist ein Fenster – und hinter jedem Fenster wartet ein anderer Sonnenuntergang.

ORIENTIERUNG IM FRAGEN-DSCHUNGEL

Im Folgenden findest du keine Kapitelüberschriften wie „Kapitel 3: Erleuchtung leicht gemacht in drei einfachen Schritten". Stattdessen triffst du auf eine thematisch sortierte Ansammlung von Fragen, die alle eines gemeinsam haben: Sie könnten dich verändern. Oder zum Lachen bringen. Oder beides gleichzeitig.

Natürlich könnte man diese Fragen auch alle wild durcheinander würfeln – denn schließlich ist das Leben selbst selten sortiert. Aber wir dachten, ein bisschen Struktur schadet nicht. So wie man in einem gut sortierten Bücherregal schneller den Ratgeber für Zimmerpflanzen findet, wenn der nicht zwischen Kriminalromanen und Kochbüchern steckt.

Die Themenbereiche, die du gleich entdecken wirst, decken ein breites Spektrum ab – von der seltsamen Spezies namens „Ich" über zwischenmenschliche Abenteuer bis hin zu Fragen über Zeit, Stille, Tod und das, was womöglich danach kommt (oder auch nicht).

Jeder Bereich ist ein eigener Kontinent. Du kannst dich chronologisch durcharbeiten, springen wie ein Frosch auf Koffein oder intuitiv die Frage nehmen, die gerade mit den Fingern schnippt. Es gibt keine richtige Reihenfolge, nur Richtungen.

ERSTE MALE

Dyaden für Einsteiger, Skeptiker und andere mutige Wesen

Manchmal ist die größte Hürde beim Einstieg in die Dyadenpraxis nicht die Tiefe der Fragen, sondern die Befürchtung, gleich bei der ersten Runde in transzendente Paralleluniversen zu fallen oder peinlich lange ins Nichts zu starren. Keine Sorge – diese Fragenblöcke wurden entwickelt, um dich oder deinen neuen Dyadenpartner sicher, freundlich und mit einer Prise Humor über die Schwelle zu tragen.

Hier also ein paar niedrigschwellige Fragenblöcke für alle, die sagen:
„Dyade? Klingt spannend. Aber … was sagt man da eigentlich?"

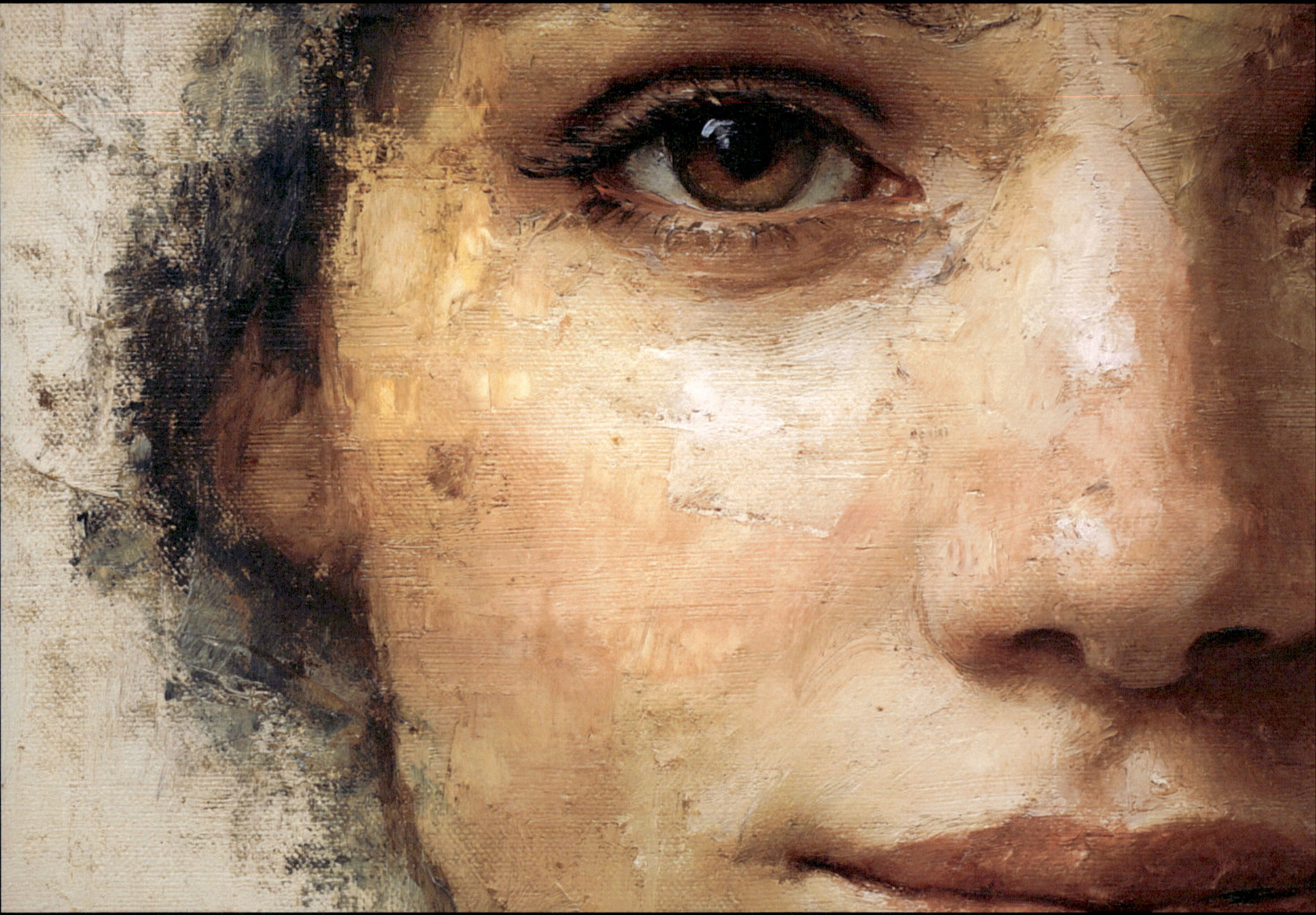

EINFACH MAL ANFANGEN

Für: Wirklich den allerersten Schritt. Einstieg mit Samthandschuhen.

1. *Was beschäftigt dich gerade?*
2. *Was hat dich heute zum Lächeln gebracht?*
3. *Was ist dir im Moment wichtig?*
4. *Wie ist es für dich, hier in dieser Dyade zu sein?*

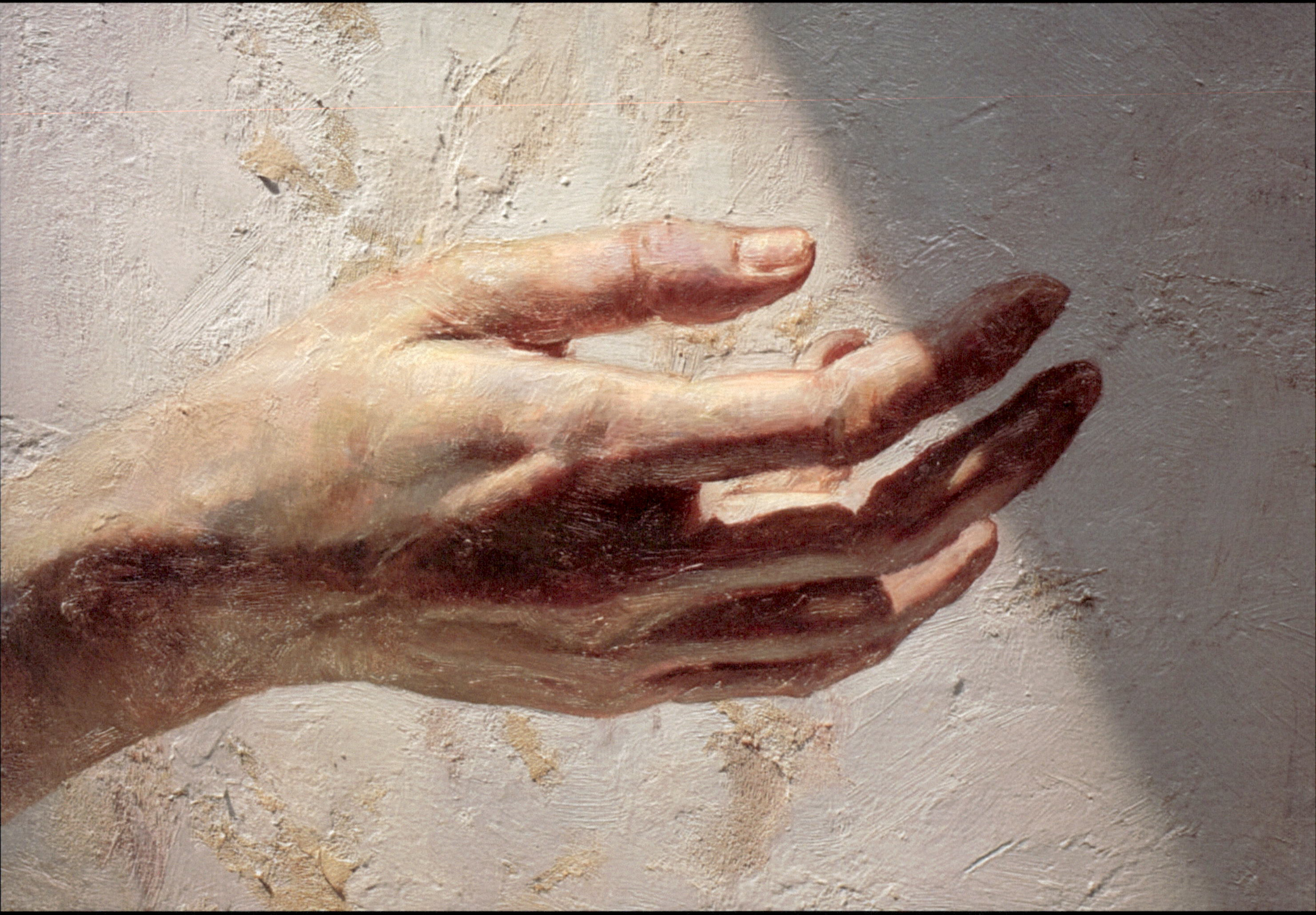

DER KÖRPER SAGT AUCH WAS

Für: Menschen, die gern mit etwas Spürbarem anfangen.

1. *Die Aufmerksamkeit in der linken Hand – was spürst du?*
2. *Die Aufmerksamkeit auf deinen Körper gerichtet – was spürst du?*
3. *Achte auf deinen Atem. Was nimmst du wahr?*
4. *Spüre deinen Körper von innen. Was nimmst du wahr?*

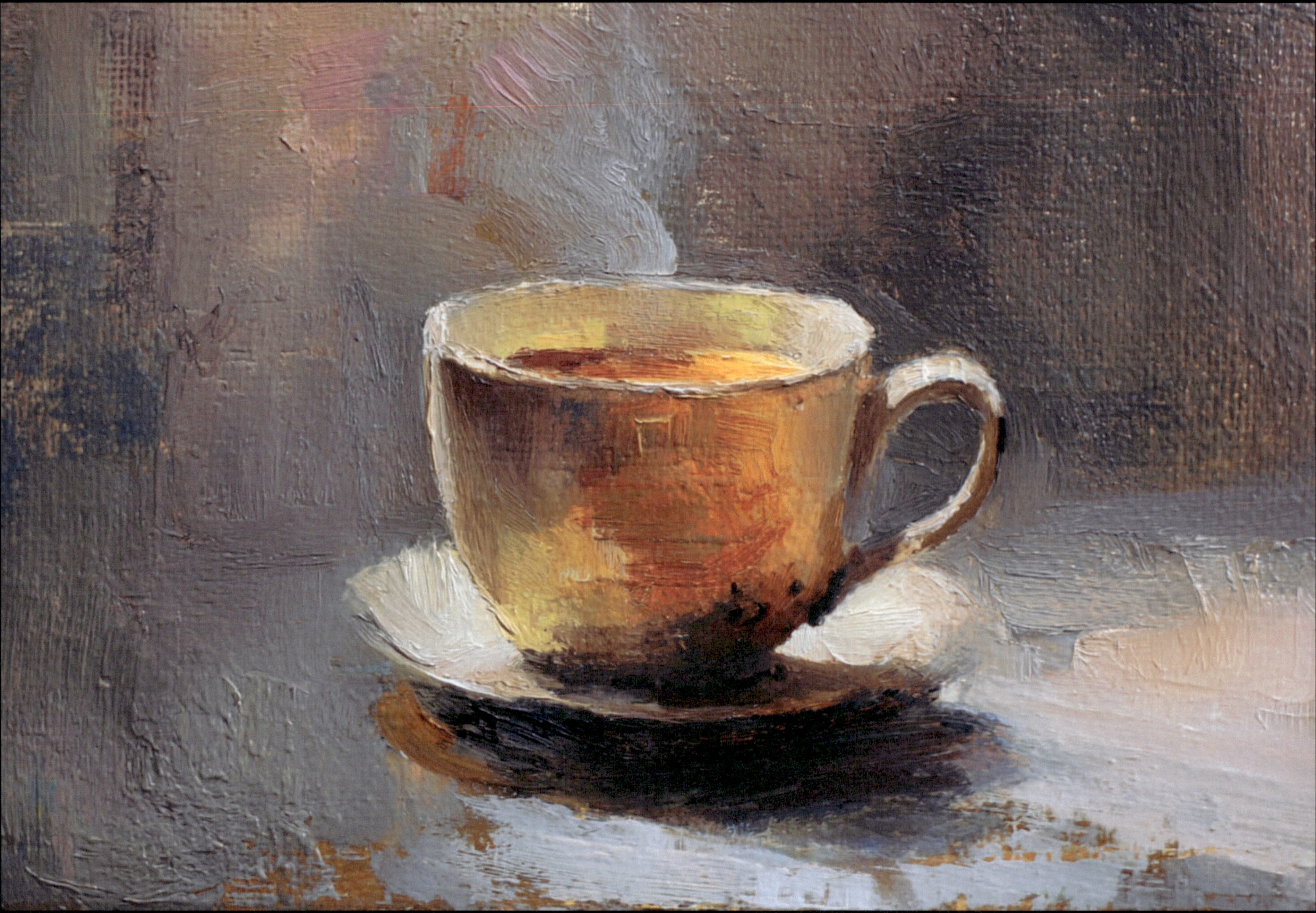

HEUTE, HIER, JETZT

Für: Präsenz, aber mit dem Charme eines Nachmittagstees.

1. *Was ist gerade da?*
2. *Was zieht dich davon weg, im Jetzt zu sein?*
3. *Was bringt dich zurück ins Jetzt?*
4. *Was verändert sich, wenn du ganz da bist?*

KÖRPER & EMPFINDUNG

Der Körper – oft gelobt, oft ignoriert, manchmal gefürchtet. Während der Geist über Sinnfragen meditiert und das Herz über Beziehungen philosophiert, gibt der Körper still Hinweise: über Spannung, Bedürfnis, Freude, Angst. In diesen Dyadenfragen richten wir unsere Aufmerksamkeit nach innen – auf Empfindung, Präsenz, Körperbewusstsein und das manchmal überraschend emotionale Echo physischer Wahrnehmung.

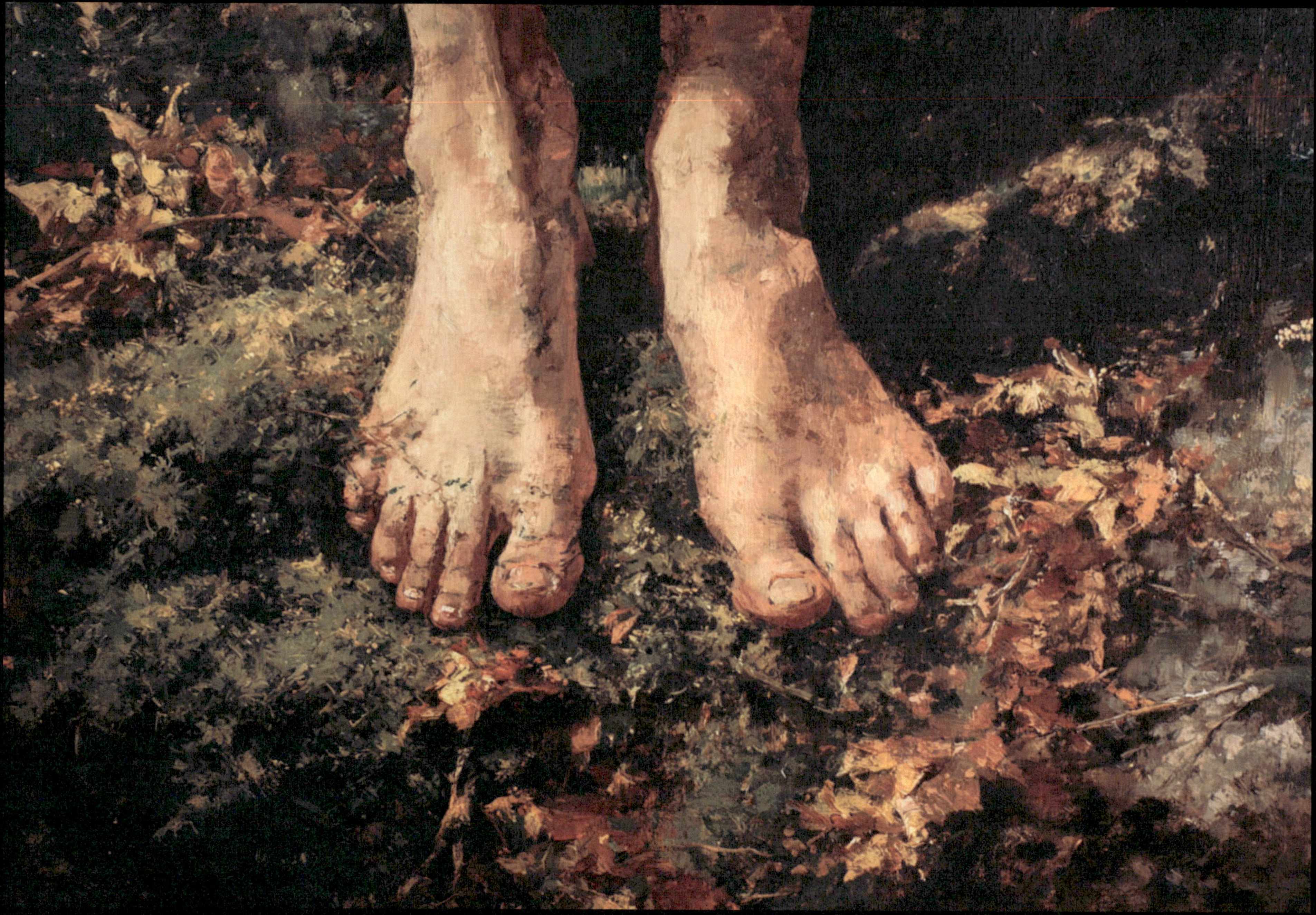

ANKOMMEN IM KÖRPER

Manche Heimreisen führen nicht über Kontinente – sondern durch die Fußsohlen.

1. *Was spürst du gerade in deinem Körper?*
2. *Wo fühlst du dich lebendig?*
3. *Wonach sehnt sich dein Körper – jetzt, in diesem Moment?*
4. *Wie ist es, ganz in deinem Körper anzukommen?*

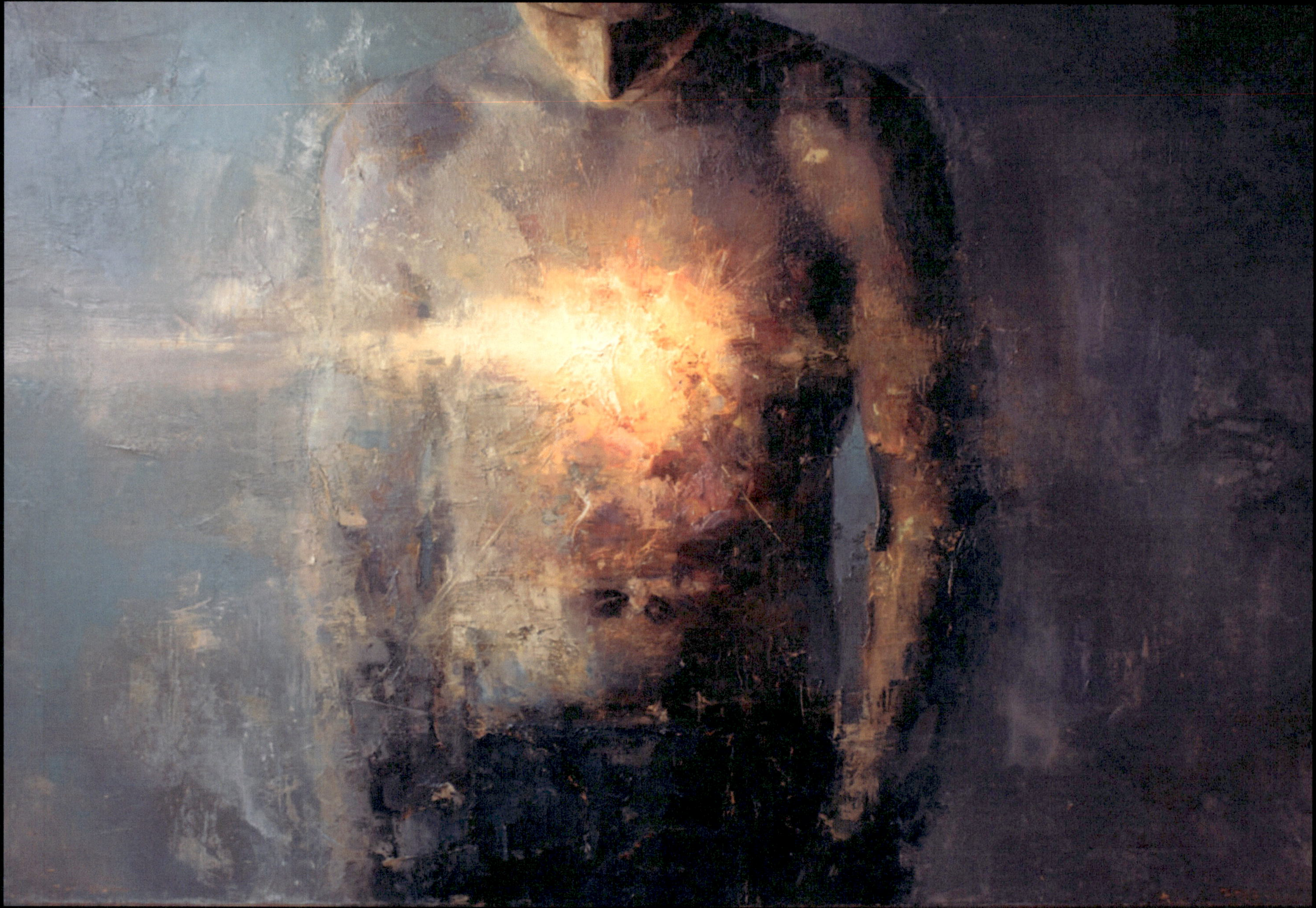

KÖRPER & EMOTION

Gefühle wohnen nicht im Kopf – sie sind Mieter im Zwerchfell, Gäste im Rücken, Wellen unter der Haut.

1. *Wo in deinem Körper spürst du Wut?*
2. *Wie zeigt sich Trauer in dir – körperlich?*
3. *Wo lebt Freude in dir – wo macht sie sich breit?*
4. *Wie gehst du mit deinem Körper durch Emotionen hindurch?*

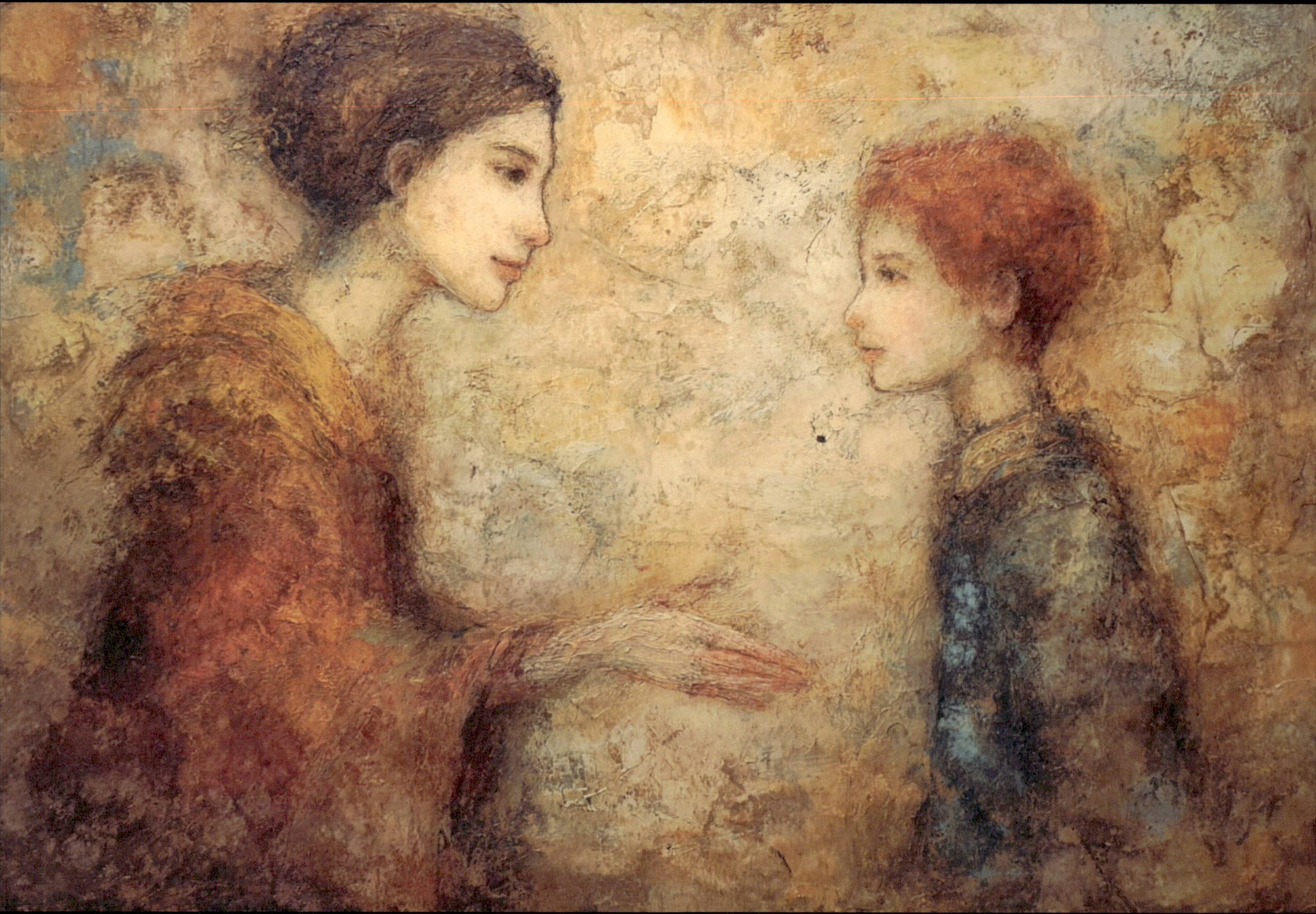

BERÜHRUNG & NÄHE

Der kürzeste Weg zwischen zwei Herzen ist eine Hand, die nicht bewertet.

1. *Wann fühlst du dich durch Berührung genährt?*
2. *Wie spürst du Nähe – körperlich und innerlich?*
3. *Was brauchst du, um dich sicher zu fühlen, wenn du berührt wirst?*
4. *Wie kannst du dich für nährende Berührung öffnen?*

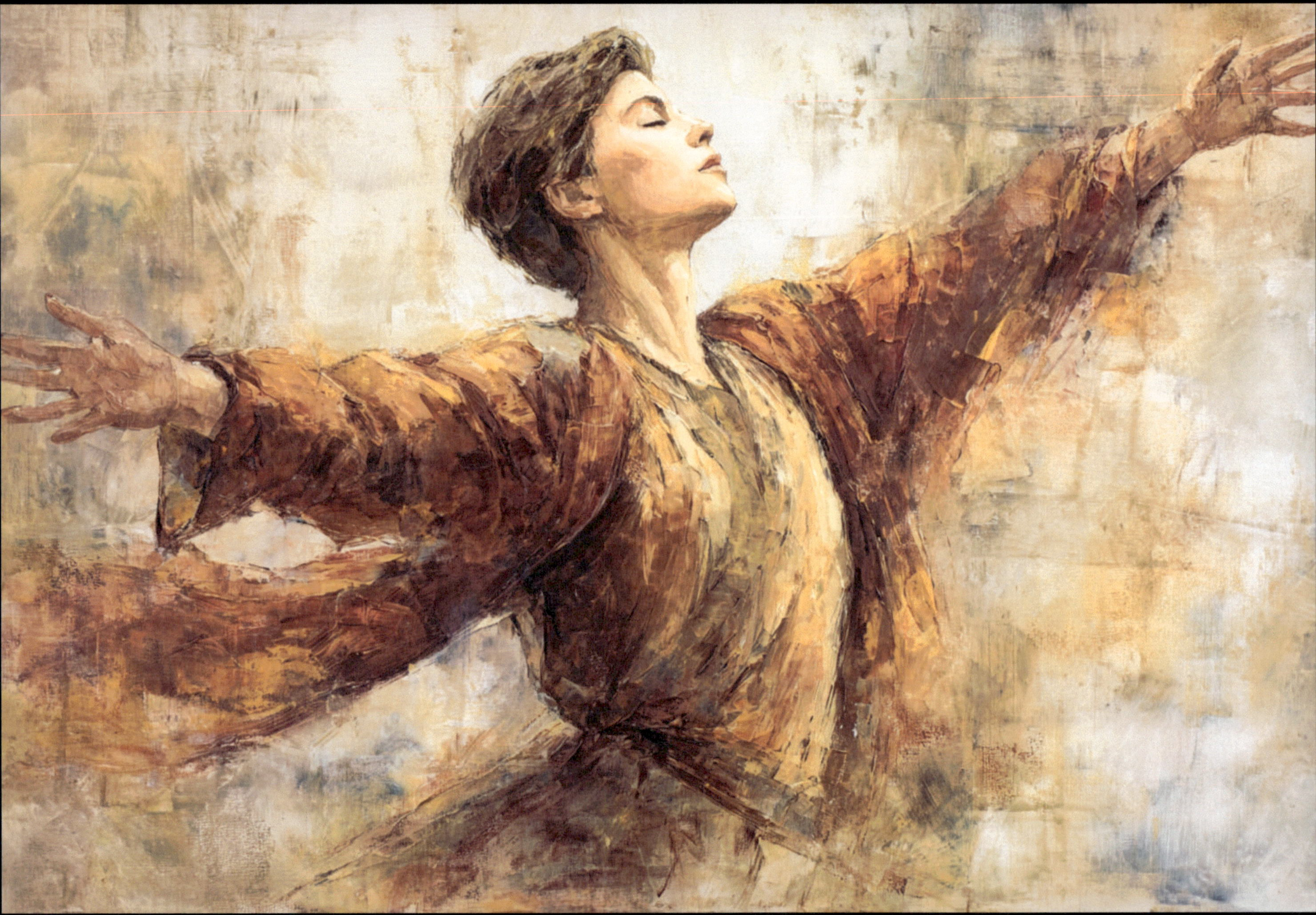

BEWEGUNG & AUSDRUCK

Manche Gedanken lassen sich nicht denken – aber tanzen.

1. *Wie möchte sich dein Körper jetzt bewegen?*
2. *Wann erlebst du dich in freier Bewegung?*
3. *Wo hältst du dich körperlich zurück?*
4. *Wie führt dich Bewegung zu dir selbst?*

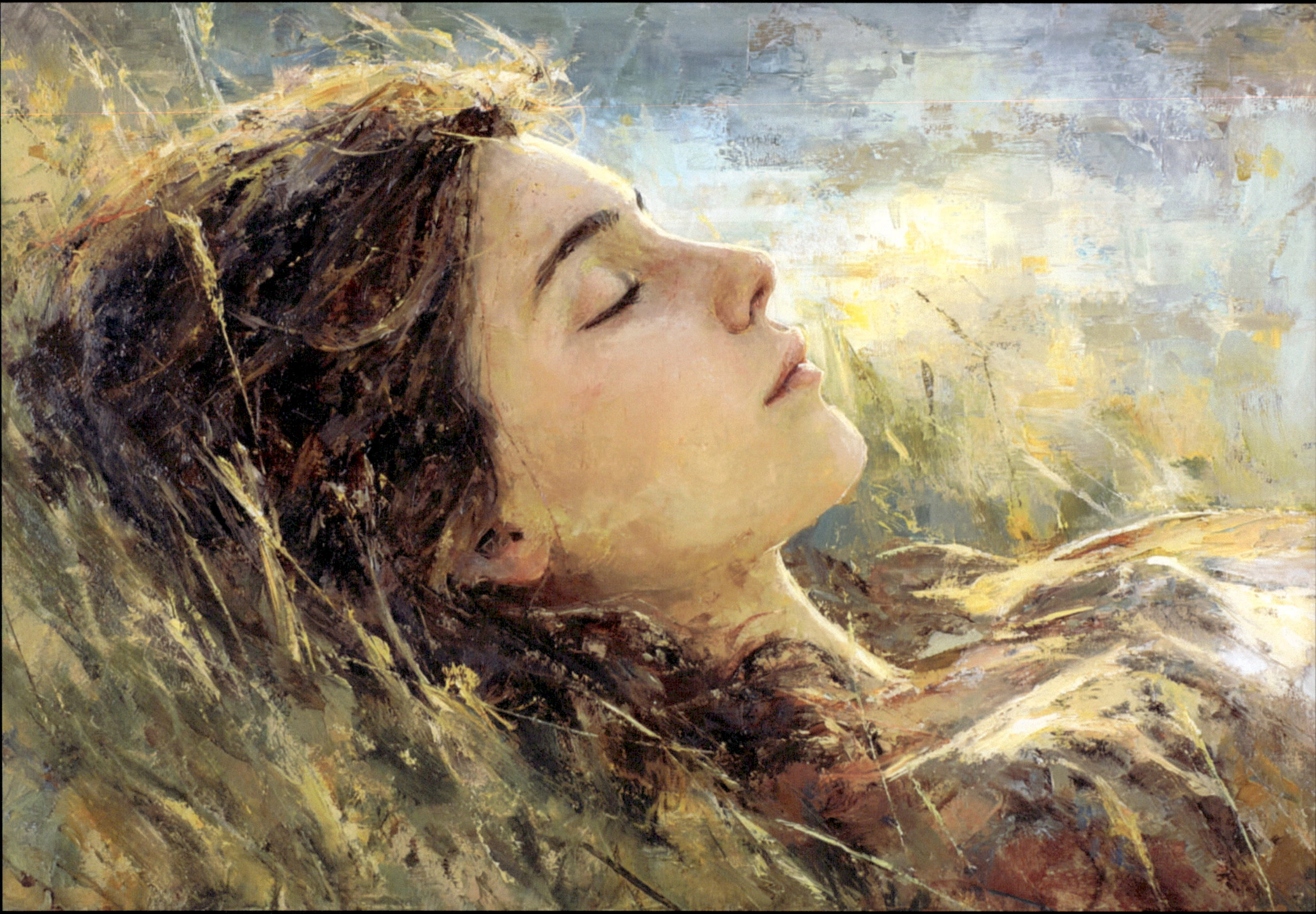

GENUSS & SINNLICHKEIT

Der Körper kennt die Kunst des Genießens – wir müssen sie nur wieder lernen.

1. *Was schenkt dir körperliches Wohlgefühl?*
2. *Wie erlebst du Sinnlichkeit – jenseits von Konzepten?*
3. *Was genießt du – und wie?*
4. *Wie kannst du deinen Körper sinnlich feiern?*

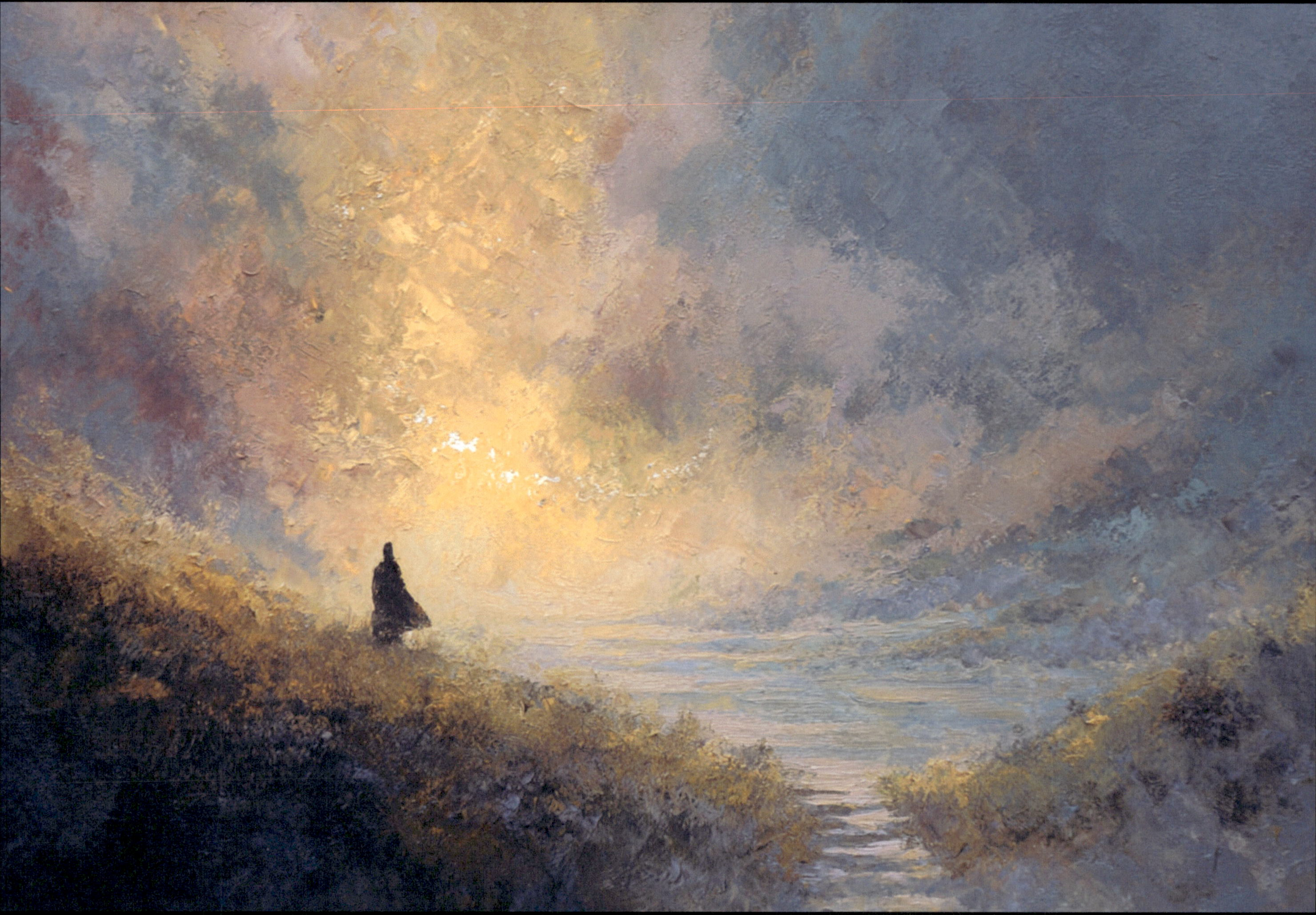

ENTSPANNUNG

1. – 4. Dir erlauben zu entspannen, wie fühlst du dich?

PRÄSENZ

Präsenz ist wie dieser eine Gast auf einer Party, der nie zu spät kommt, nie zu laut ist – und dennoch den ganzen Raum verändert, einfach nur durch sein Dasein. Sie ist keine Technik, kein Ziel, sondern ein Zustand: wach, offen, gegenwärtig. In der Dyadenarbeit ist Präsenz das Fundament – und gleichzeitig die Tür zu tiefer Begegnung. Dieses Kapitel lädt dazu ein, innezuhalten, hinzuspüren, den Moment zu bemerken, in dem alles bereits da ist.

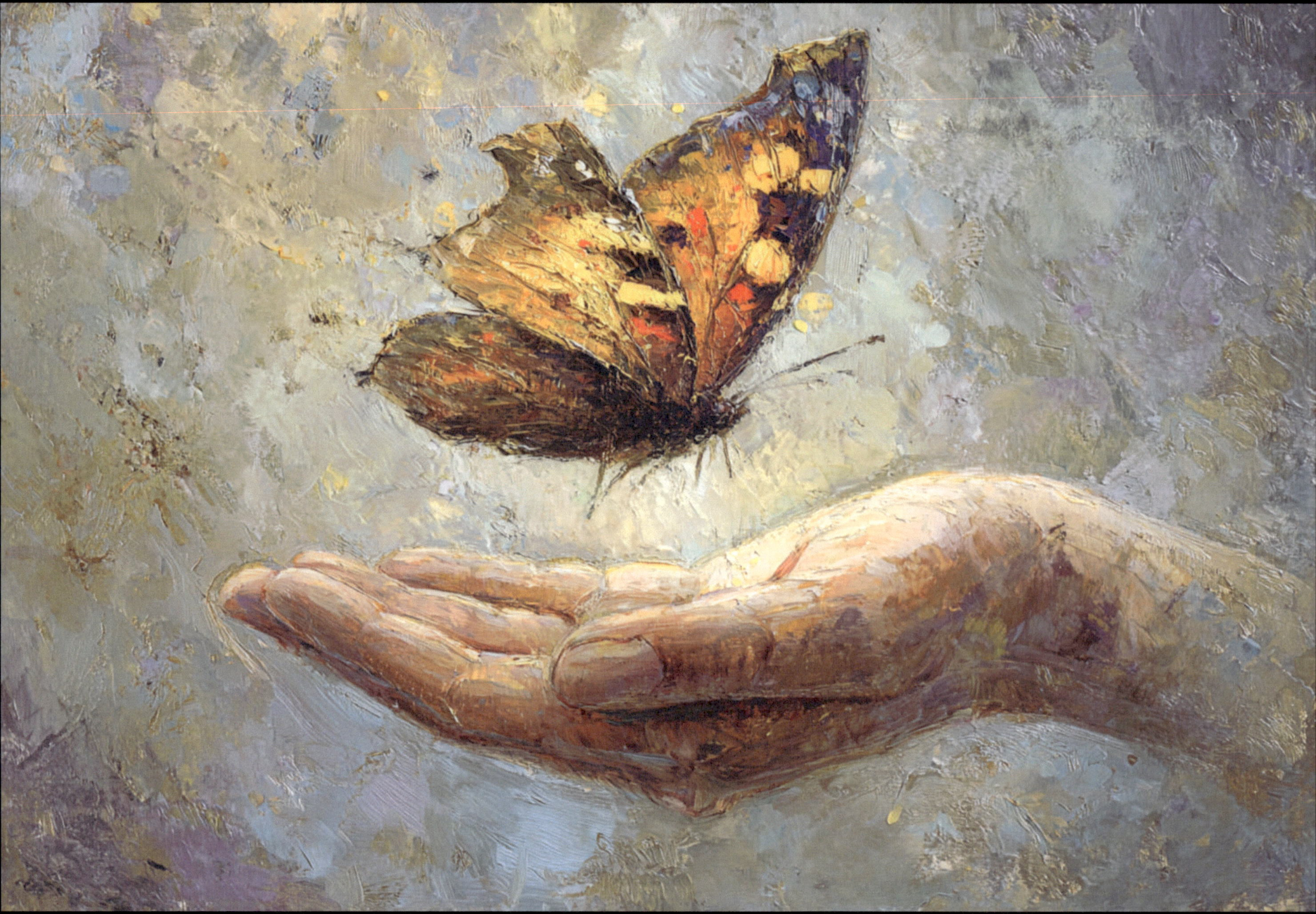

IM MOMENT ANKOMMEN

Keine Sorge, er wartet schon seit Jahren auf dich.

1. *Wenn du im Moment ankommst –
   was wird spürbar?*
2. *Was hilft dir, im Jetzt zu verweilen?*
3. *Was hält dich davon ab, ganz da zu sein?*
4. *Wie fühlt es sich an, wenn du einfach hier bist?*

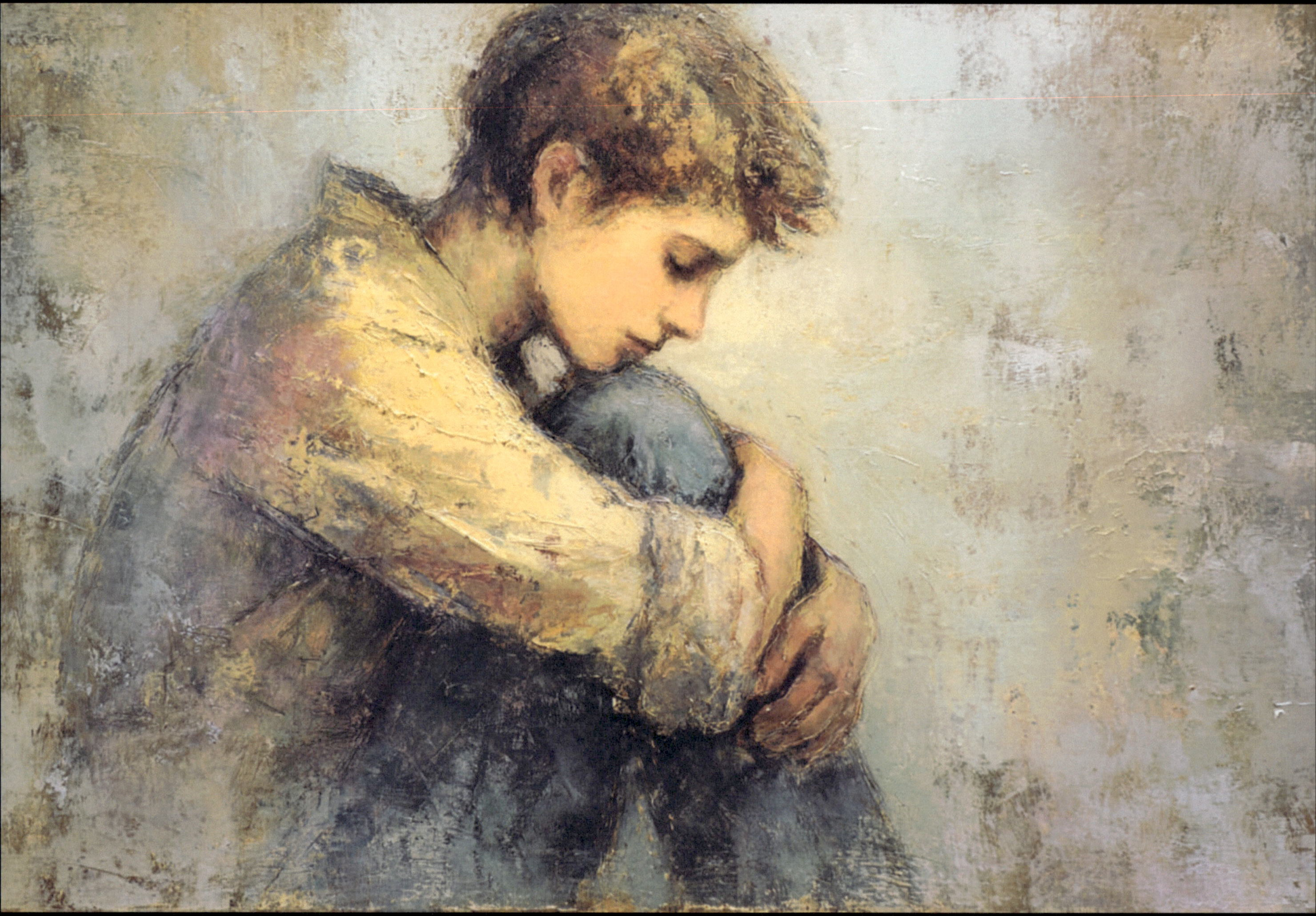

PRÄSENZ IM KÖRPER

Dein Körper ist der Ort, an dem das Jetzt stattfindet.

1. *Wie fühlt sich dein Körper in diesem Augenblick an?*
2. *Wo in dir ist gerade am meisten Leben spürbar?*
3. *Wo fehlt dir gerade die Verbindung?*
4. *Was bringt dich jetzt – in diesem Moment – in deinen Körper?*

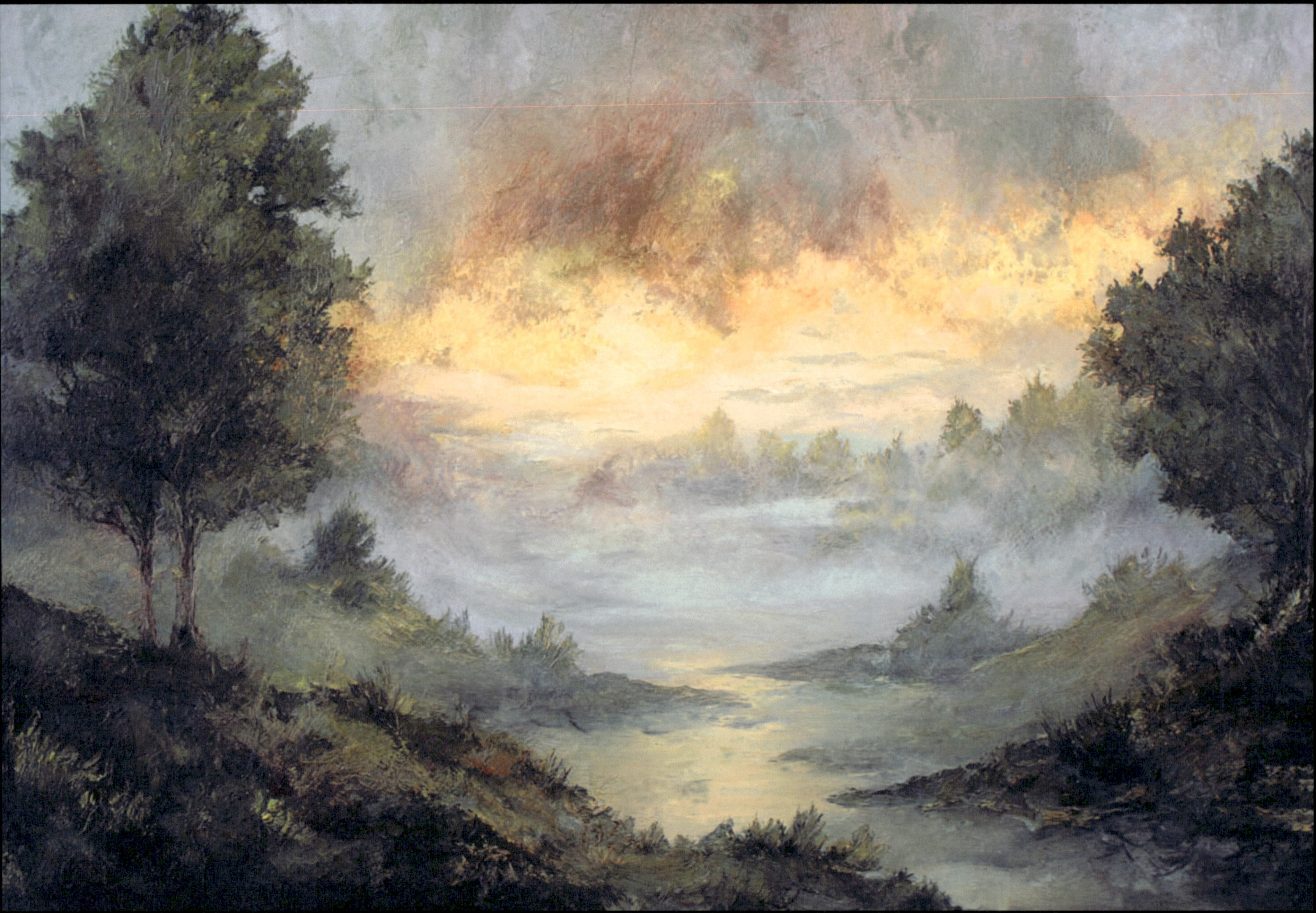

ATEM & GEGENWART
Der Atem: ein ständiger Reminder, dass du hier bist.

1. – 4. Tief einatmen – was taucht auf?

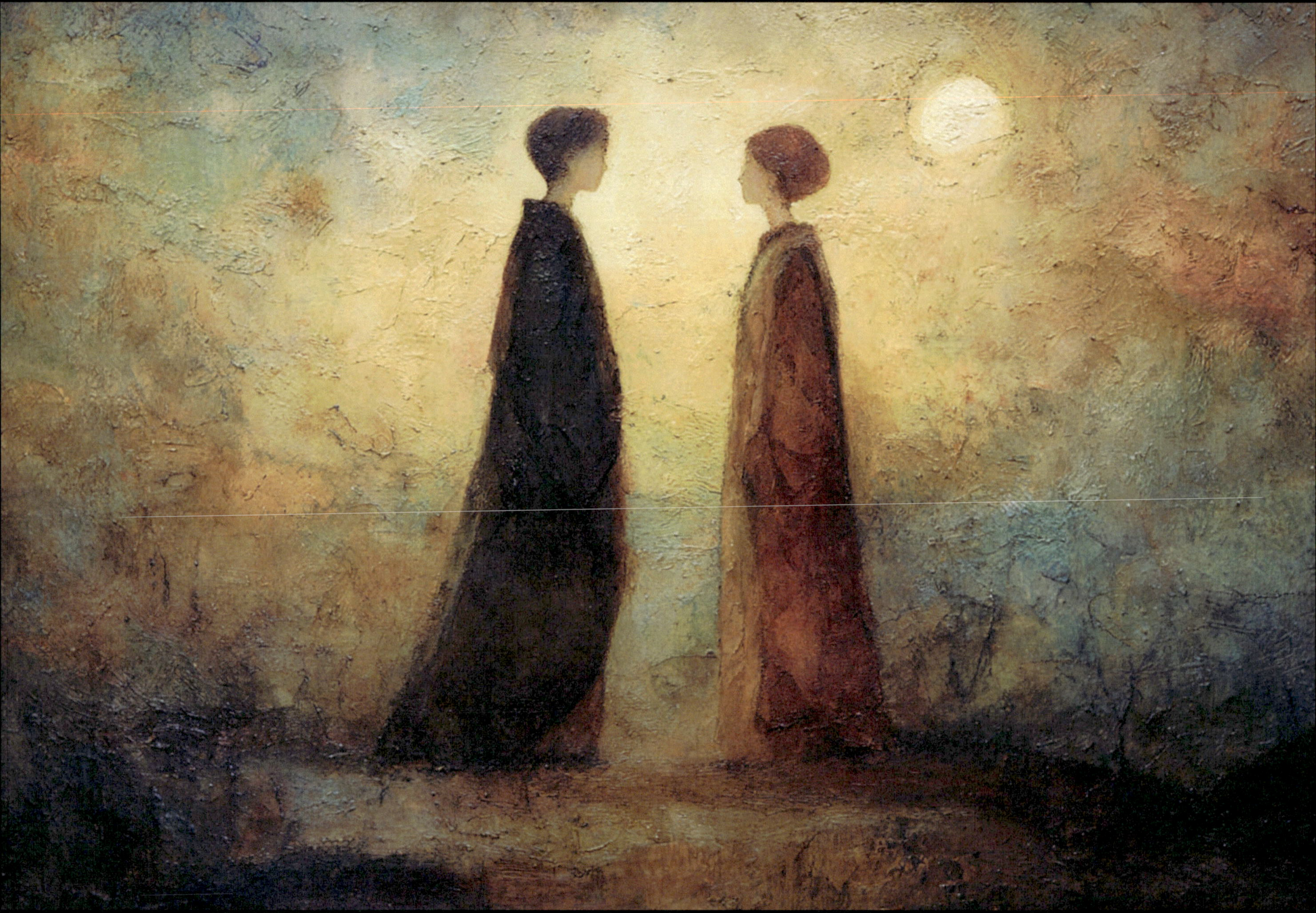

PRÄSENZ IN KONTAKT
Du siehst mich – ich bin da.

1. *Wie fühlst du dich, wenn du im Kontakt wirklich da bist?*
2. *Was bringt dich im Zusammensein in die Präsenz?*
3. *Wann verlierst du dich im Gegenüber?*
4. *Was hilft dir, im Kontakt mit anderen trotzdem bei dir zu bleiben?*

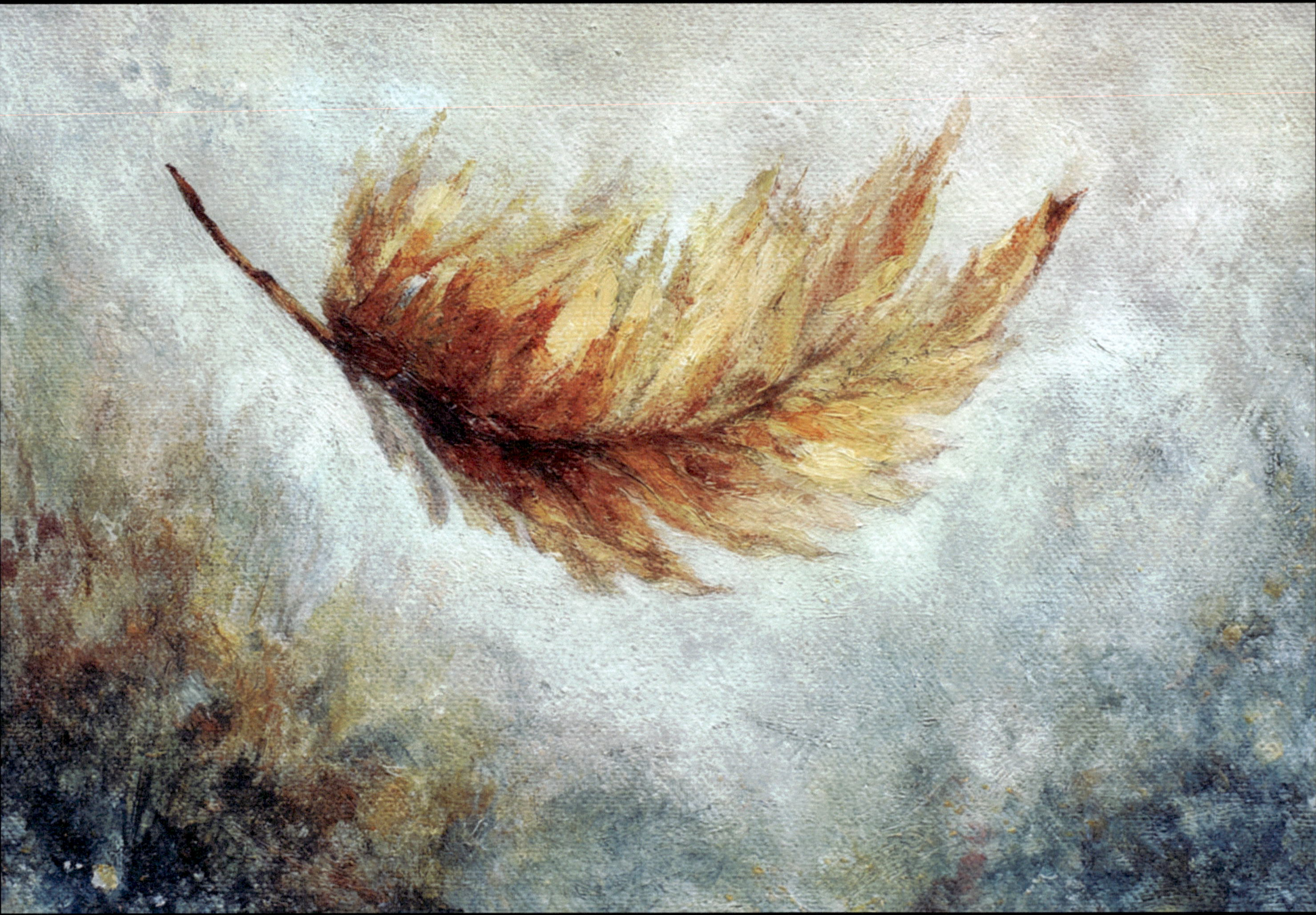

PRÄSENZ & KONTROLLE

Manche glauben, Präsenz sei das Gegenteil von Kontrolle. Andere nennen es Tanzen.

1. *Was versuchst du gerade zu kontrollieren?*
2. *Was geschieht, wenn du die Kontrolle loslässt?*
3. *Wie fühlt sich Präsenz an,*
   wenn nichts mehr festgehalten wird?
4. *Was hindert dich daran, dich dem hinzugeben?*

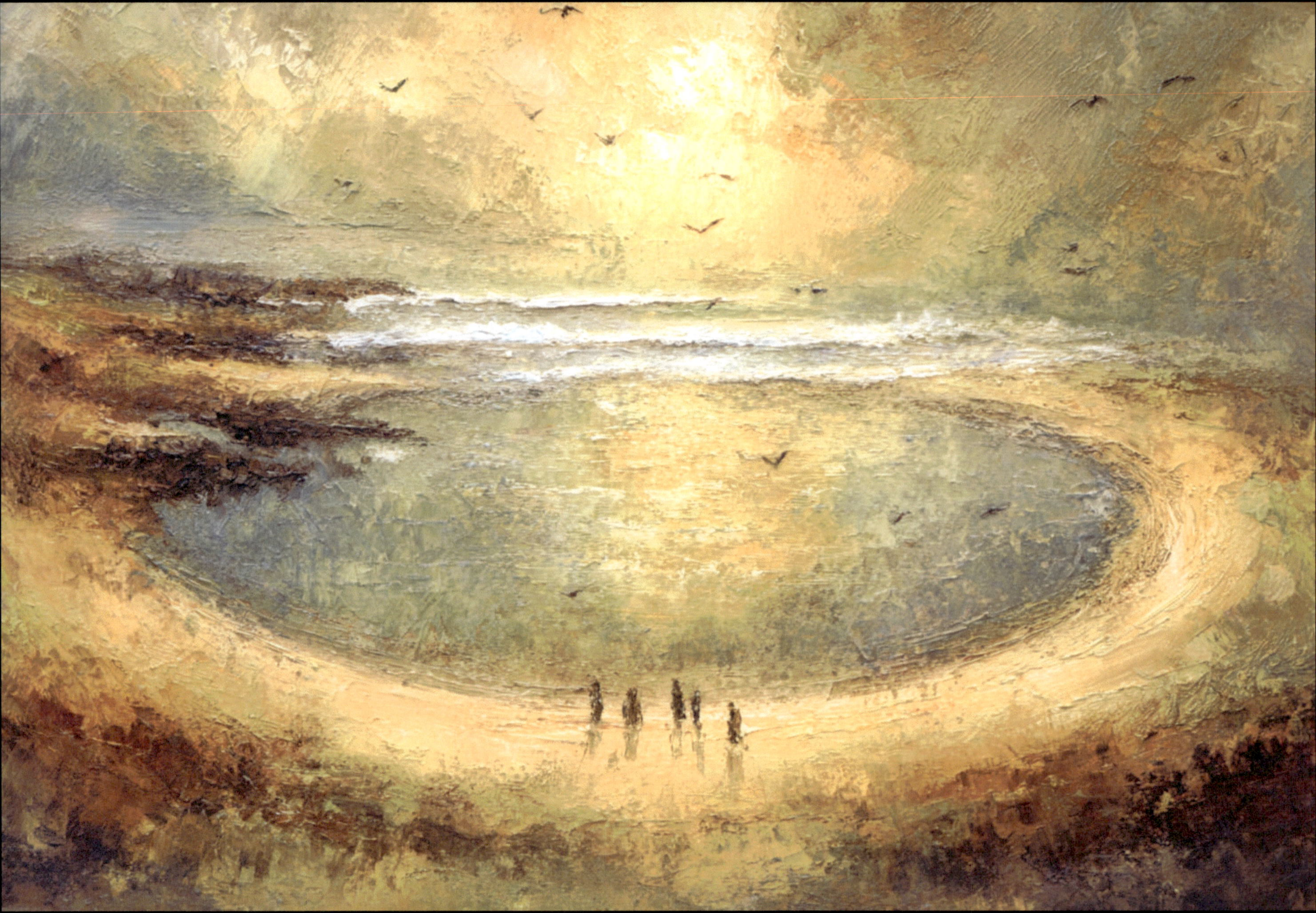

JETZT – OHNE WORTE

Wenn du nichts sagen musst, weil alles schon da ist.

1. Was ist jetzt – einfach so?

2. Wie erlebst du diesen Moment, ohne ihn zu benennen?

3. Was hindert dich daran, ihn ganz zuzulassen?

4. Wie fühlst du dich, wenn du einfach nur bist?

PERSÖNLICHE ENTFALTUNG

Zwölf Möglichkeiten, dir selbst so zu begegnen, wie du eigentlich gemeint bist

Vielleicht hast du dich ja auch schon mal gefragt, warum du ausgerechnet mit dir selbst so viel zu tun hast. Warum es manchmal leichter scheint, einen Schrank aufzubauen, als sich einzugestehen, dass man sich in Gesellschaft unsichtbar fühlt. Oder warum der Mut, echt zu sein, oft irgendwo zwischen der Steuererklärung und dem dritten „Alles gut, danke" verloren geht.

Diese zwölf Dyadenblöcke laden dich dazu ein, dich selbst wie ein gutes Buch zu lesen – mit Neugier, Mitgefühl und einem Schmunzeln über die Fußnoten. Sie führen dich durch Räume in dir, die du vielleicht selten betrittst: durch Selbstakzeptanz und Sichtbarkeit, durch Verletzlichkeit und das große „Was will ich eigentlich?".

Ob du dabei auf Kindheitserinnerungen, unerhörte Sehnsüchte oder verborgene Talente triffst – geh davon aus, dass sie sich freuen, wenn du ihnen zuhörst. Diese Fragen sind keine Therapie und keine To-do-Liste. Sie sind Einladung. Einladung, da zu sein, wo du gerade bist. Und vielleicht, dich dabei ein kleines bisschen mehr zu mögen.

Bereit? Dann klopf doch mal an bei dir selbst. Vielleicht macht ja jemand auf.

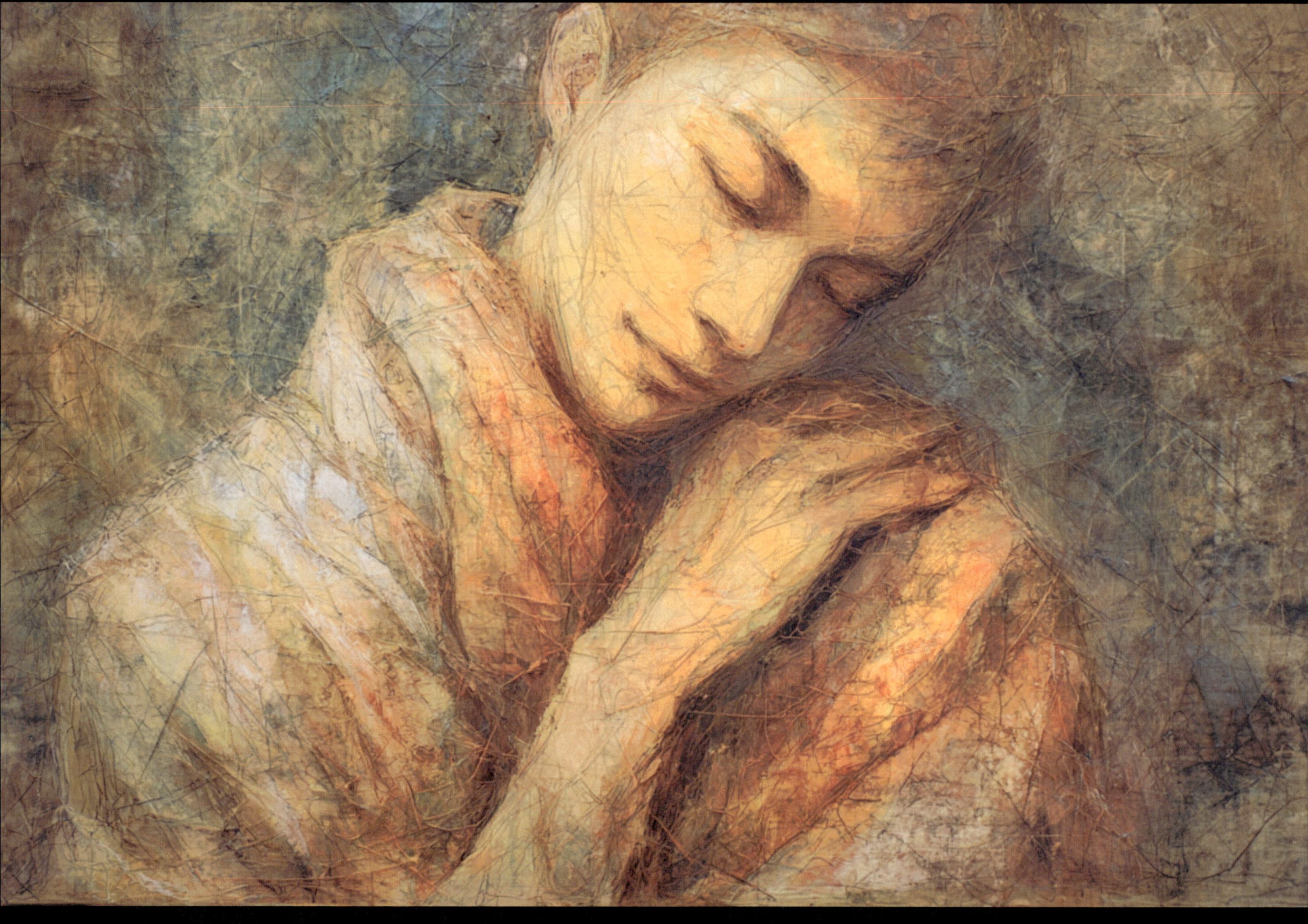

SELBSTAKZEPTANZ

Manchmal bist du selbst der schwierigste Mensch, mit dem du Frieden schließen musst.

1. *Was magst du an dir – ganz ehrlich?*
2. *Was fällt dir schwer, an dir zu mögen?*
3. *Wie wäre es, dich in deiner Ganzheit anzunehmen?*
4. *Was verändert sich, wenn du mit dir in Frieden bist?*

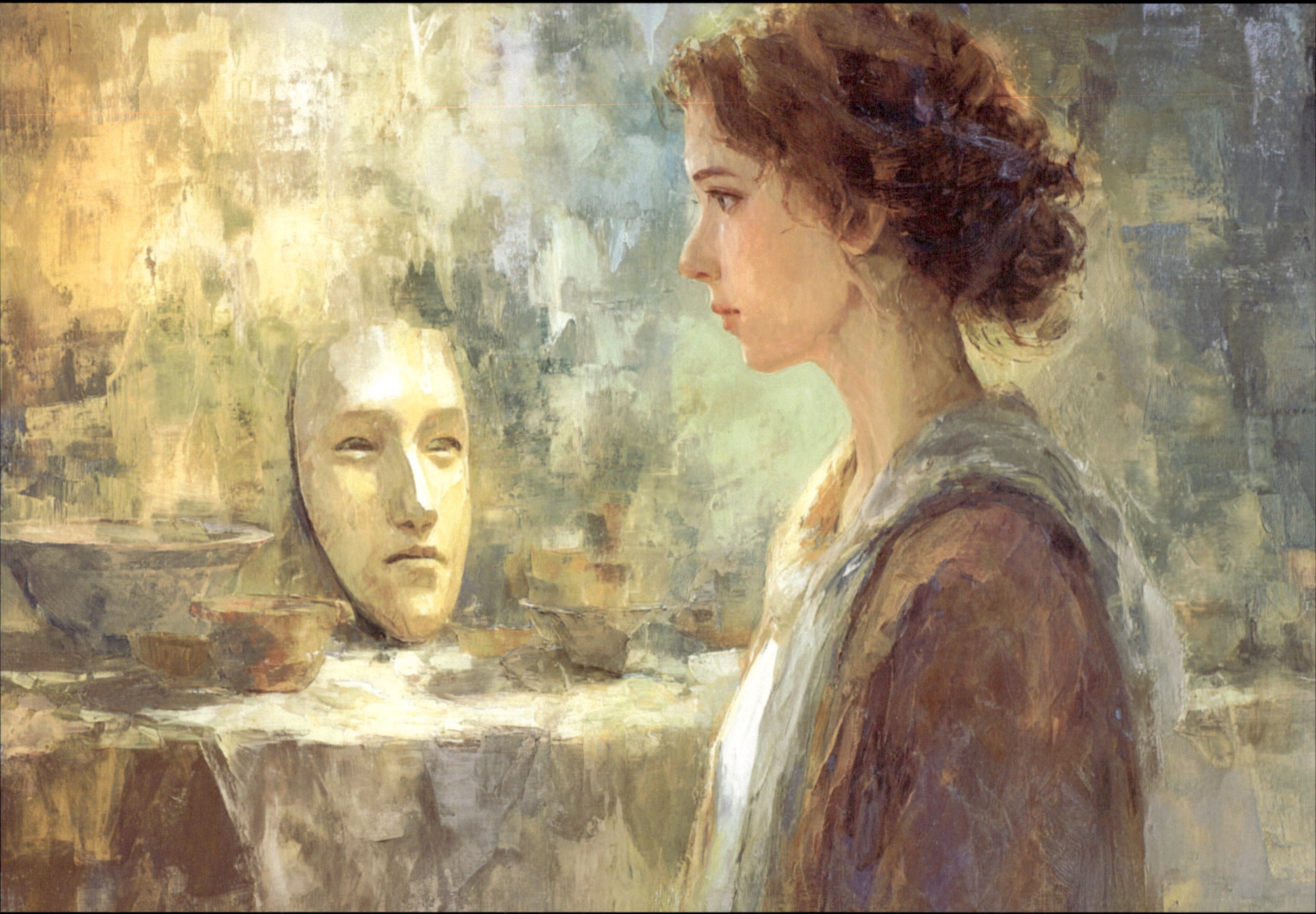

ROLLEN IM LEBEN

Zwischen Mutter, Macher, Mitmensch und Magier – wer bist du, wenn keiner zusieht?

1. *Welche Rollen füllst du gerade aus?*
2. *Welche dieser Rollen nähren dich wirklich?*
3. *Welche Rollen zehren dich aus?*
4. *Wer bist du, wenn keine dieser Rollen aktiv ist?*

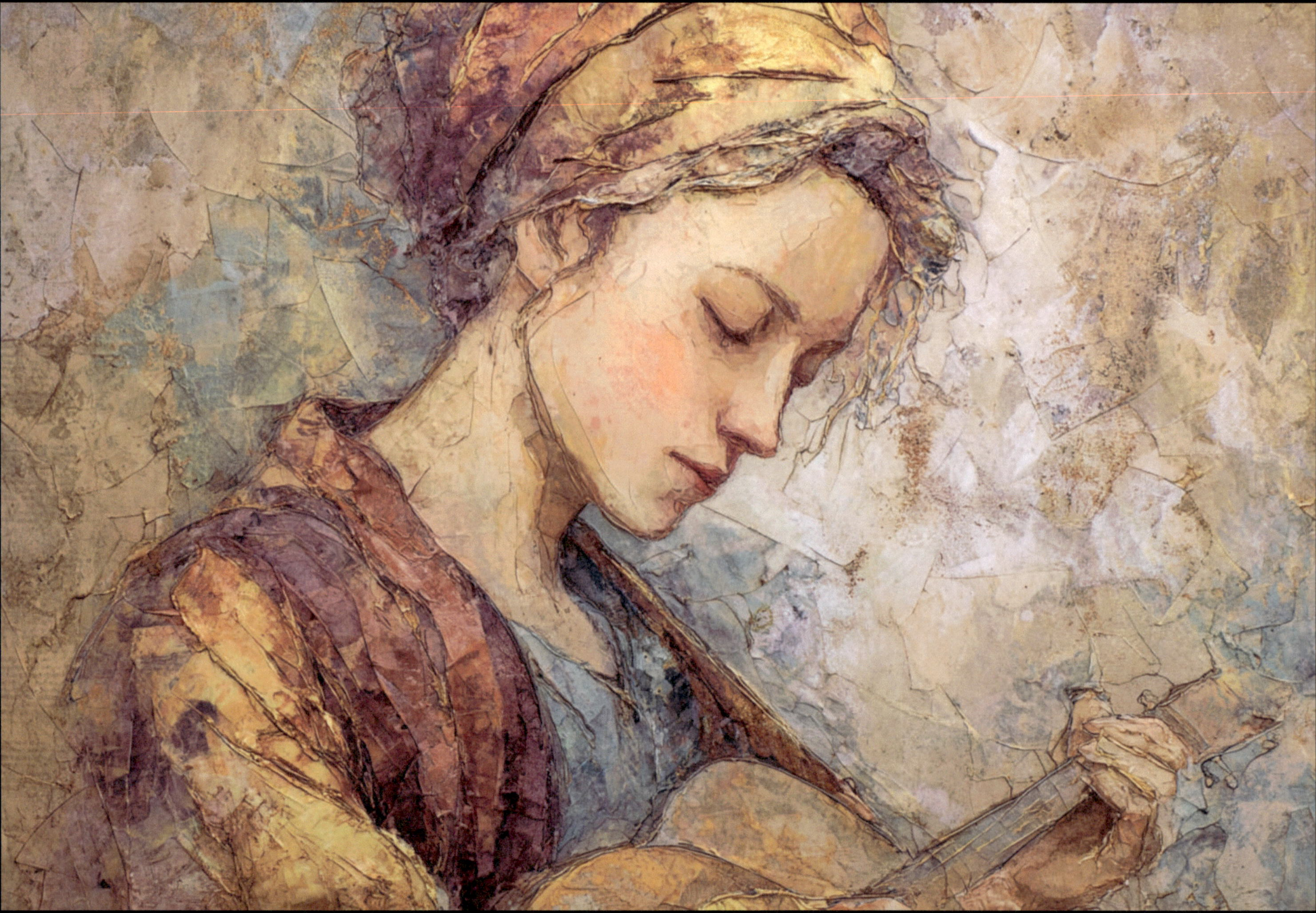

FÄHIGKEITEN & FREUDE

Was du gut kannst, ist schön. Woran du Freude hast, ist heilig.

1. *Was tust du gut – mit Leichtigkeit?*
2. *Was tust du gern – auch ohne Grund?*
3. *Was verbindet Können und Freude in dir?*
4. *Was geschieht, wenn du deiner Freude folgst?*

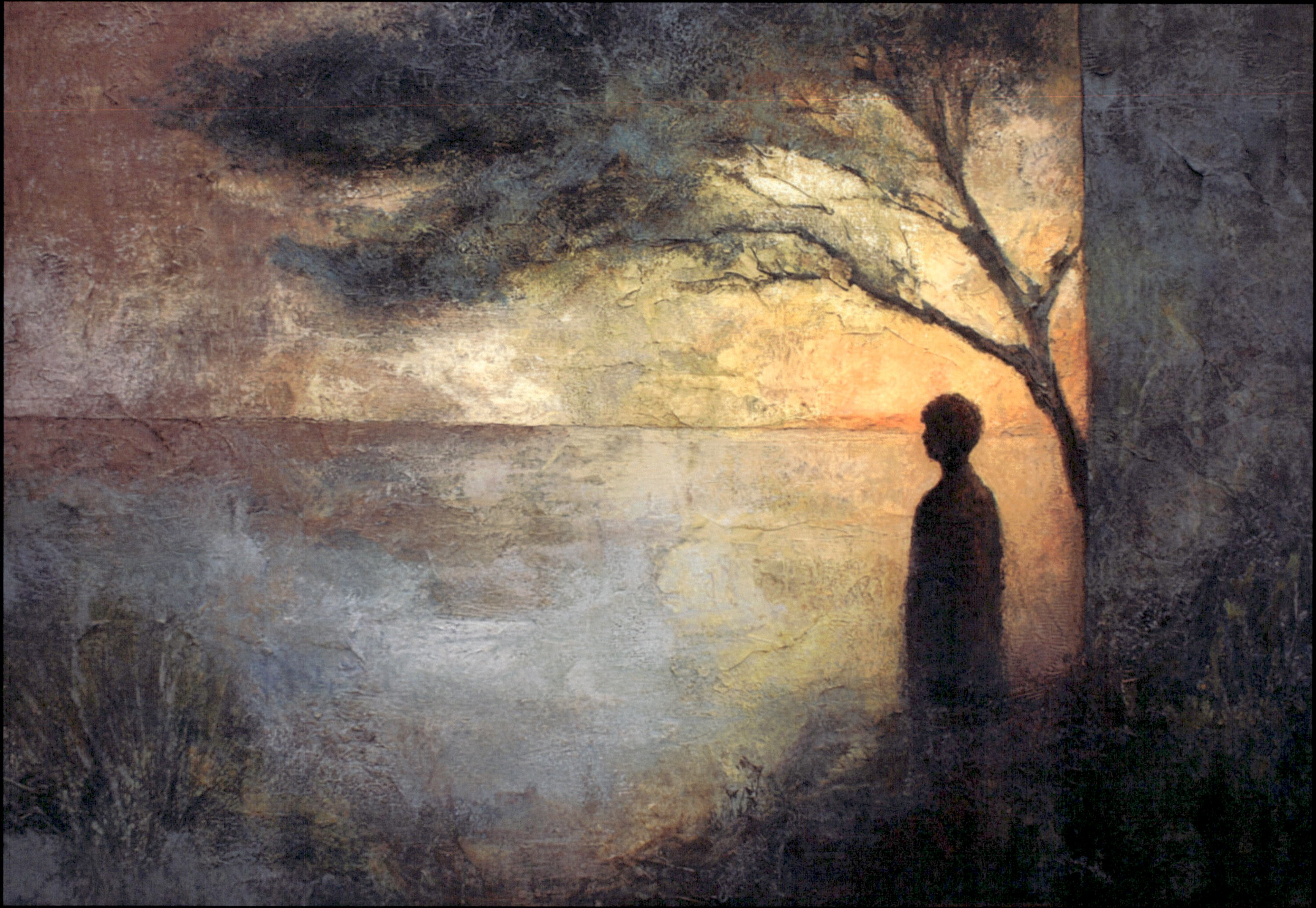

NÄHE & ABGRENZUNG

Verbindung heißt nicht: Ich verliere mich. Es heißt: Ich darf ganz da sein.

1. *Wann spürst du, dass deine Grenze überschritten wird?*
2. *Wie setzt du liebevoll und klar deine Grenzen?*
3. *Wie lässt du Nähe zu, ohne dich zu verlieren?*
4. *Wann würdest du dich gerne öffnen, hältst dich aber zurück?*

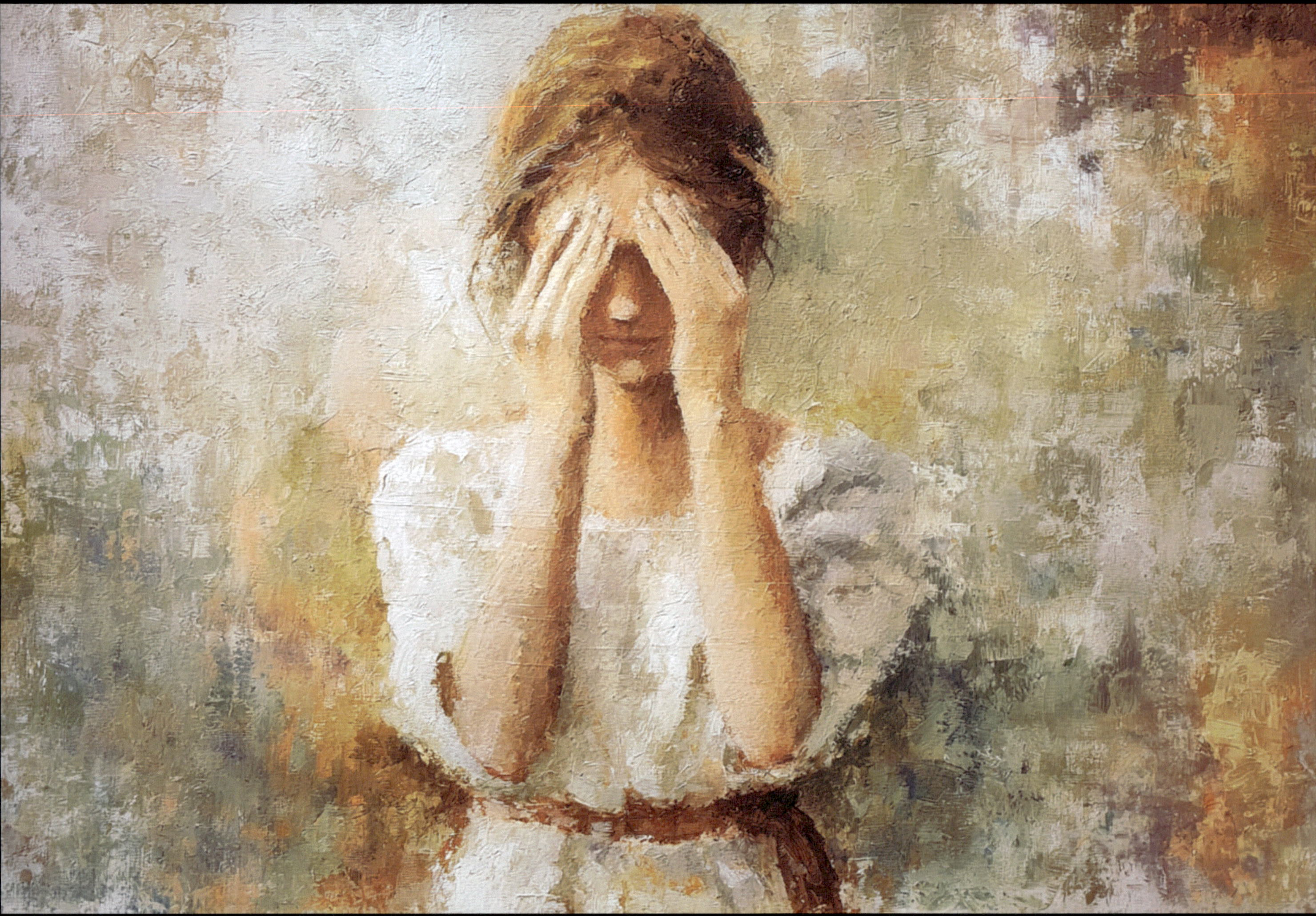

AUTHENTIZITÄT IM ALLTAG

Echt sein kostet manchmal Mut – aber sich zu verstellen kostet auf Dauer die Seele.

1. *Wann merkst du, dass du dich in Beziehungen verstellst?*
2. *Wer darf dich wirklich sehen, wie du bist?*
3. *Was hilft dir, echt zu sein – mitten im Alltag?*
4. *Was verändert sich, wenn du dich zeigst – auch mit dem, was du sonst versteckst?*

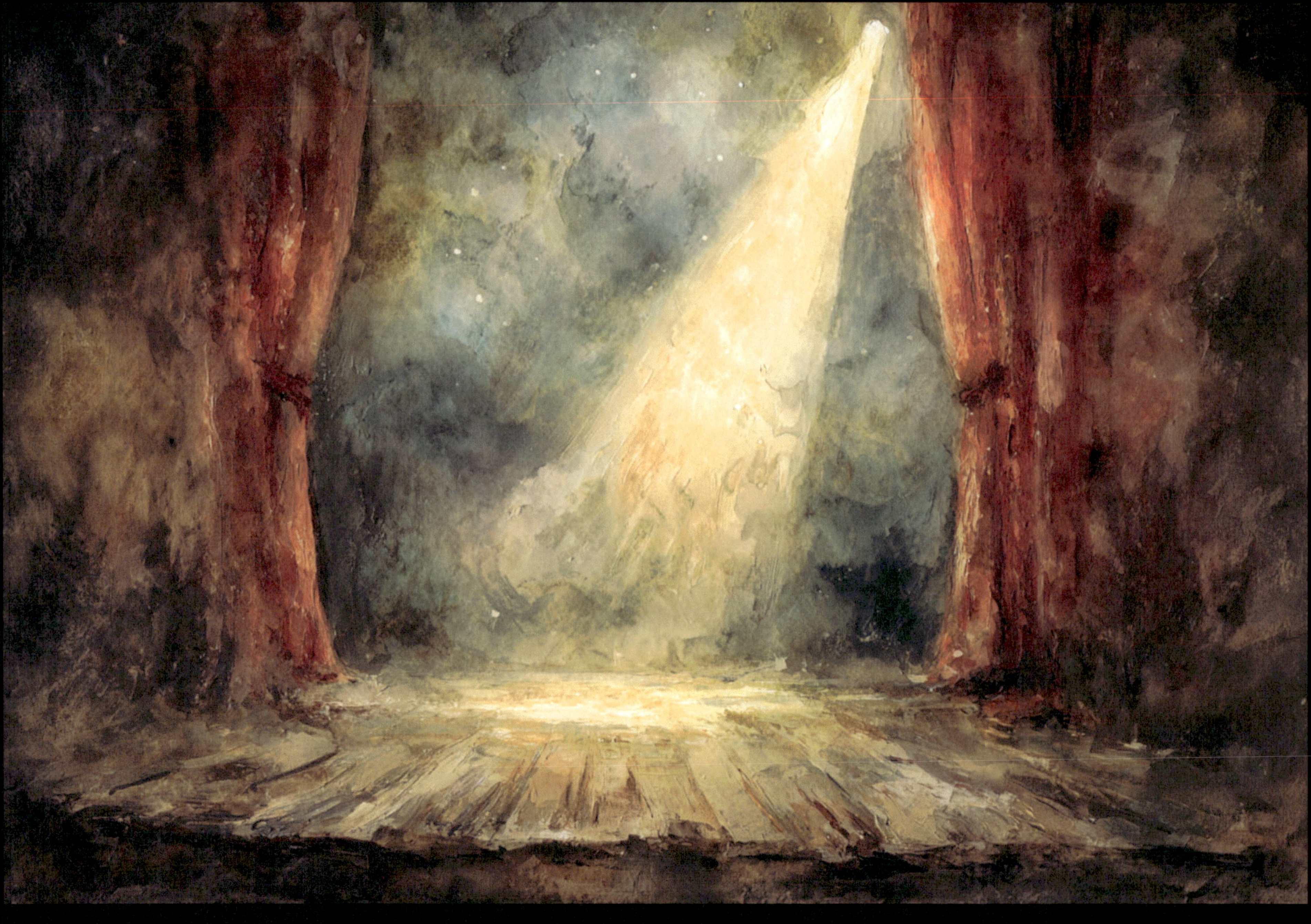

SICHTBAR SEIN

Sichtbarkeit bedeutet nicht, laut zu sein – sondern klar.

1. *Was bedeutet es für dich, sichtbar zu sein?*
2. *Wann fühlst du dich zu sehr im Rampenlicht?*
3. *Wann sehnst du dich danach, gesehen zu werden?*
4. *Was brauchst du, um mit deiner Sichtbarkeit in Frieden zu sein?*

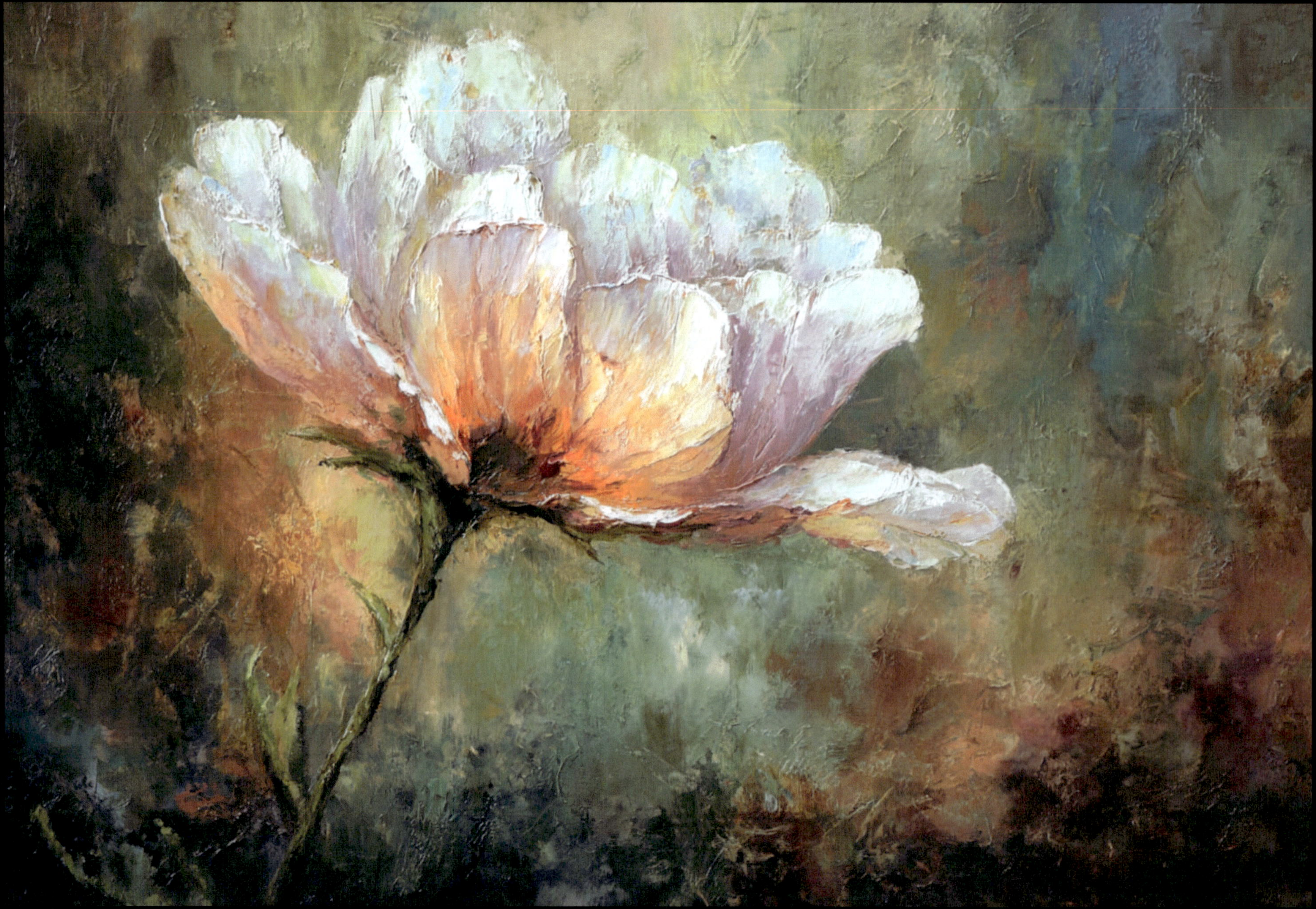

DIE KRAFT DER VERLETZLICHKEIT

Verletzlichkeit ist kein Riss in der Rüstung – sie ist das Licht, das durchkommt.

1. *Was ist für dich kraftvoll an Verletzlichkeit?*
2. *Wann hast du diese Kraft in dir gespürt?*
3. *Wie kannst du deine Verletzlichkeit öfter einladen?*
4. *Was hilft dir, anderen Mut zur Verletzlichkeit zu machen?*

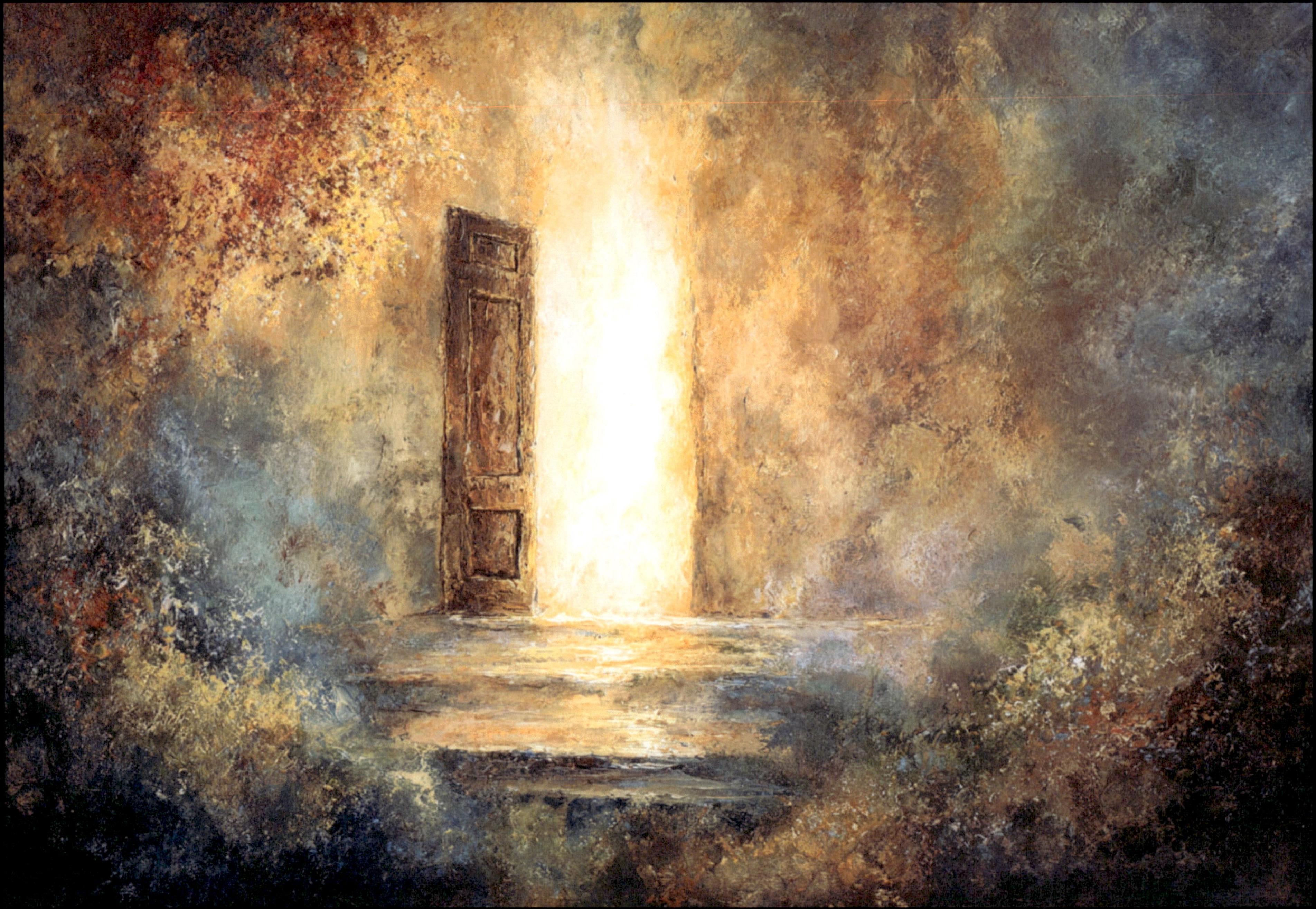

ENTSCHEIDUNGEN MIT DEM HERZEN

Herzentscheidungen erkennen wir daran, dass wir uns dabei ein Stück mehr wie wir selbst fühlen.

1. Wie triffst du Entscheidungen mit dem Herzen?

2. Woran spürst du, dass dein Herz beteiligt ist?

3. Wann stimmen Kopf und Herz nicht überein?

4. Was bringt dich zurück ins Fühlen?

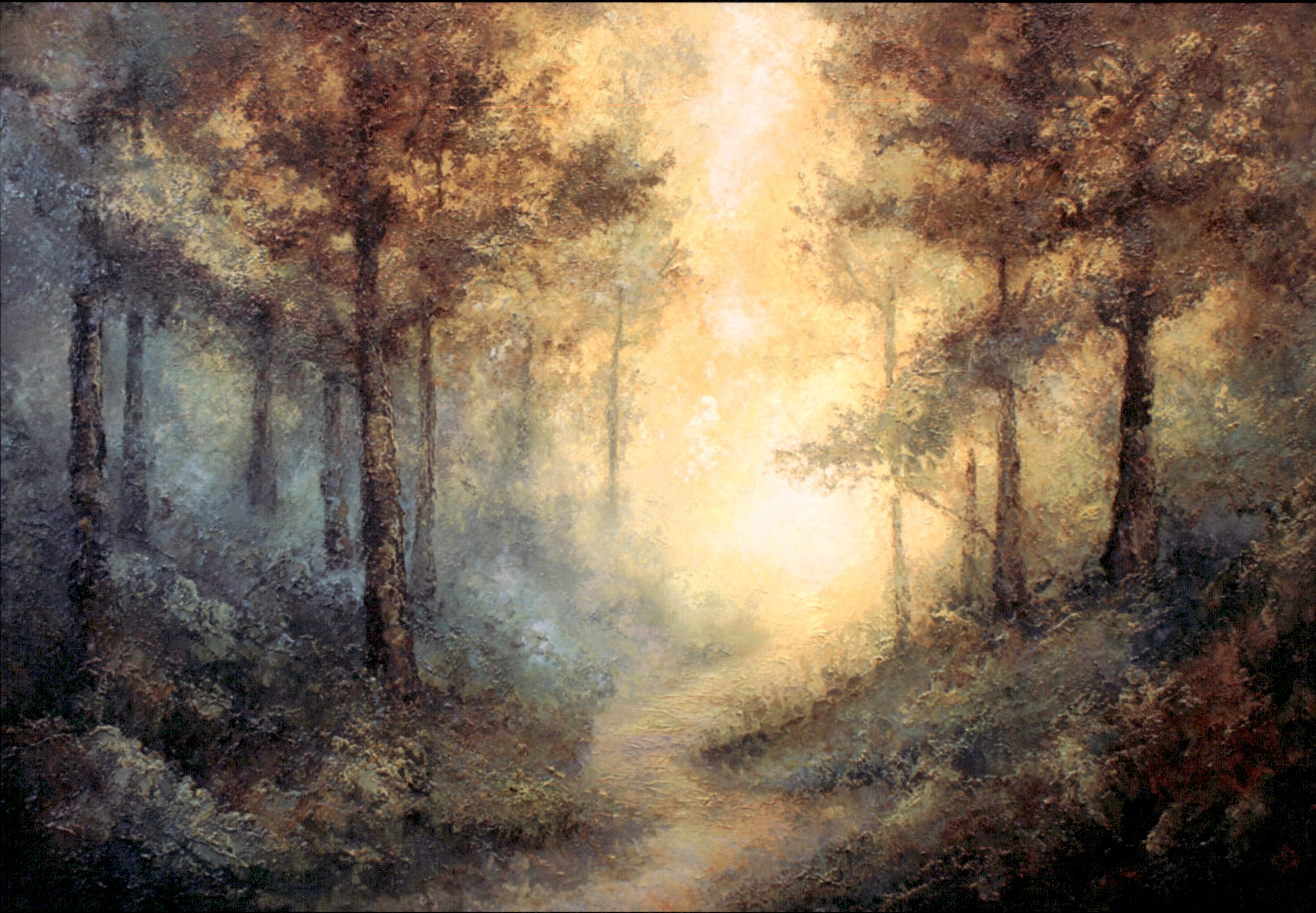

DIE ZUKUNFT, GANZ PERSÖNLICH

Die Zukunft beginnt selten mit einem Knall – meistens mit einer Ahnung.

1. *Wie stellst du dir deine Zukunft vor?*
2. *Was daran begeistert dich?*
3. *Was lässt dich daran zweifeln?*
4. *Was kannst du heute tun, um dieser Zukunft näher zu kommen?*

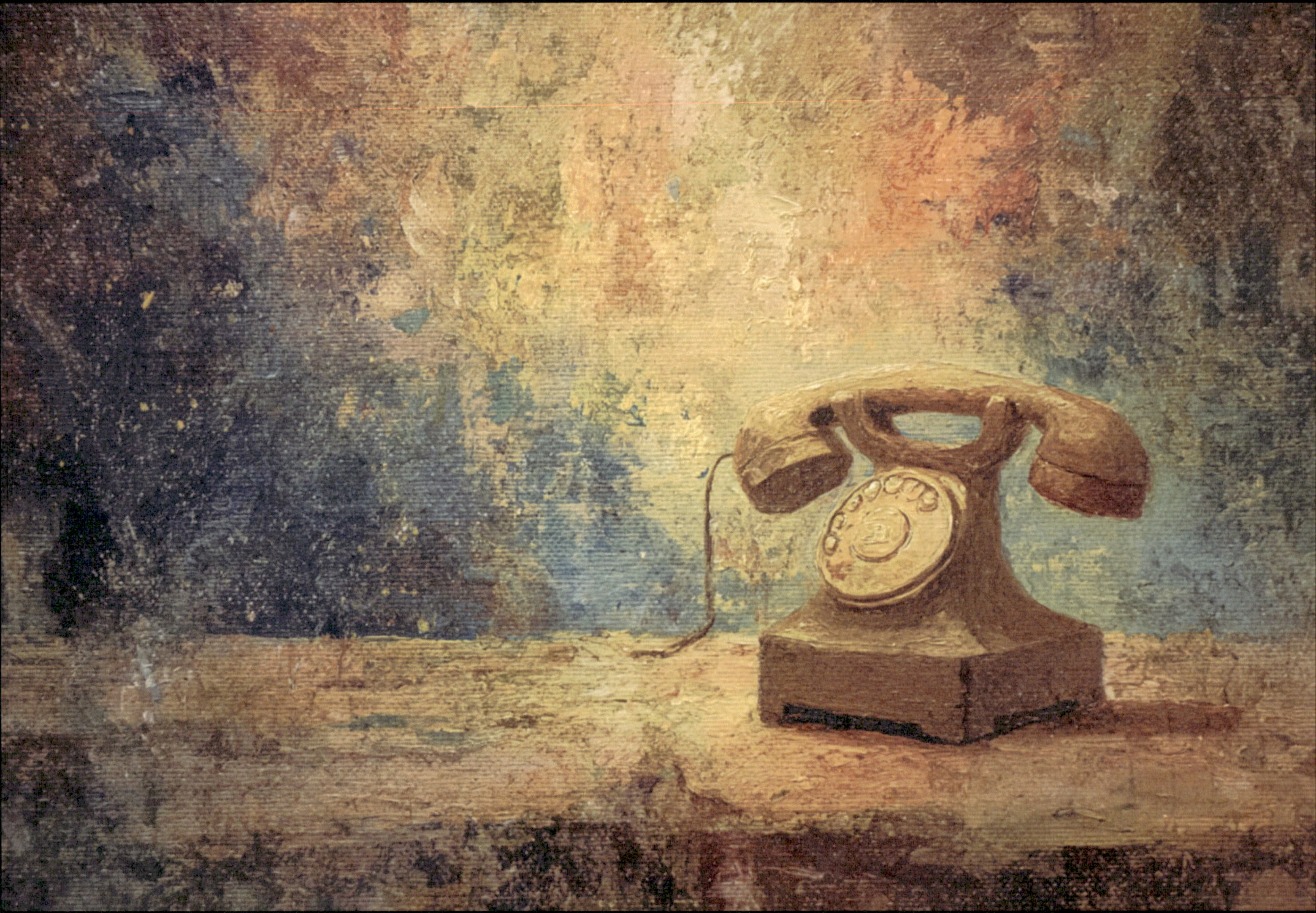

DAS LEBEN, DAS RUFT

Manche Wege klopfen leise – andere schreien. Beides ist ein Ruf.

1. *Was in dir ruft nach Veränderung?*
2. *Wie reagierst du auf diesen Ruf?*
3. *Was brauchst du, um ihm zu folgen?*
4. *Was würdest du verlieren – und was gewinnen?*

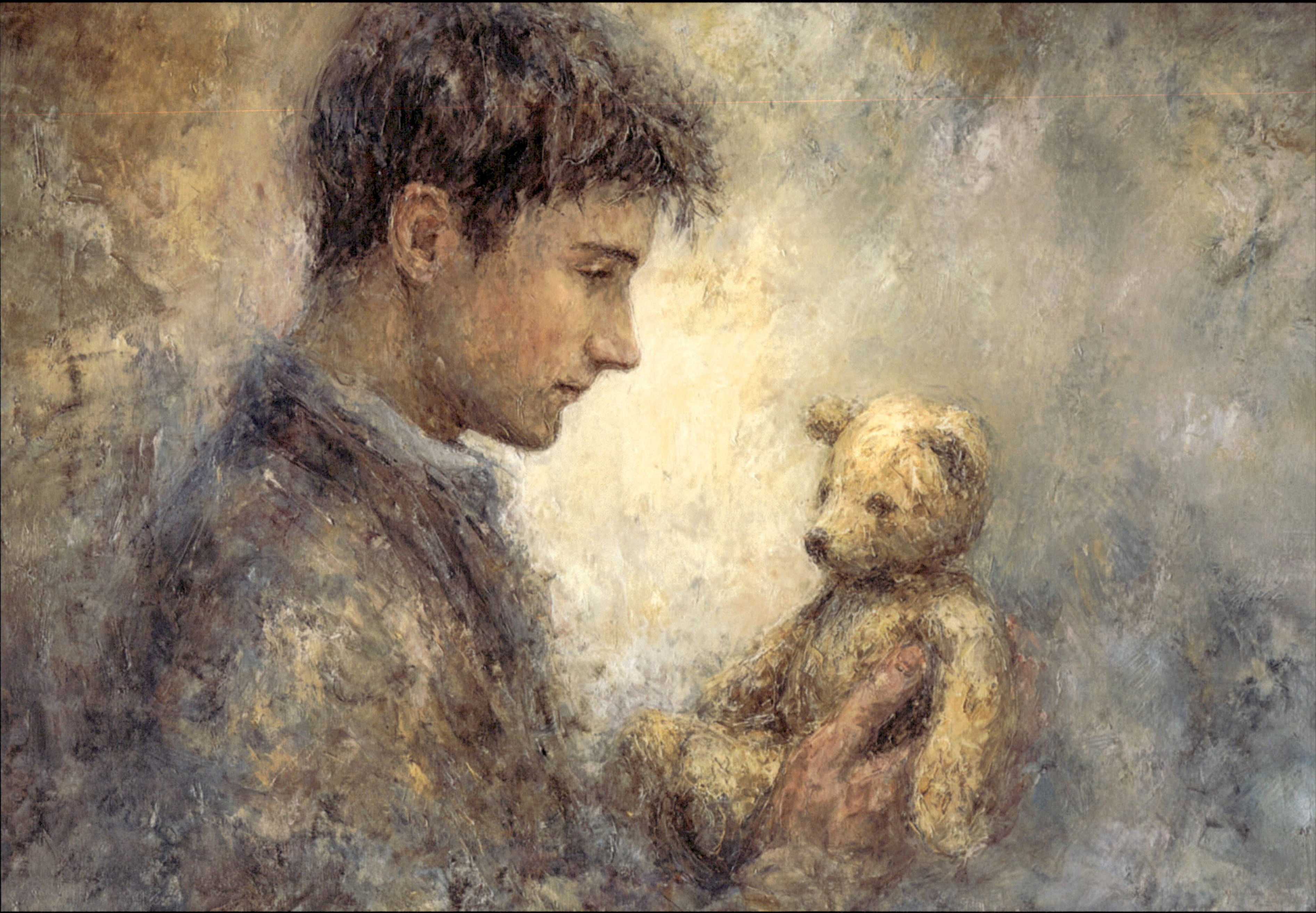

DAMALS & HEUTE

Manche Gefühle wohnen noch in alten Kinderschuhen. Und du darfst entscheiden, ob sie mitkommen oder nicht.

1. *Wie hast du dich als Kind oft gefühlt?*
2. *Wie zeigt sich das heute noch in dir?*
3. *Was hättest du dir damals gewünscht?*
4. *Wie kannst du dir das heute selbst geben?*

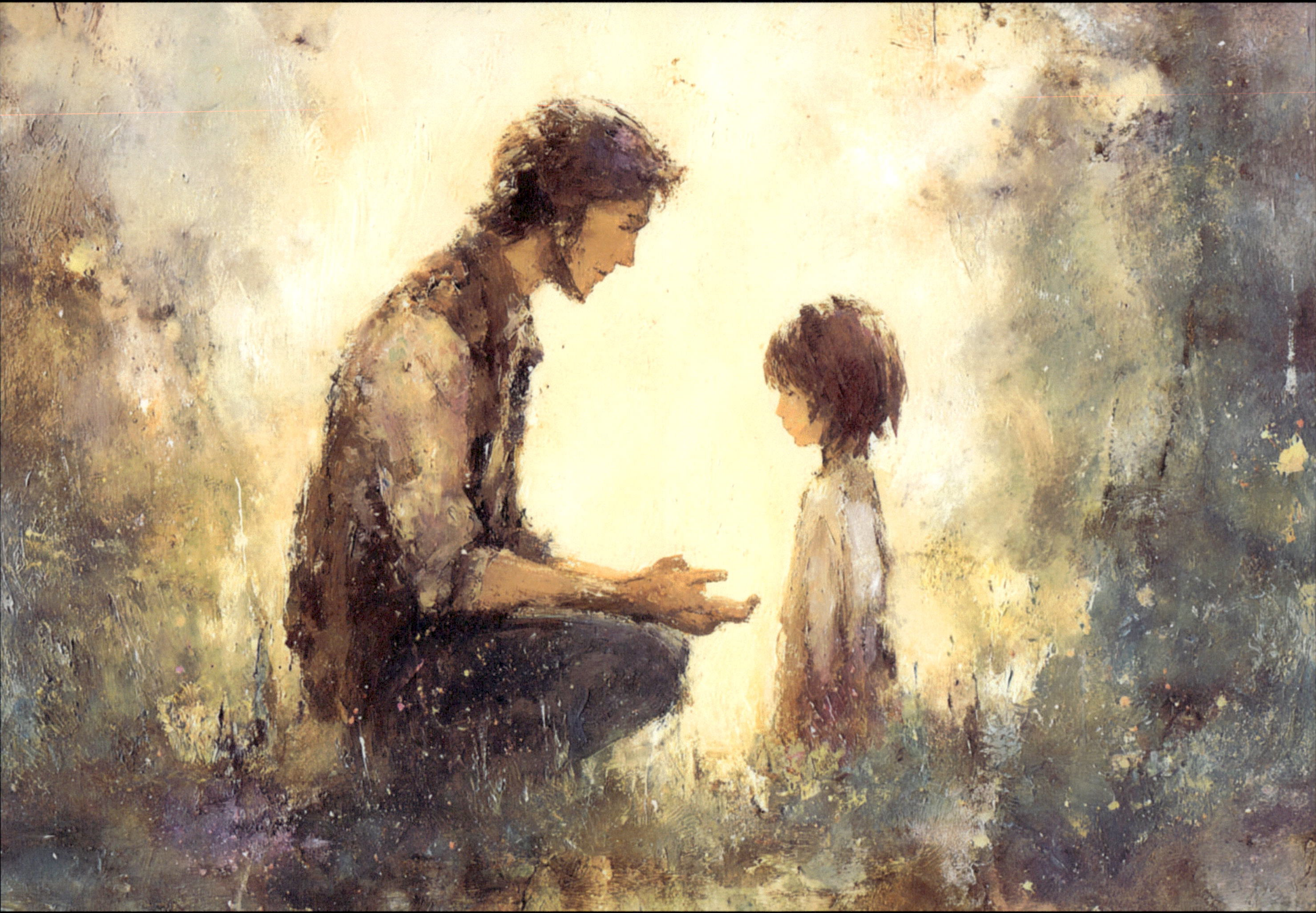

DIE INNERE HAND HALTEN

Manchmal genügt ein Moment, in dem du deinem inneren Kind sagst: „Ich bin da."

1. – 4. Bei deinem inneren Kind sein - was steigt auf?

BEZIEHUNG & VERBINDUNG (IN EINER LIEBESBEZIEHUNG)

Liebesbeziehungen sind das große Trainingslager des Menschseins: voller Sehnsucht, Stolperfallen, Spiegelmomente und Möglichkeiten zur Heilung. In einer Dyade können wir unsere Verbindung zu einem anderen Menschen erforschen, ohne dabei in Streit, Erklärungen oder Kompromisse abzugleiten – sondern ganz bei uns. Im ehrlichen Kontakt mit dem, was gerade lebendig ist. Die folgenden Fragenblöcke helfen dabei, zentrale Aspekte von Nähe, Distanz, Authentizität und gegenseitigem Erkennen in einer Partnerschaft zu beleuchten.

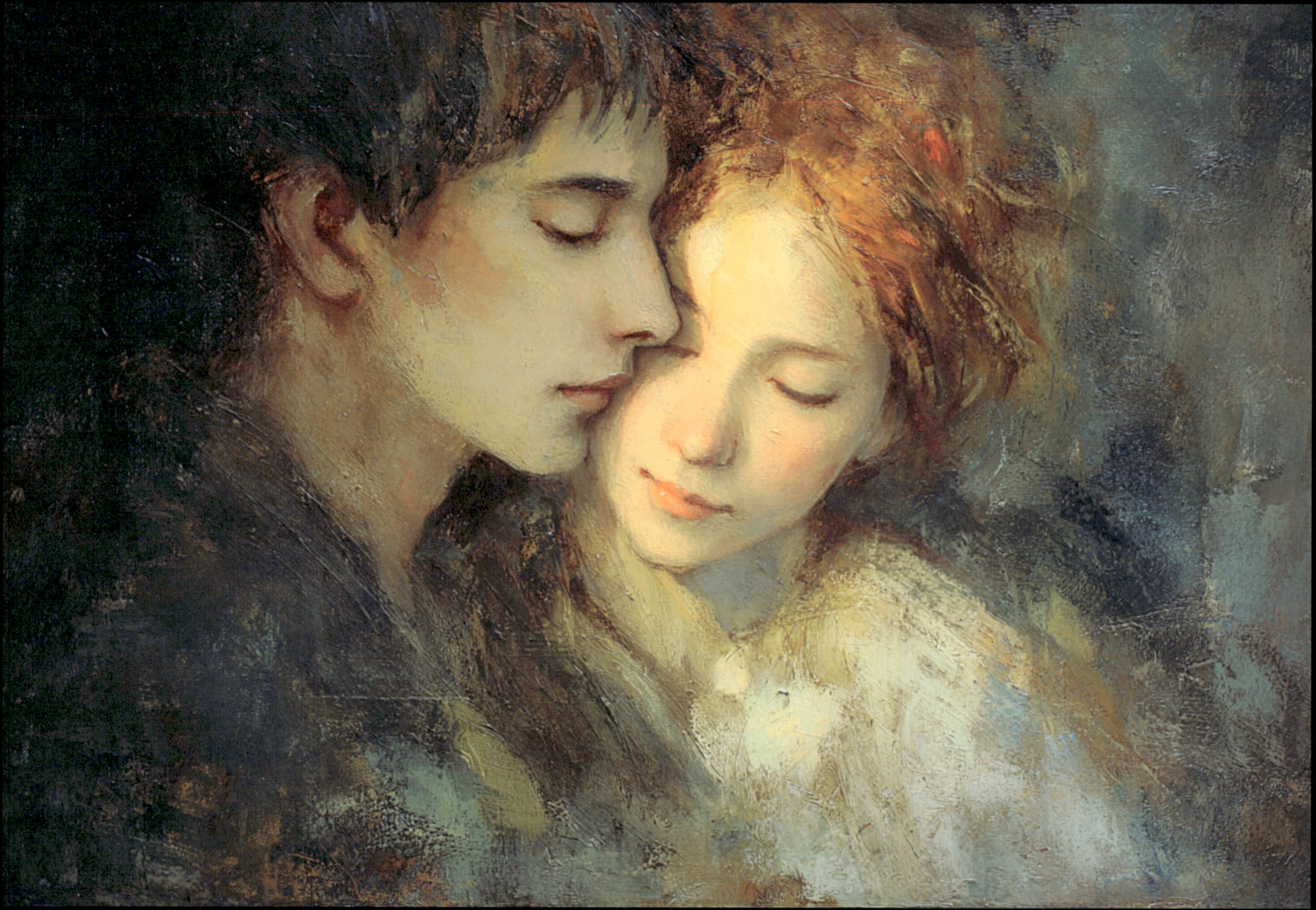

LIEBEN & GELIEBT WERDEN

Liebe ist nicht nur ein Gefühl – sie ist ein Raum, den wir miteinander betreten.

1. + 3. Wie möchtest du geliebt werden?

2. + 4. Wie möchtest du lieben?

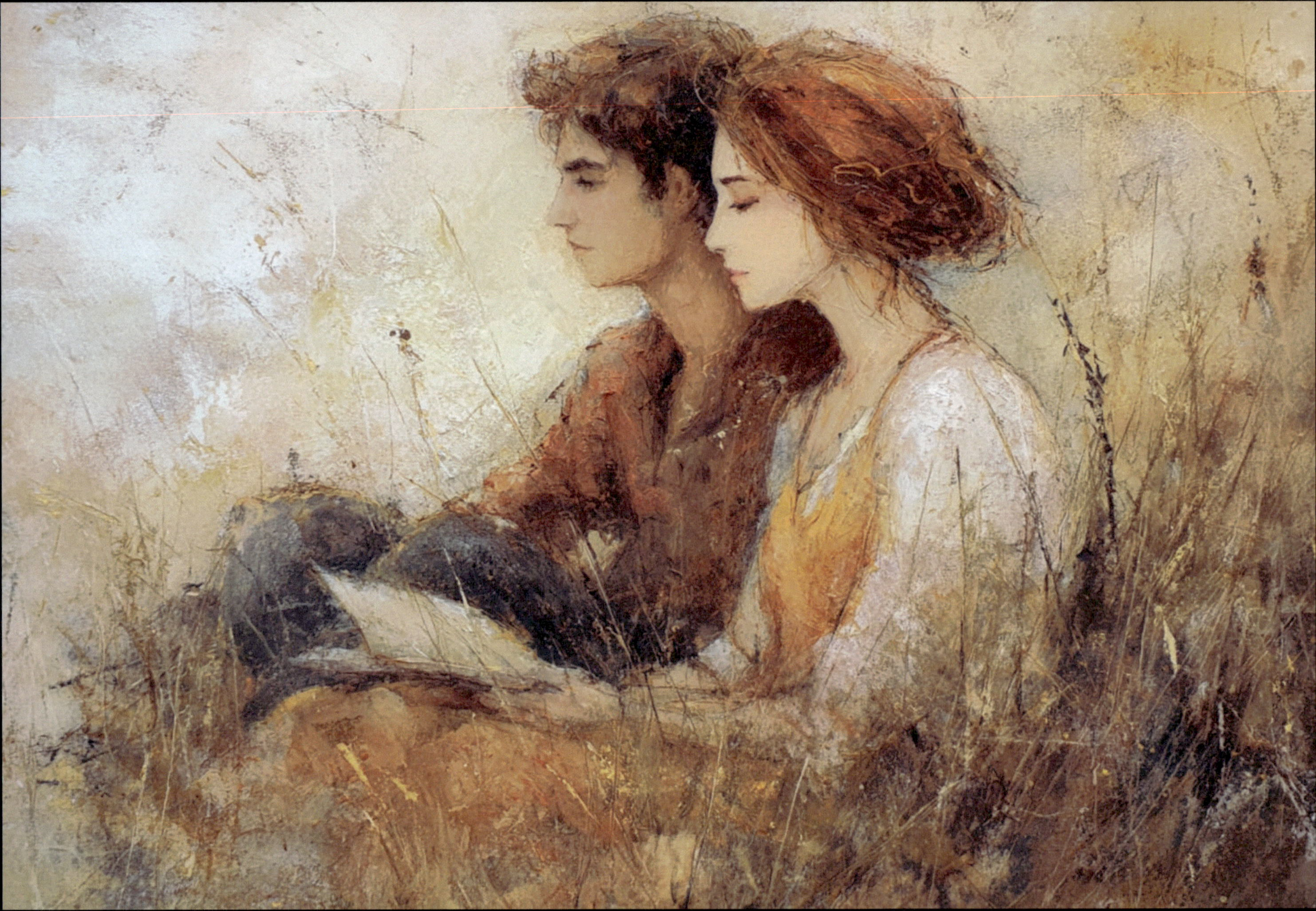

NÄHE

Wirkliche Nähe ist, wenn nicht nur Worte, sondern Bedeutungen leise die Plätze tauschen – und keiner sich daran stört.

1. + 3. Wann spürst du echte Nähe zu deinem Gegenüber?

2. + 4. Wie fühlt sich Nähe in deinem Körper, in deinem Herzen an?

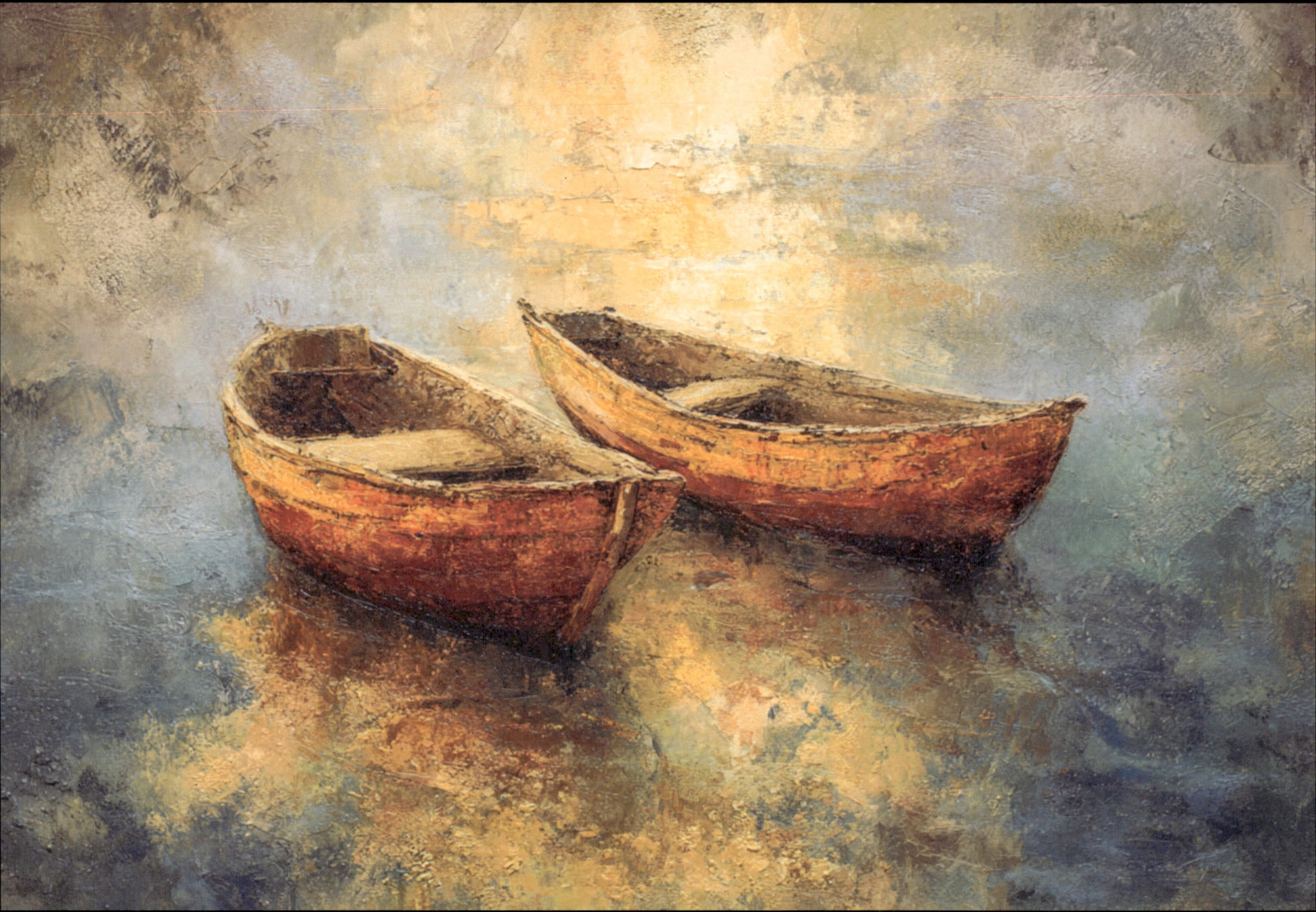

NÄHE & DISTANZ

Nähe bedeutet nicht, immer da zu sein. Und Distanz ist nicht immer Rückzug.

1. *Wann fühlst du dich deinem Partner ganz nah?*
2. *Wann brauchst du Abstand – und warum?*
3. *Wie kannst du Nähe erschaffen, wenn du dich danach sehnst?*
4. *Wie gibst du Raum, ohne dich selbst zu entziehen?*

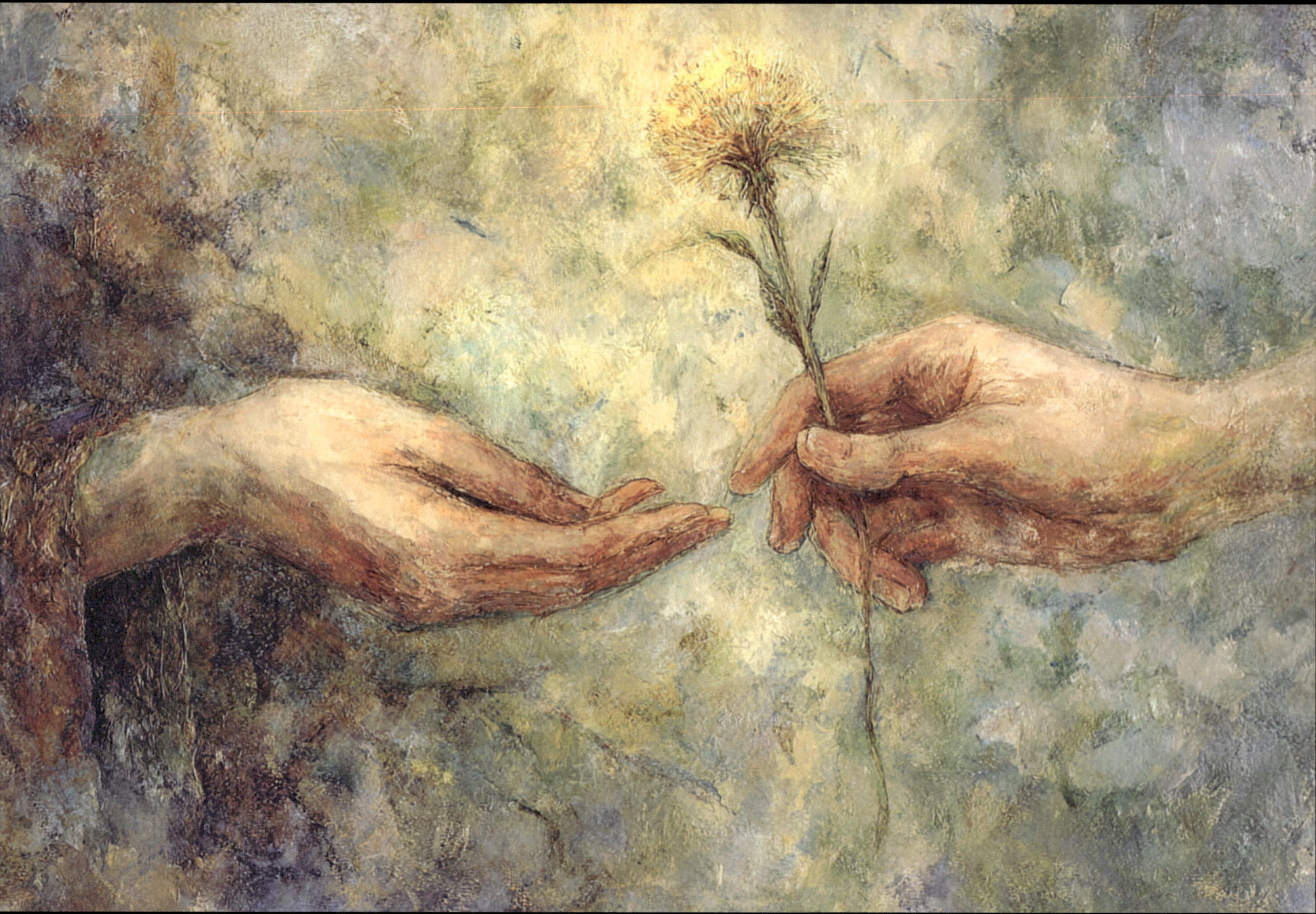

GEBEN & EMPFANGEN

Liebe ist kein Handel – aber Balance fühlt sich trotzdem besser an als Schieflage.

1. *Was gibst du gern in eurer Beziehung?*
2. *Was empfängst du gern – wirklich mit offenem Herzen?*
3. *Wo spürst du Gleichgewicht – und wo vielleicht nicht?*
4. *Was wünschst du dir, ohne es fordern zu wollen?*

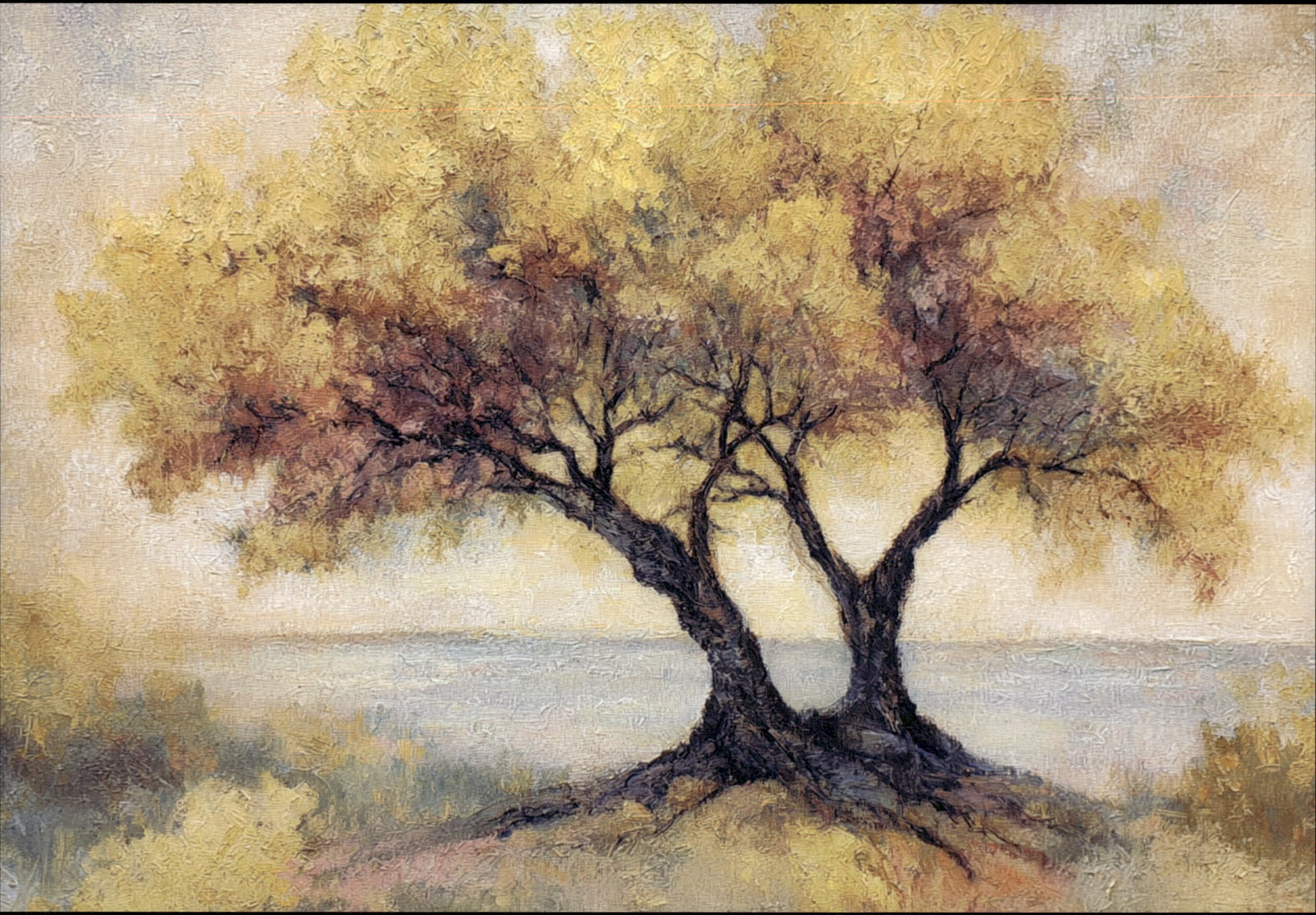

GEMEINSAME ENTWICKLUNG

Zwei Wege, ein Blick in die gleiche Richtung – auch wenn die Schritte verschieden sind.

1. *Was habt ihr gemeinsam gelernt auf eurem Weg?*
2. *Wie unterstützt ihr euch gegenseitig im Wachsen?*
3. *Was wünschst du dir für eure gemeinsame Entwicklung?*
4. *Wie möchtest du selbst wachsen – auch jenseits der Beziehung?*

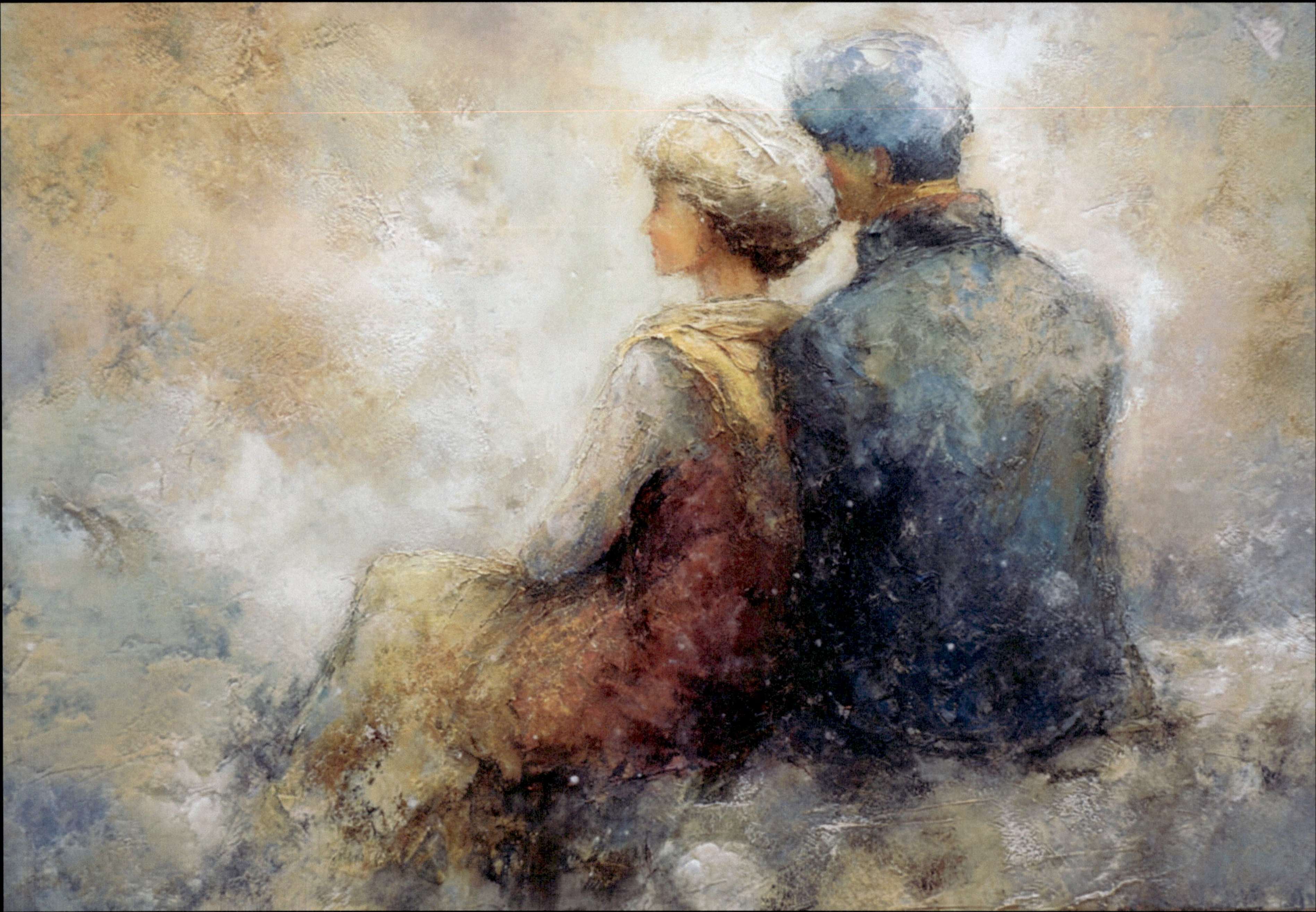

KÖRPER & INTIMITÄT

Manchmal sagt eine Berührung mehr als tausend Gespräche.

1. *Wie nimmst du deinen Partner körperlich wahr?*
2. *Wann fühlst du, dass ihr körperlich wirklich verbunden seid?*
3. *Was ist dir in eurer Intimität besonders wichtig?*
4. *Wie wünschst du dir, körperliche Nähe mehr zu leben?*

GFK-DYADEN

Gefühle, Giraffen und ganz normale Katastrophen:
Dyaden für Menschen, die sich nach Verbindung sehnen, aber trotzdem ihre Ruhe wollen

Die meisten zwischenmenschlichen Dramen beginnen nicht mit einem Meteoriteneinschlag, sondern mit einem leicht schräg ausgesprochenen „Na toll". Manchmal reicht auch ein verstohlener Blick auf die Zahnpastatube, die mal wieder von der falschen Seite gedrückt wurde, um eine kleine emotionale Kernschmelze auszulösen. Und ehe man sich's versieht, steht man inmitten einer Diskussion darüber, wer wen wann warum nicht gehört hat – oder nie verstehen wird.

Marshall Rosenberg, ein durchaus freundlicher Mensch mit einer erstaunlichen Vorliebe für Handpuppen in Giraffenform, behauptete: Wir alle wollen eigentlich nur gehört werden. Und zwar von jemandem, der beim Zuhören nicht gleichzeitig seinen inneren Einkaufszettel durchgeht.

Die Dyaden in diesem Kapitel sind gewissermaßen empathische Kurzstreckenraketen: Sie bringen dich auf direktem Wege in Kontakt mit dem, was in dir wirklich lebendig ist – und manchmal sogar mit dem, was dein Gegenüber gerade fühlt, ohne es selbst schon zu wissen.

Ob du dich nun gerade nach Verbindung sehnst oder eher nach einem stillen Ort mit Tee und Tür zu – diese Fragen können dich dabei unterstützen, mit dir selbst (und anderen) in eine ehrlichere, weichere und vielleicht sogar liebevollere Kommunikation zu treten.

Ganz ohne Sprachgewalt. Dafür mit Gefühl.

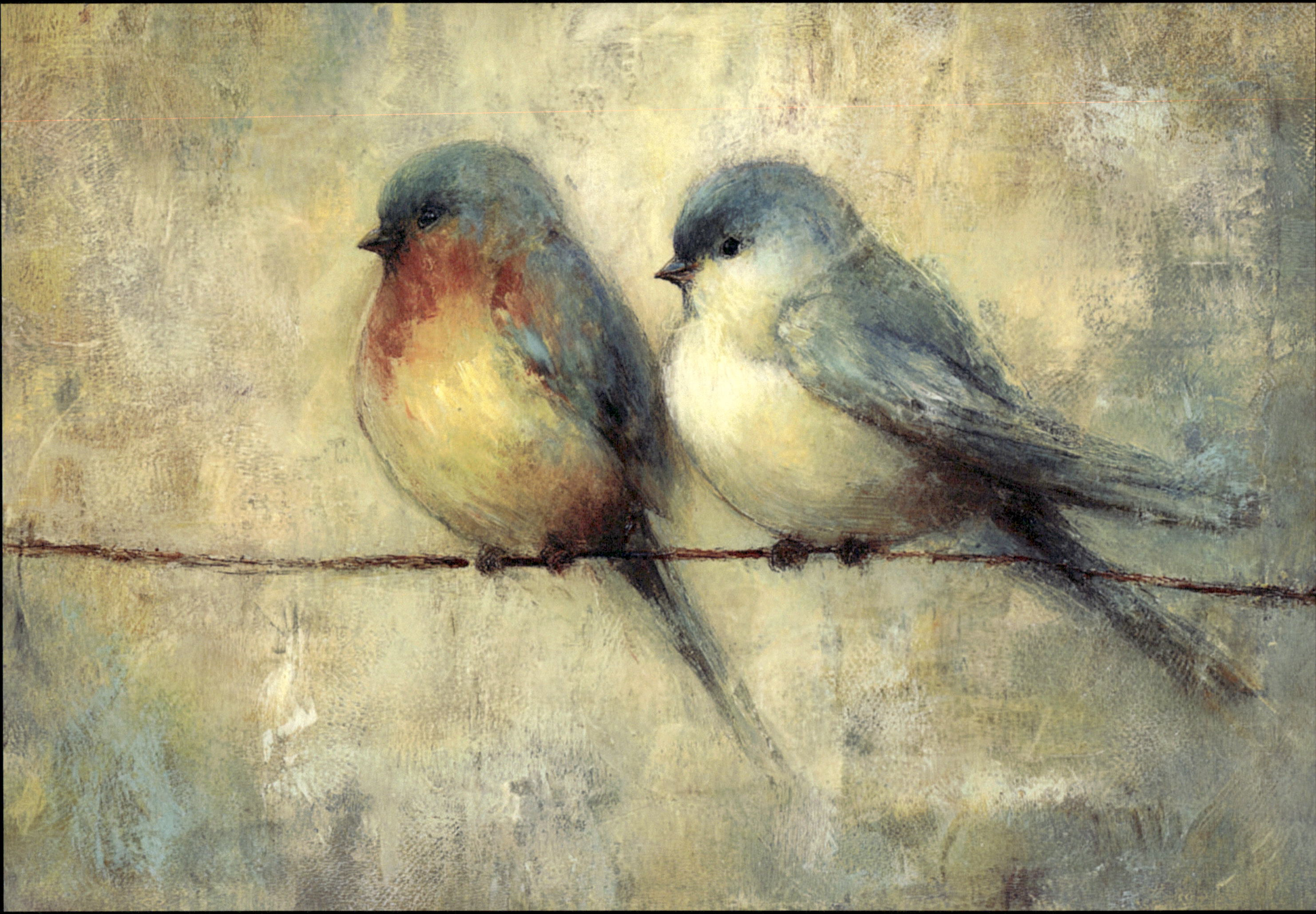

IN VERBINDUNG KOMMEN

Wenn Beziehung nicht gemacht werden muss, sondern geschieht.

1. *Dich wirklich zeigen, wie fühlt sich das an?*
2. *In echtem Kontakt sein, was wird spürbar?*
3. *Mit offenem Herzen empfangen, was ist lebendig?*
4. *In Verbindung sein, ohne etwas zu tun – wie geht es dir?*

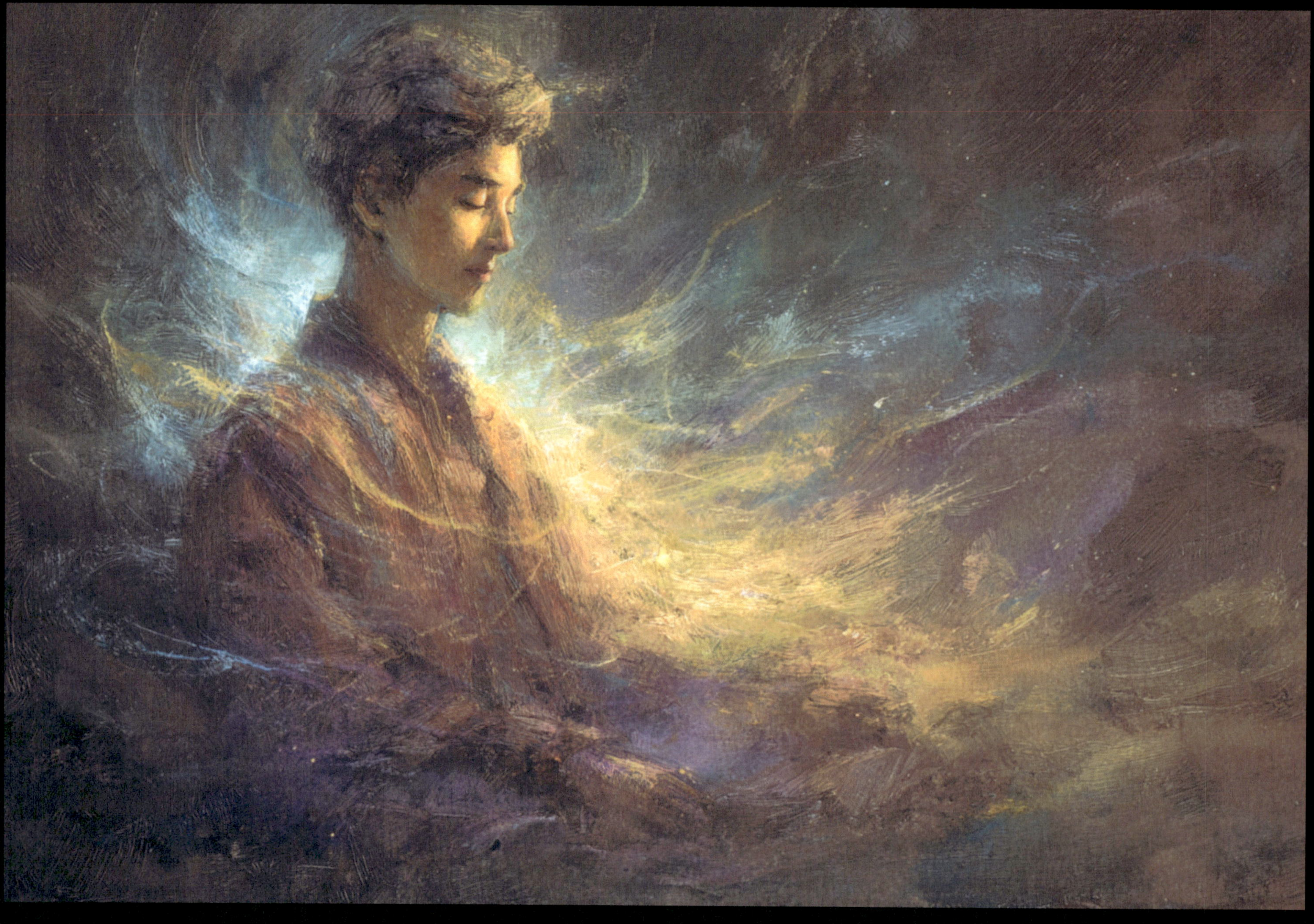

GEFÜHLE ERFORSCHEN

Weil Gefühle keine Gäste sind, sondern Wegweiser.

1. *Ein Gefühl wahrnehmen – was zeigt sich?*
2. *Dem Gefühl Raum geben – wie verändert es sich?*
3. *Dich vom Gefühl berühren lassen – was geschieht in dir?*
4. *Wenn das Gefühl sprechen könnte, was würde es sagen?*

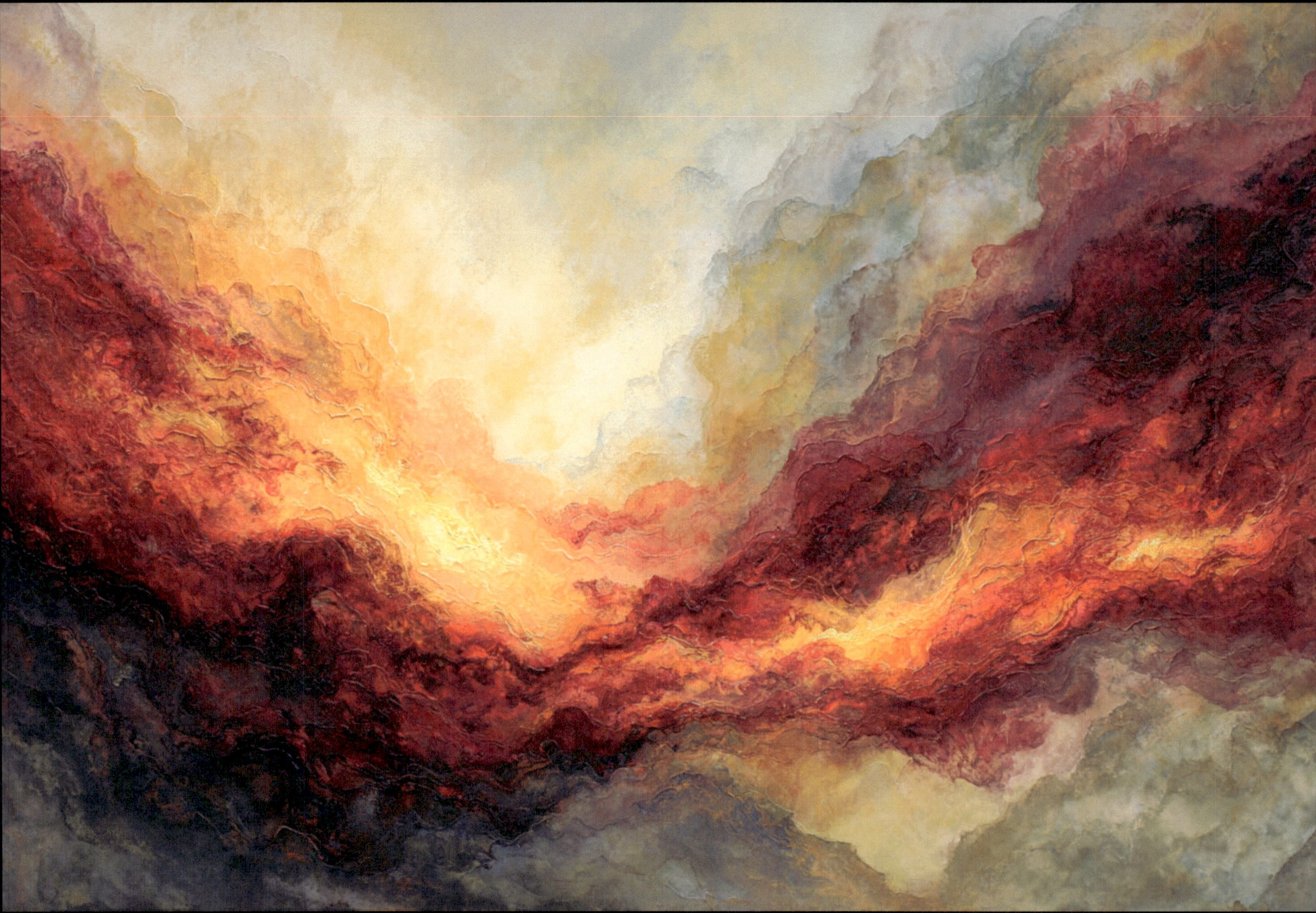

WUT

Wut ist ein Geschenk – wenn man sie nicht in Richtung des Lieblingsgeschirrs wirft.

1. *Was hat dich in letzter Zeit wütend gemacht?*
2. *Wo in deinem Körper spürst du diese Wut?*
3. *Was will dir deine Wut sagen – jenseits der Worte?*
4. *Wie könntest du mit deiner Wut Frieden schließen?*

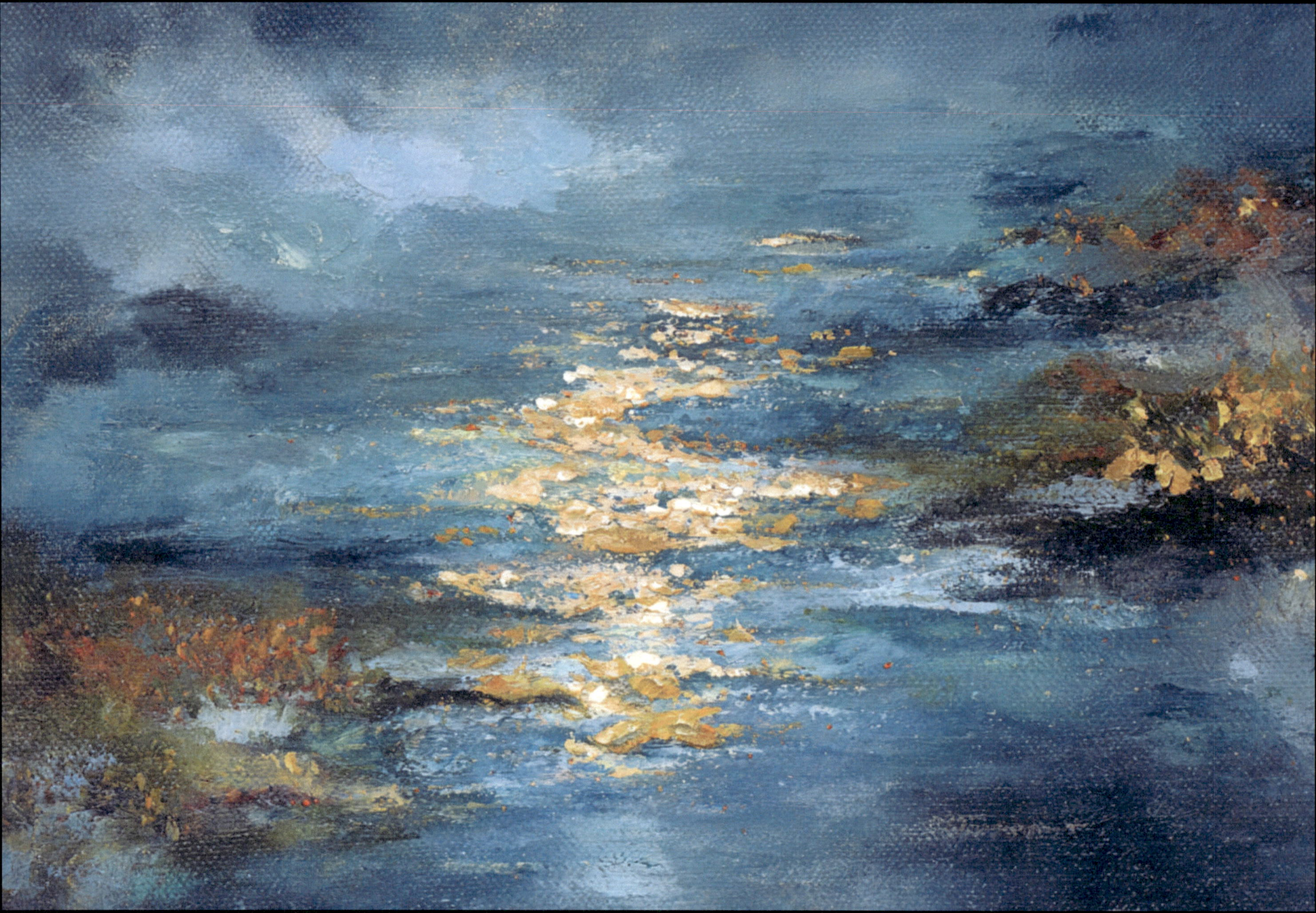

TRAURIGKEIT

Tränen machen das Herz durchsichtiger – und manchmal auch weicher.

1. *Was macht dich traurig – heute oder gestern?*
2. *Wie erlebst du deine Trauer?*
3. *Wie zeigst du deine Traurigkeit – oder wie verbirgst du sie?*
4. *Wie wäre es, mit deiner Trauer ganz präsent zu sein?*

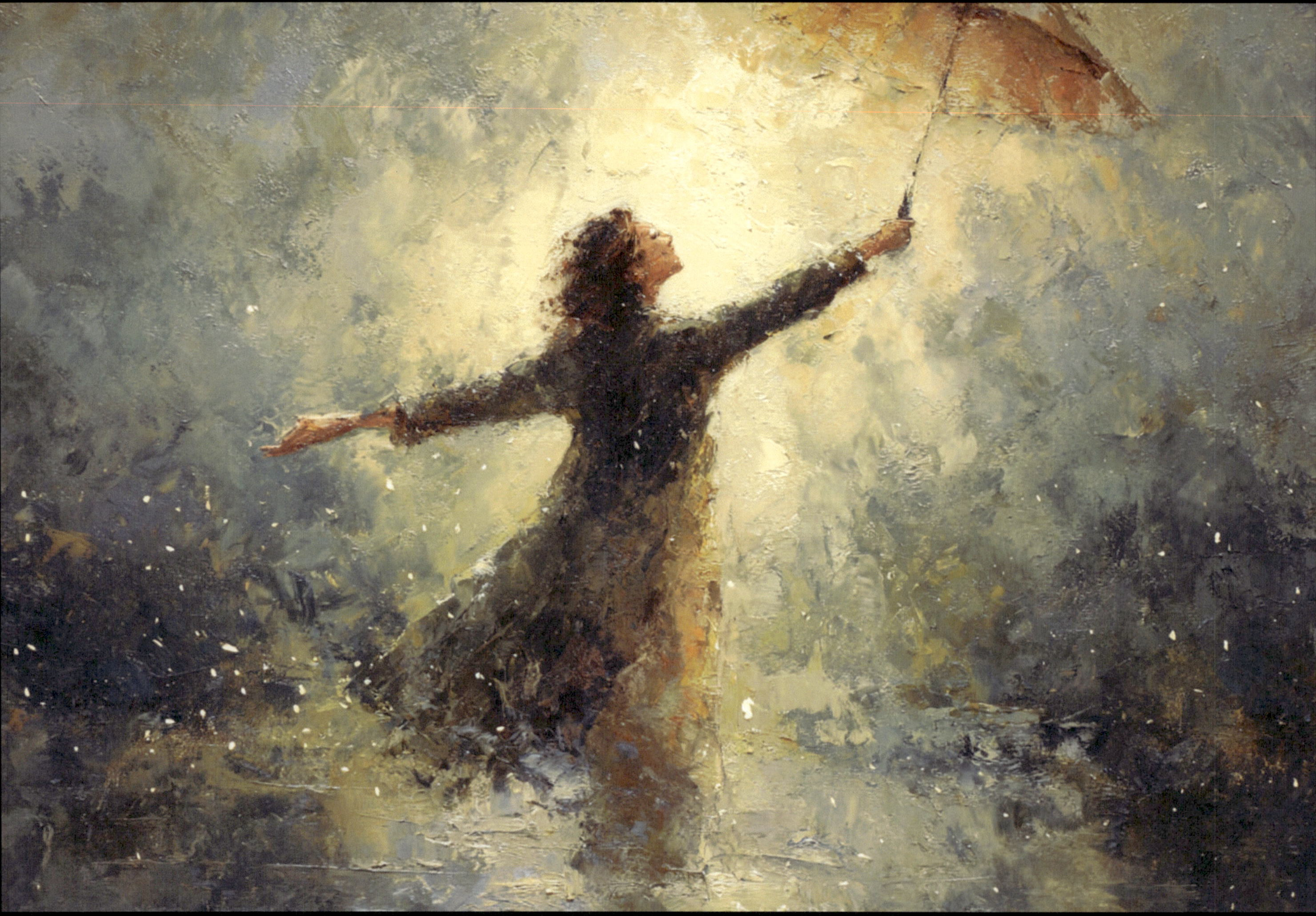

FREUDE

Wenn das Herz tanzt, darf es auch mal singen – selbst ohne Musik.

1. *Was macht dir Freude – ganz pur?*
2. *Wie drückst du deine Freude aus?*
3. *Wann hast du dich zuletzt ungebremst gefreut?*
4. *Wie kannst du deiner Freude mehr Raum geben?*

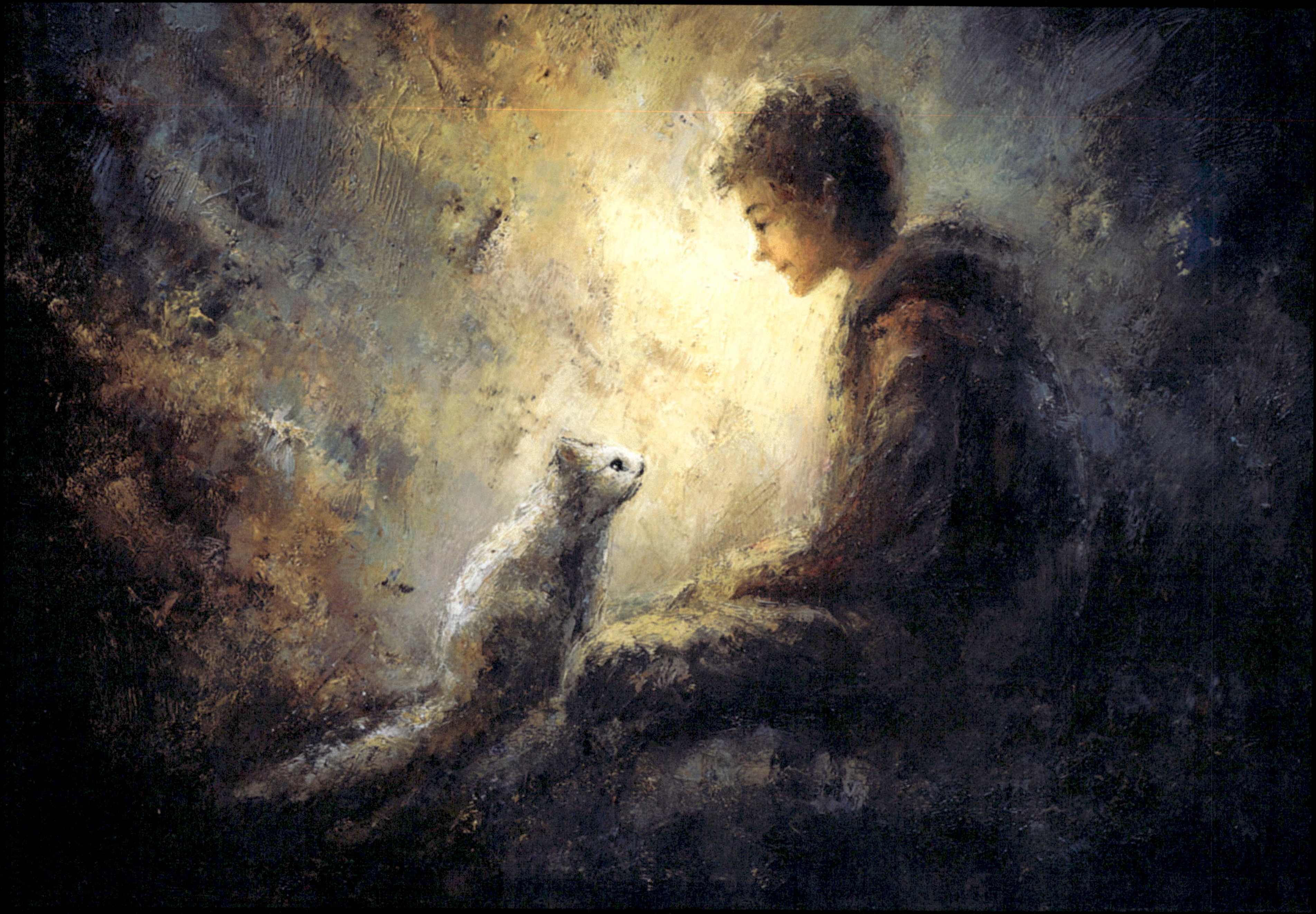

ANGST

Angst ist kein Feind – sie ist ein Wächter, der manchmal übertreibt.

1. *Was macht dir Angst?*
2. *Wie spürst du Angst in deinem Körper?*
3. *Was tust du, wenn Angst auftaucht?*
4. *Wie kannst du deiner Angst mit Mitgefühl begegnen?*

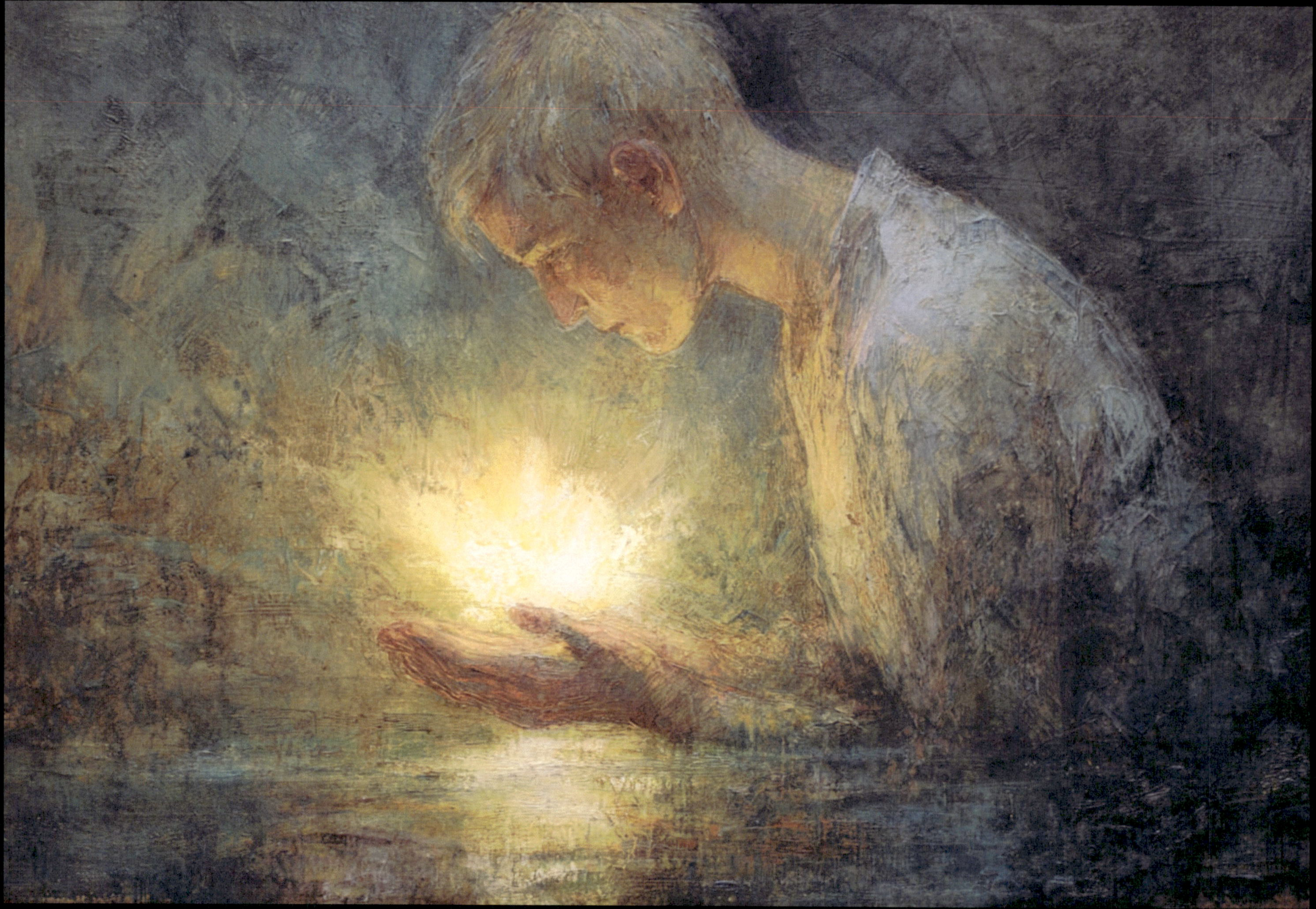

SCHAM & SCHULD

Zwei Gefühle, die gern flüstern – aber lange nachhallen.

1. *Wofür schämst du dich – vielleicht immer noch?*
2. *Was bereust du in deinem Leben?*
3. *Wie gehst du mit diesen Gefühlen um?*
4. *Wie kannst du dir selbst vergeben – ein kleines Stück?*

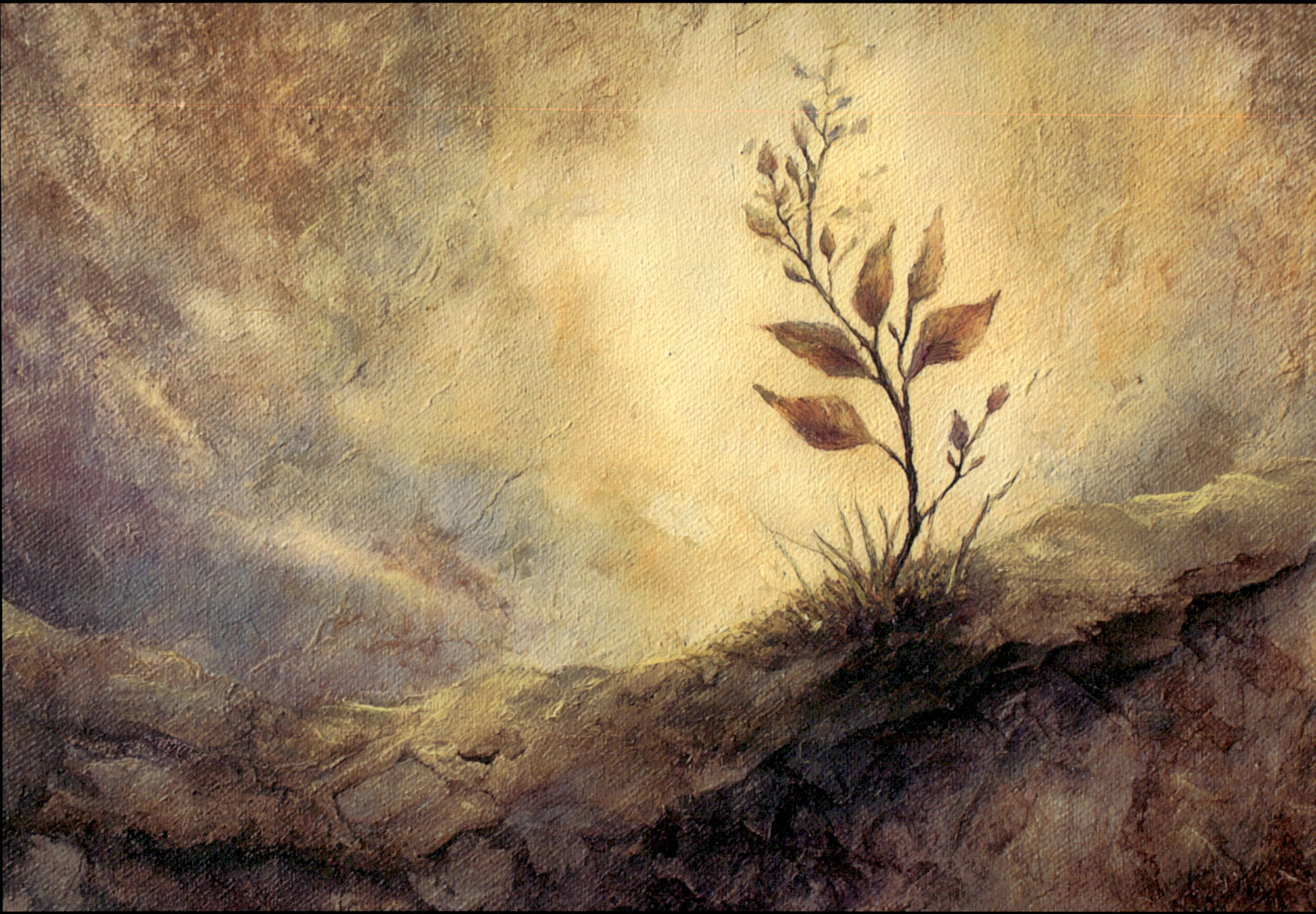

BEDÜRFNISSE SPÜREN

Wie du merkst, dass du nicht kompliziert bist – nur lebendig.

1. *In deinen Körper lauschen, wonach sehnst du dich?*
2. *Dir erlauben, dieses Bedürfnis zu würdigen – was fühlst du?*
3. *Wenn dieses Bedürfnis erfüllt wäre, wie wäre dein Sein?*
4. *Dieses Bedürfnis ehren, was wird in dir lebendig?*

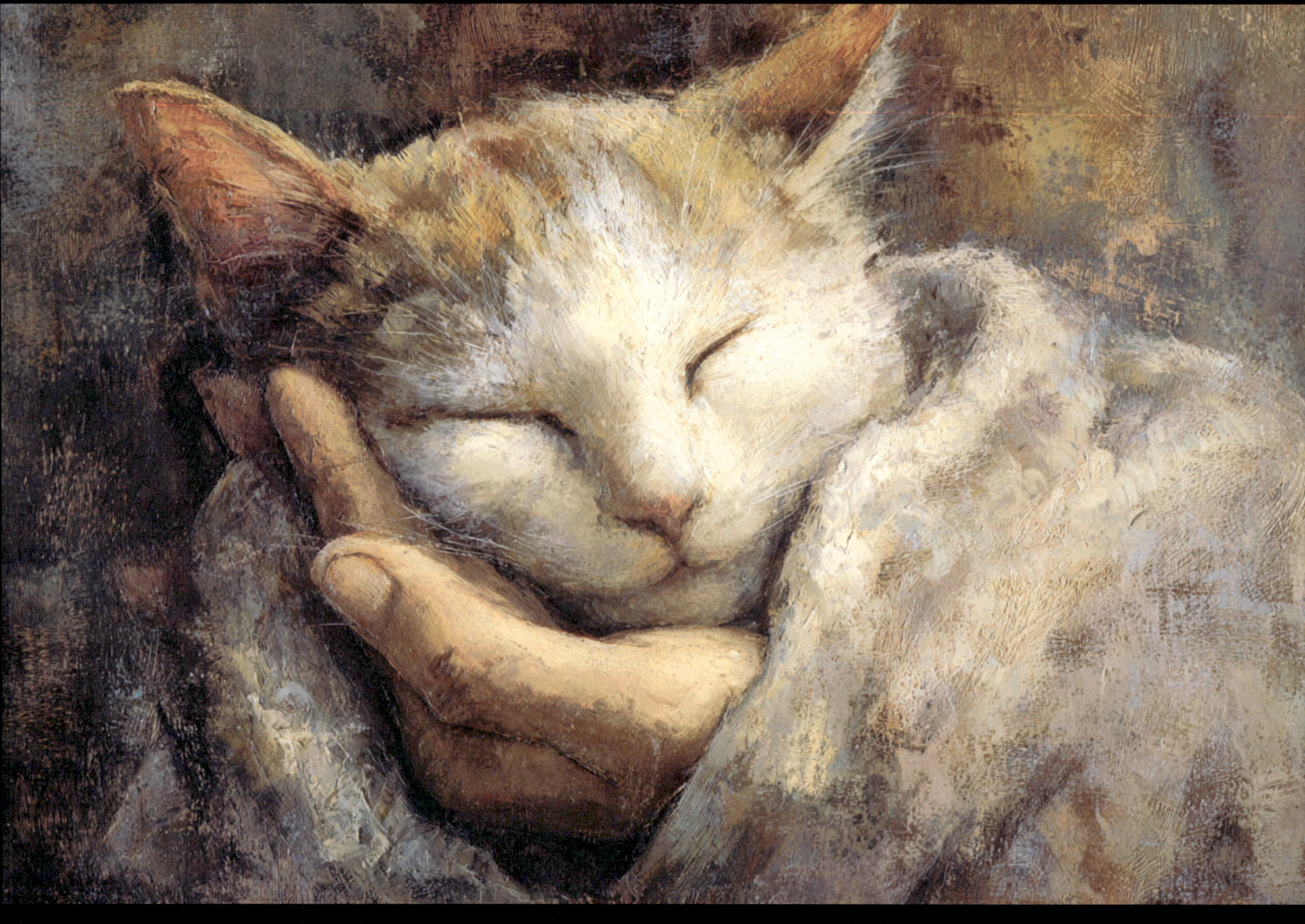

SELBSTEMPATHIE ERLEBEN

Weil du nicht zu viel bist – vielleicht nur zu selten gehört.

1. *Dir selbst zuhören – was hörst du?*
2. *Mitfühlend mit dir selbst sein – was verändert sich?*
3. *Deine eigenen Worte im Herzen empfangen – wie fühlt sich das an?*
4. *Dich selbst halten – wie geht es dir?*

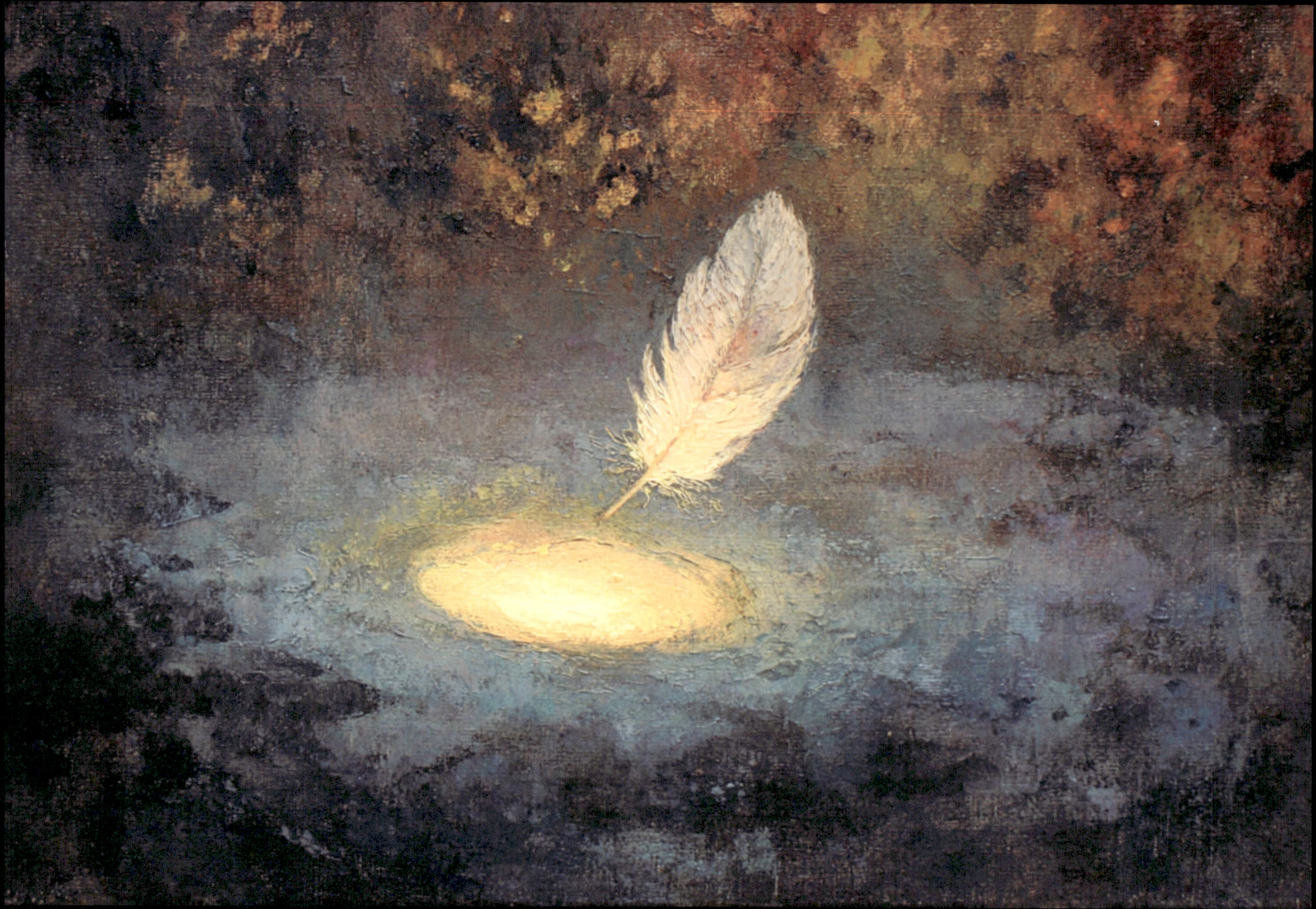

GEHÖRT UND GESEHEN WERDEN

Wenn Zuhören mehr ist als nicht reden.

1. *Einfach empfangen werden – wie fühlt sich das an?*
2. *Gesehen werden in deinem So-Sein – was berührt dich?*
3. *Wirklich gehört werden – was wird in dir lebendig?*
4. *Ankommen im Raum der Empathie – wie ist das?*

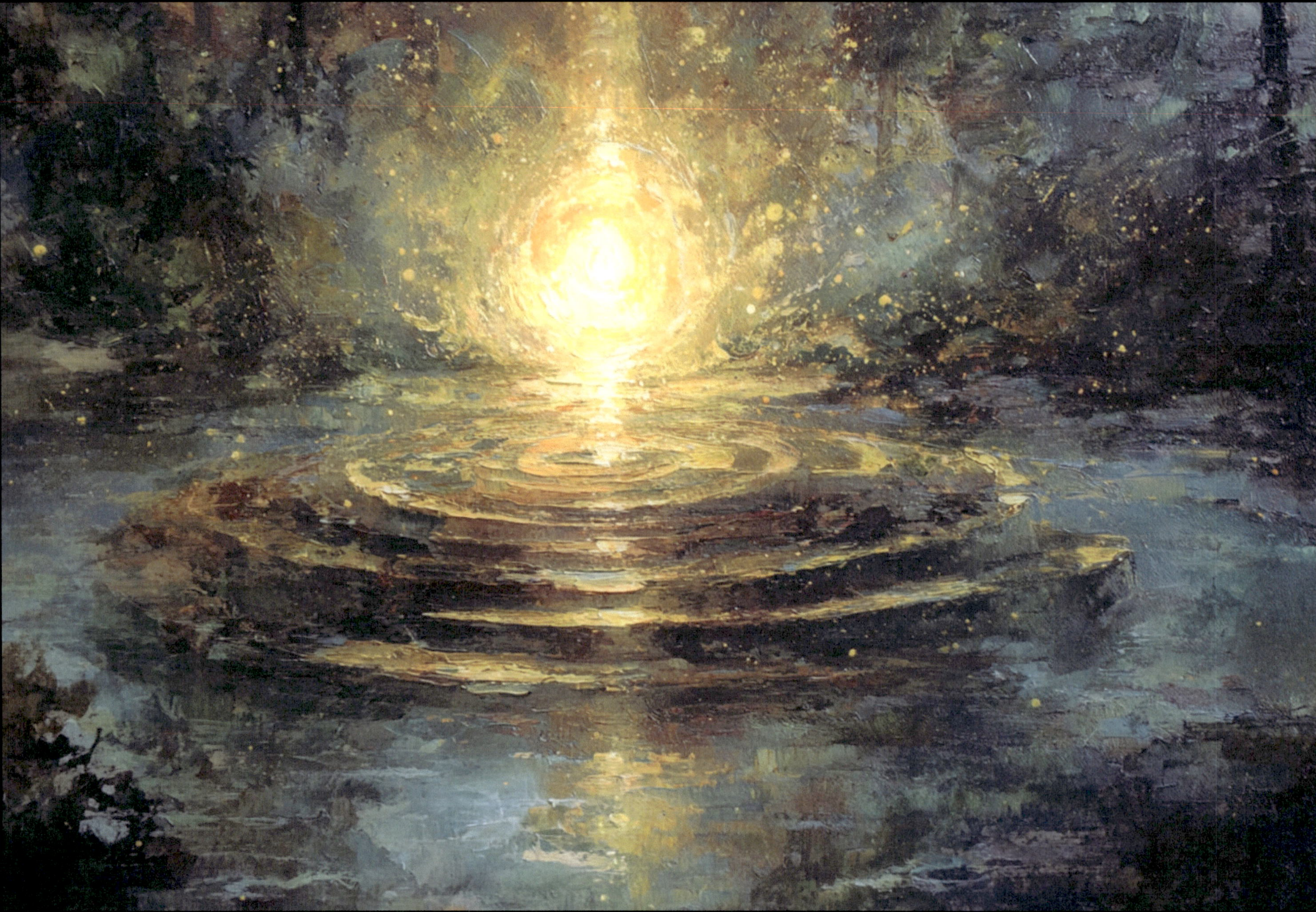

DYADE DER SELBSTEINFÜHLUNG

Weil du dich selbst manchmal verlierst, wenn du dich brauchst.

1. *Was in dir möchte gerade Aufmerksamkeit?*
2. *Was versuchst du, dir selbst zu sagen – zwischen all dem Lärm?*
3. *Was brauchst du von dir selbst – jetzt?*
4. *Wie wäre es, wenn du dich selbst so behandeln würdest wie deinen besten Freund?*

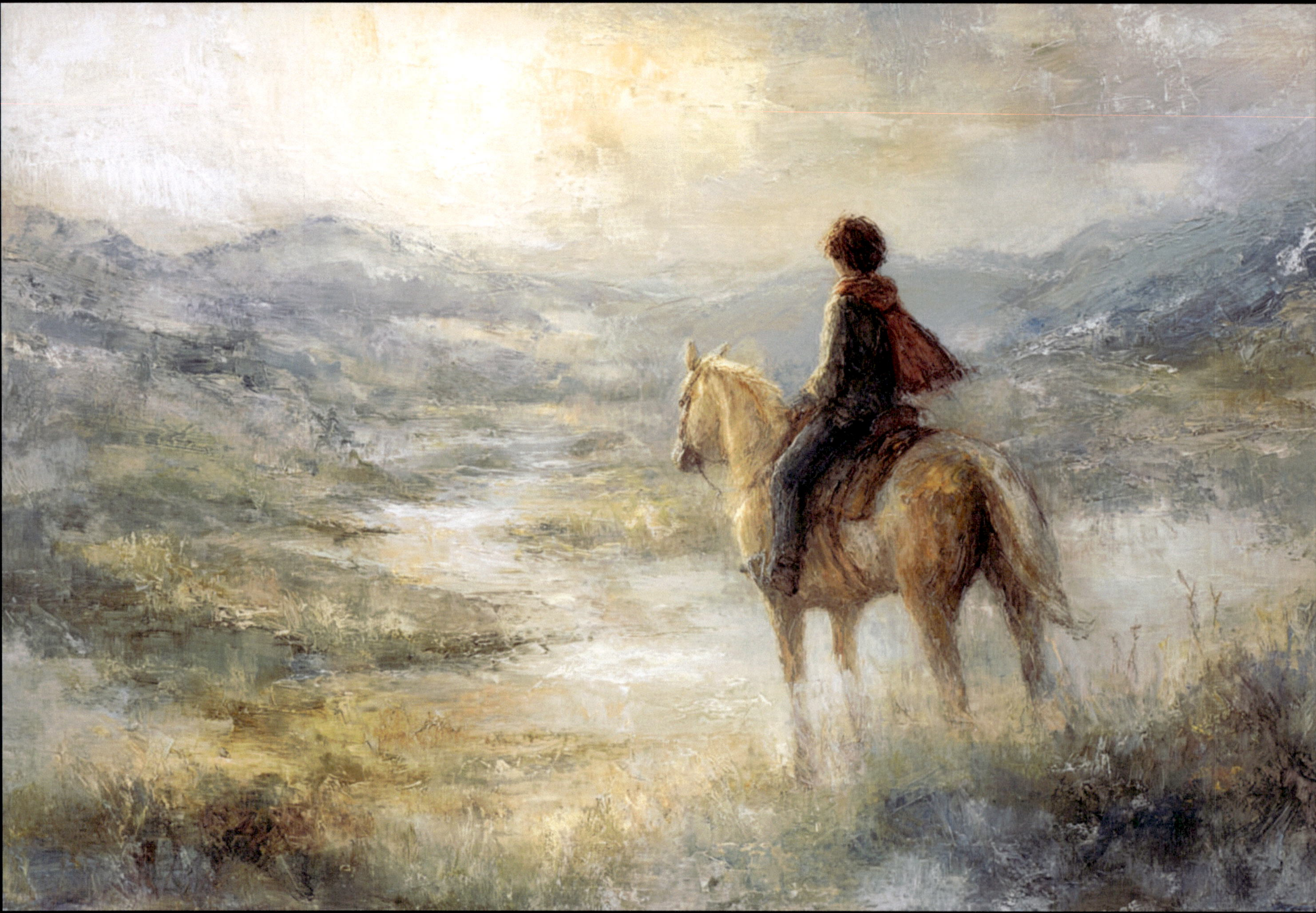

FREI UND VERBUNDEN

Wenn du fliegen willst, ohne dich zu verlieren.

1. Was bedeutet Freiheit für dich – heute, in diesem Moment?

2. Was bedeutet Geborgenheit für dich – jetzt, wo du hier bist?

3. Wann hast du dich frei und zugleich tief verbunden gefühlt?

4. Was braucht dein Herz, um Ja zu sagen – zu beidem?

SPIRITUALITÄT & SINN

Fragen, die nicht unbedingt eine Antwort brauchen, aber trotzdem Türen öffnen

Es gibt diese merkwürdigen Momente im Leben: Der Wind weht ein bisschen anders, die Welt wirkt plötzlich tiefer als sonst, und man hat das vage Gefühl, dass die Realität gerade mit einem Augenzwinkern zu uns spricht. Willkommen im Grenzgebiet von Spiritualität und Sinn – jener Zone, in der man zwar keine GPS-Verbindung mehr hat, aber gelegentlich die Ahnung, genau dort zu sein, wo man hingehört. Die folgenden Dyaden laden ein, dieser Ahnung nachzuspüren – ohne Glaubenssystem, aber mit innerer Neugier.

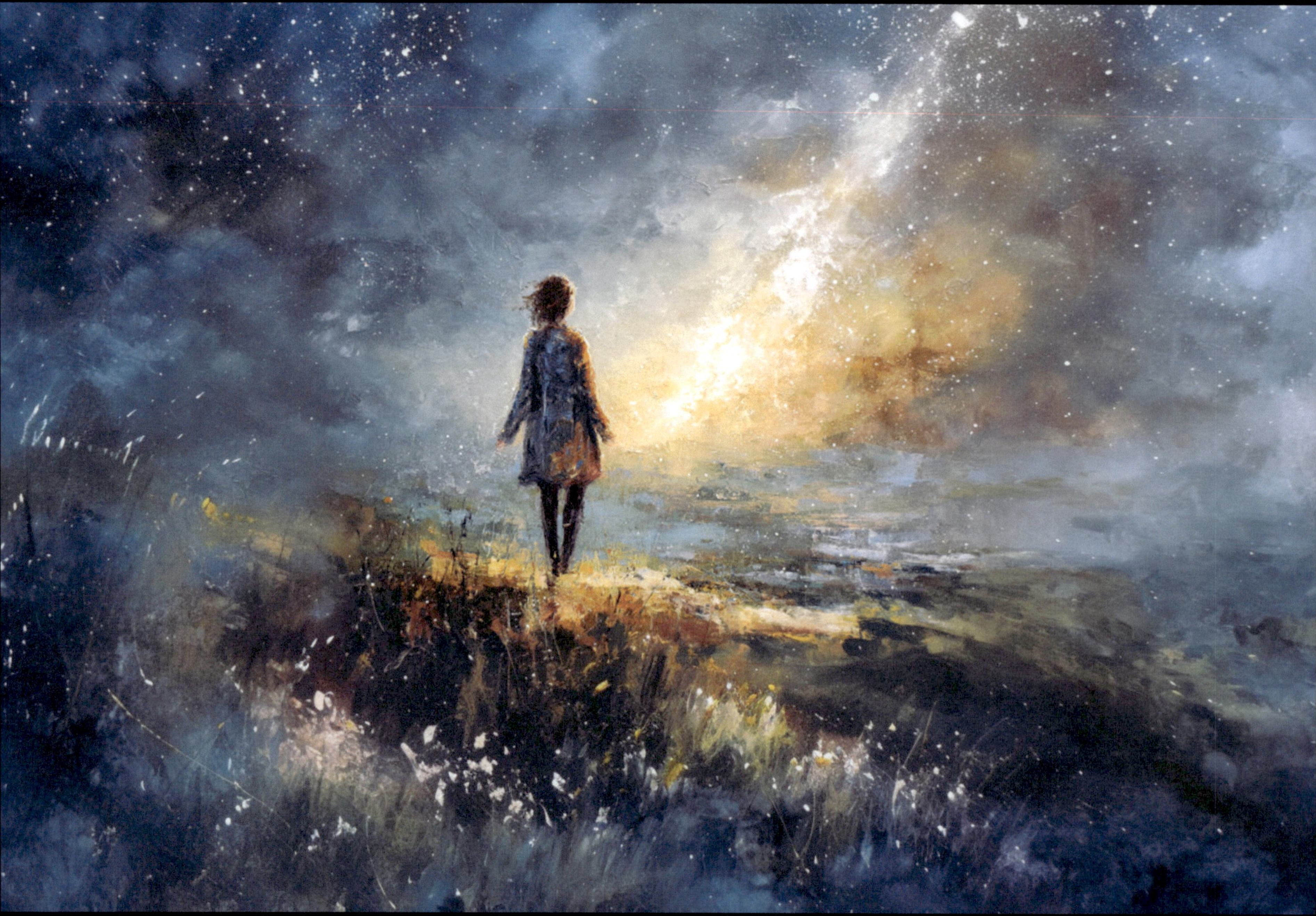

WAS SPIRITUALITÄT FÜR DICH BEDEUTET

Es beginnt mit der eigenen Sprache für das Unsagbare.

1. *Sag mir, was Spiritualität für dich ist.*
2. *Sag mir, wie du Spiritualität erlebst.*
3. *Sag mir, wann du dich spirituell verbunden fühlst.*
4. *Sag mir, was du in Bezug auf Spiritualität suchst.*

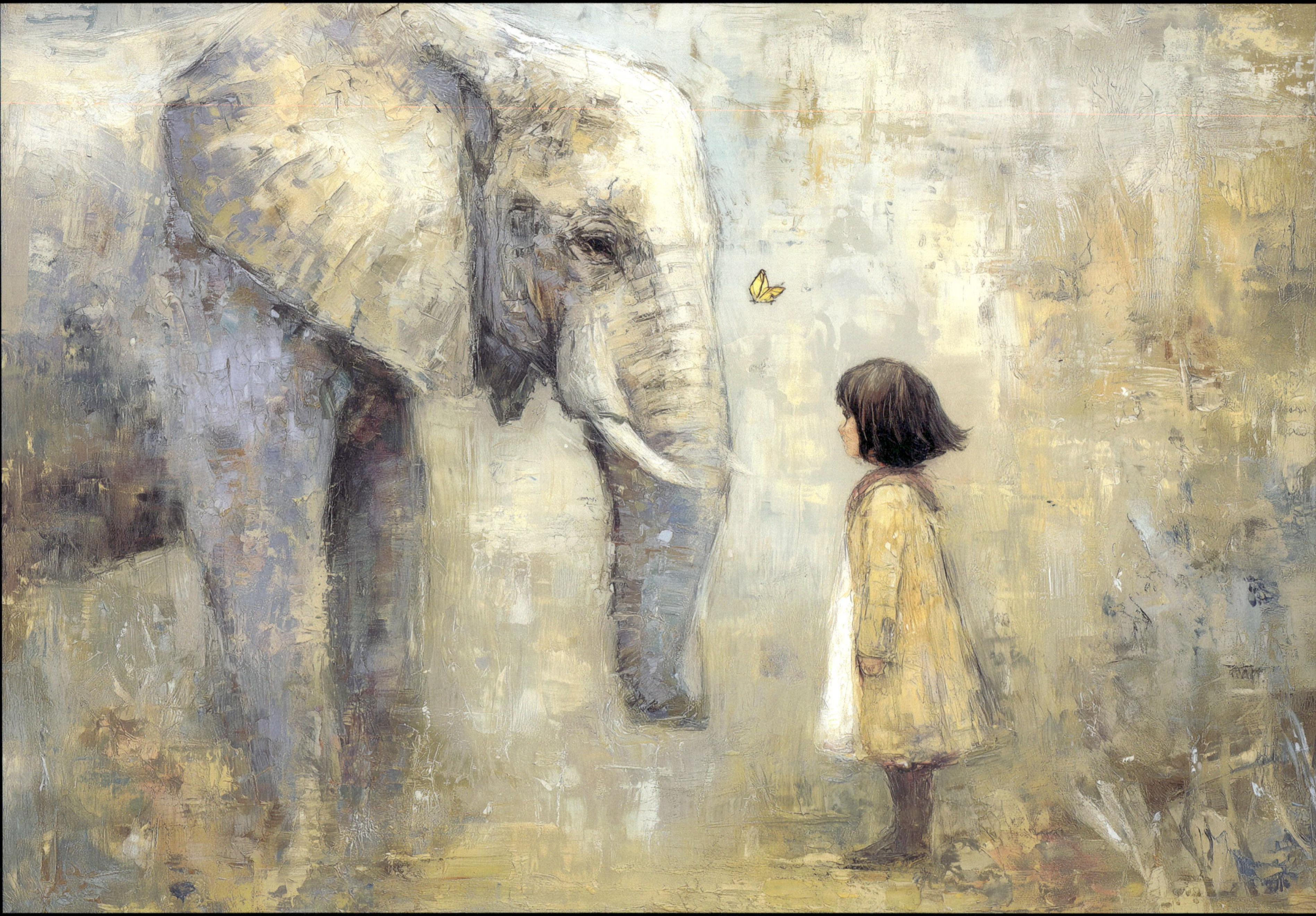

DIE GROSSEN FRAGEN DES LEBENS

Falls du zufällig gerade auf der Suche nach einer kleinen Erleuchtung bist. Der Klassiker, viermal wiederholt, weil sich bei jedem Durchgang andere Schichten zeigen können.

1. – 4. Sag mir, was der Sinn des Lebens für dich ist.

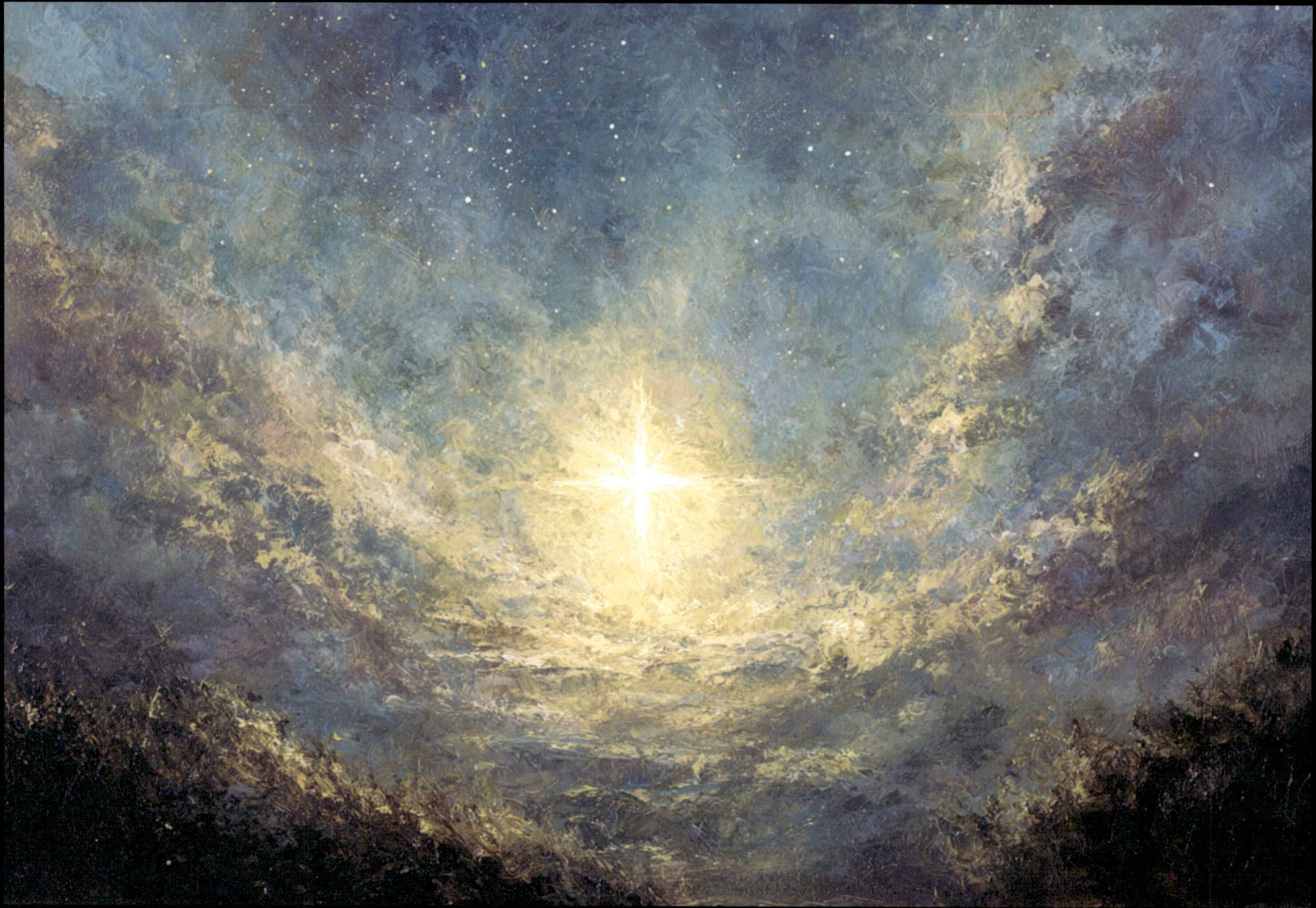

VERBINDUNG ZUM GRÖSSEREN

Gott, Quelle, Universum oder einfach das große Mysterium.

1. *Wann fühlst du dich verbunden mit etwas Größerem?*
2. *Wie stärkst du diese Verbindung in deinem Leben?*
3. *Wann erlebst du Trennung – und wie fühlt sie sich an?*
4. *Was hilft dir, dich wieder rückzuverbinden?*

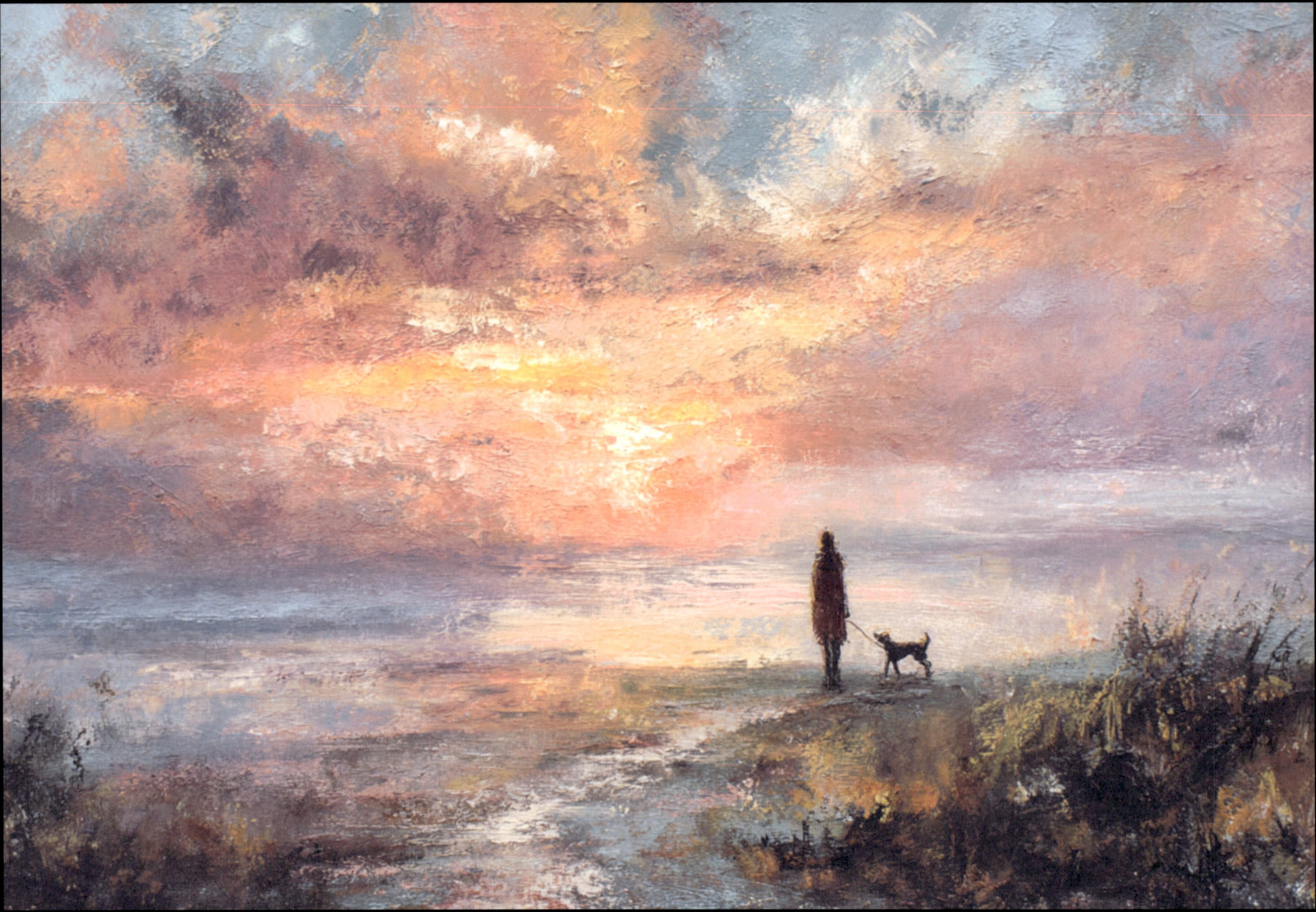

SPIRITUALITÄT IM ALLTAG

Zwischen Wäsche falten und Sternenstaub.

1. *Wie lebst du deine Spiritualität im Alltag?*
2. *Was erinnert dich im Alltag an das, was größer ist als du?*
3. *Was lässt dich diese Verbindung im Alltag verlieren?*
4. *Wie lädst du das Heilige in dein tägliches Leben ein?*

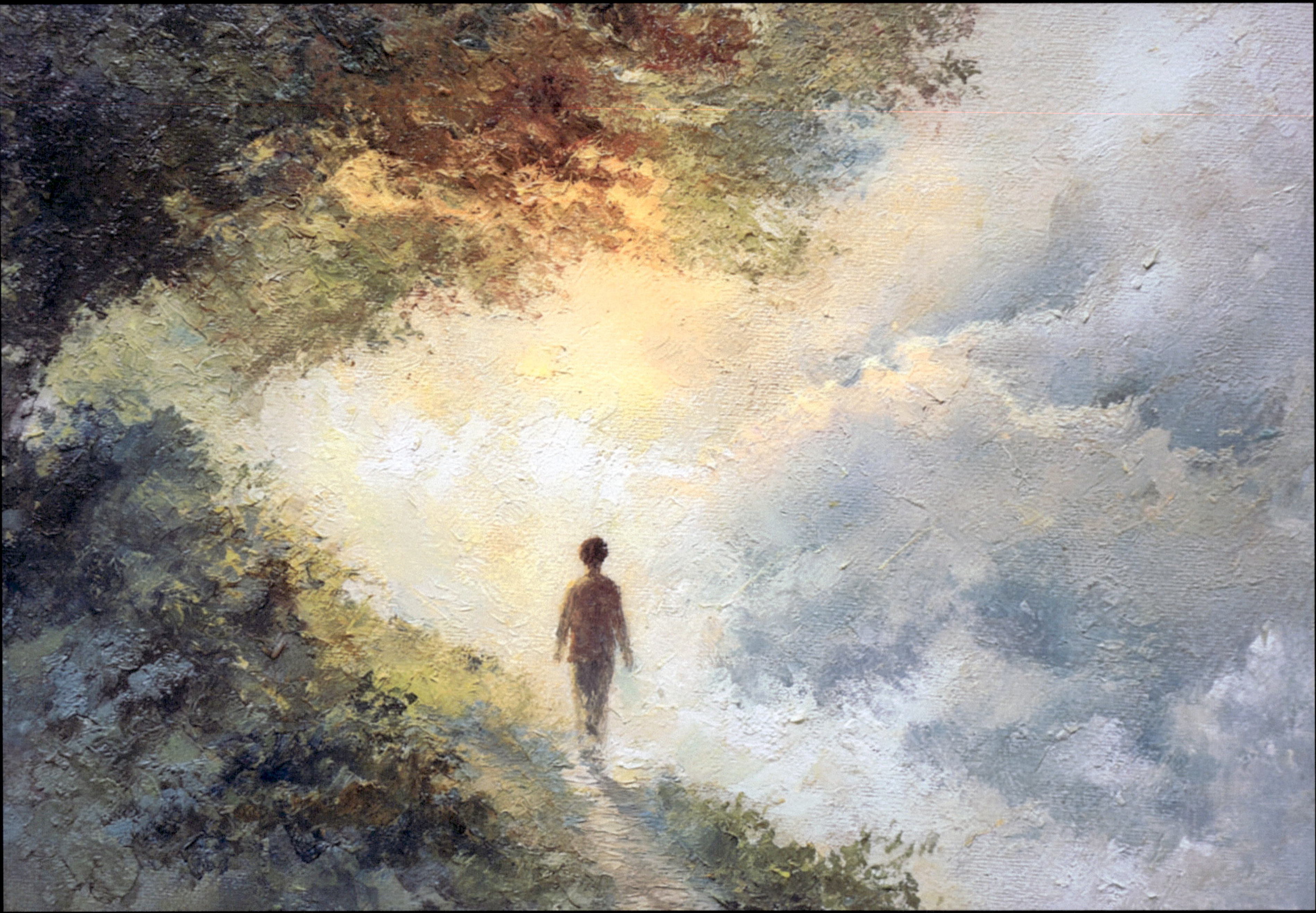

INNERE FÜHRUNG & INTUITION

Wenn die innere Stimme spricht – und du nicht weißt, ob sie du bist.

1. *Wie nimmst du deine innere Führung wahr?*
2. *Wie fühlt sich Vertrauen in deine Intuition an?*
3. *Wann überhörst du diese innere Stimme – und warum?*
4. *Was verändert sich, wenn du ihr wirklich folgst?*

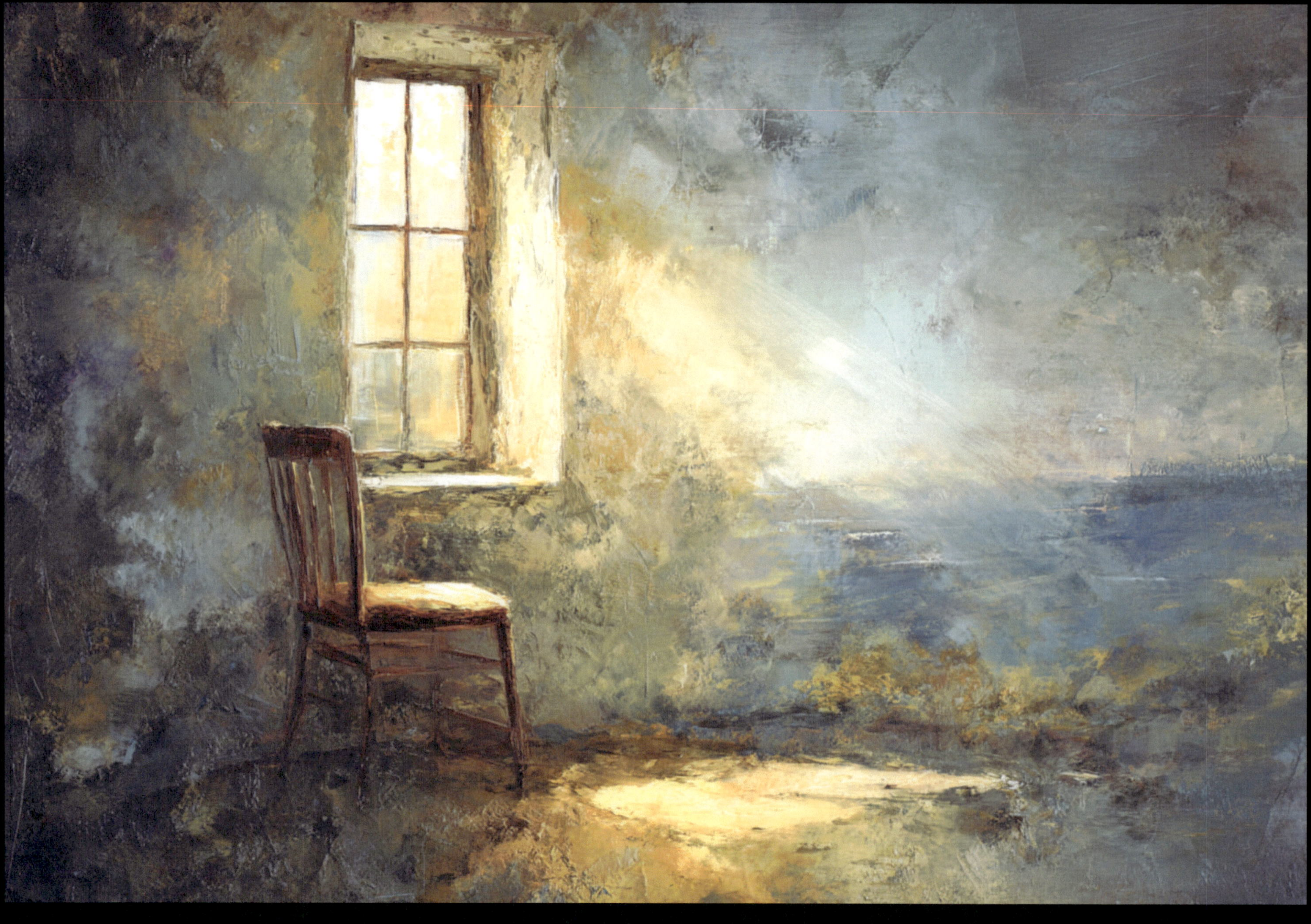

SPIRITUALITÄT UND STILLE

Wo Worte enden und etwas anderes beginnt.

1. *Was begegnet dir in der Stille?*
2. *Wie öffnest du dich der Stille – innerlich und äußerlich?*
3. *Was fällt dir schwer, wenn es still wird?*
4. *Wie kannst du die Stille als inneren Raum in dir tragen?*

LEBEN, ZEIT & TOD

Der ganz große Themenkomplex. Nur echt mit Augenzwinkern – und tiefem Atemzug.

Es gibt Fragen, die stehen unausgesprochen im Raum, sobald wir das Licht der Welt erblicken – und sie bleiben da, wie ein leiser Bass im Hintergrund: Warum bin ich hier? Wohin geht das alles? Und wie lange noch? Dieses Themenfeld lädt dazu ein, sich dem Mysterium des Lebens zu nähern, nicht mit einer Antwort – sondern mit offenen Augen, zitterndem Herzen und einer Prise kosmischem Humor. Die folgenden Dyadenfragen berühren existentielle Tiefen – und sind vielleicht genau deshalb besonders lebendig.

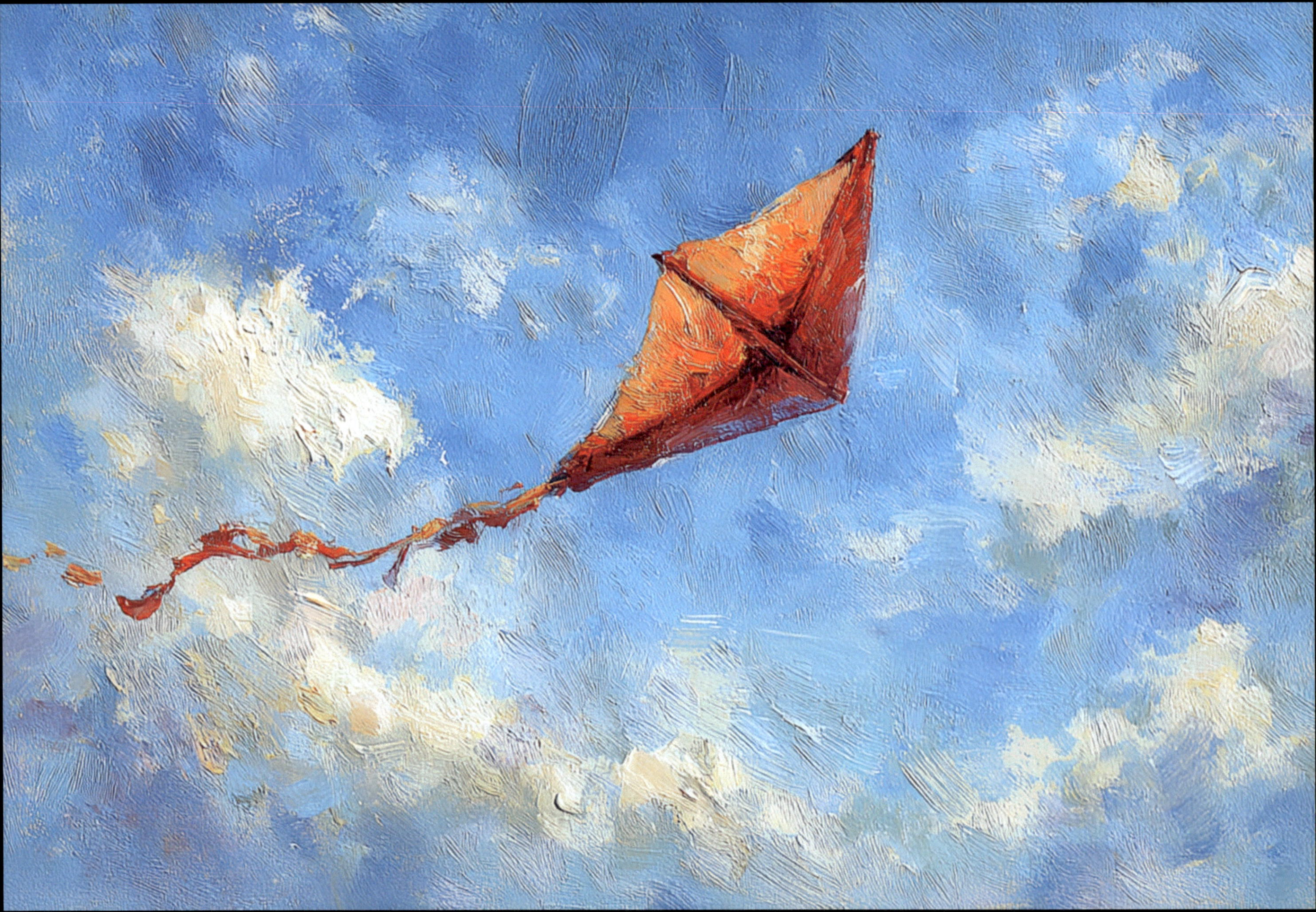

DIE ERFAHRUNG, AM LEBEN ZU SEIN

Manchmal ist es der Wind im Gesicht. Manchmal ein belegtes Brötchen.

1. *Was bedeutet es für dich, lebendig zu sein?*
2. *Wann fühlst du dich ganz und gar lebendig?*
3. *Wann fehlt dir dieses Gefühl von Lebendigkeit?*
4. *Was brauchst du, um dich wieder lebendiger zu fühlen?*

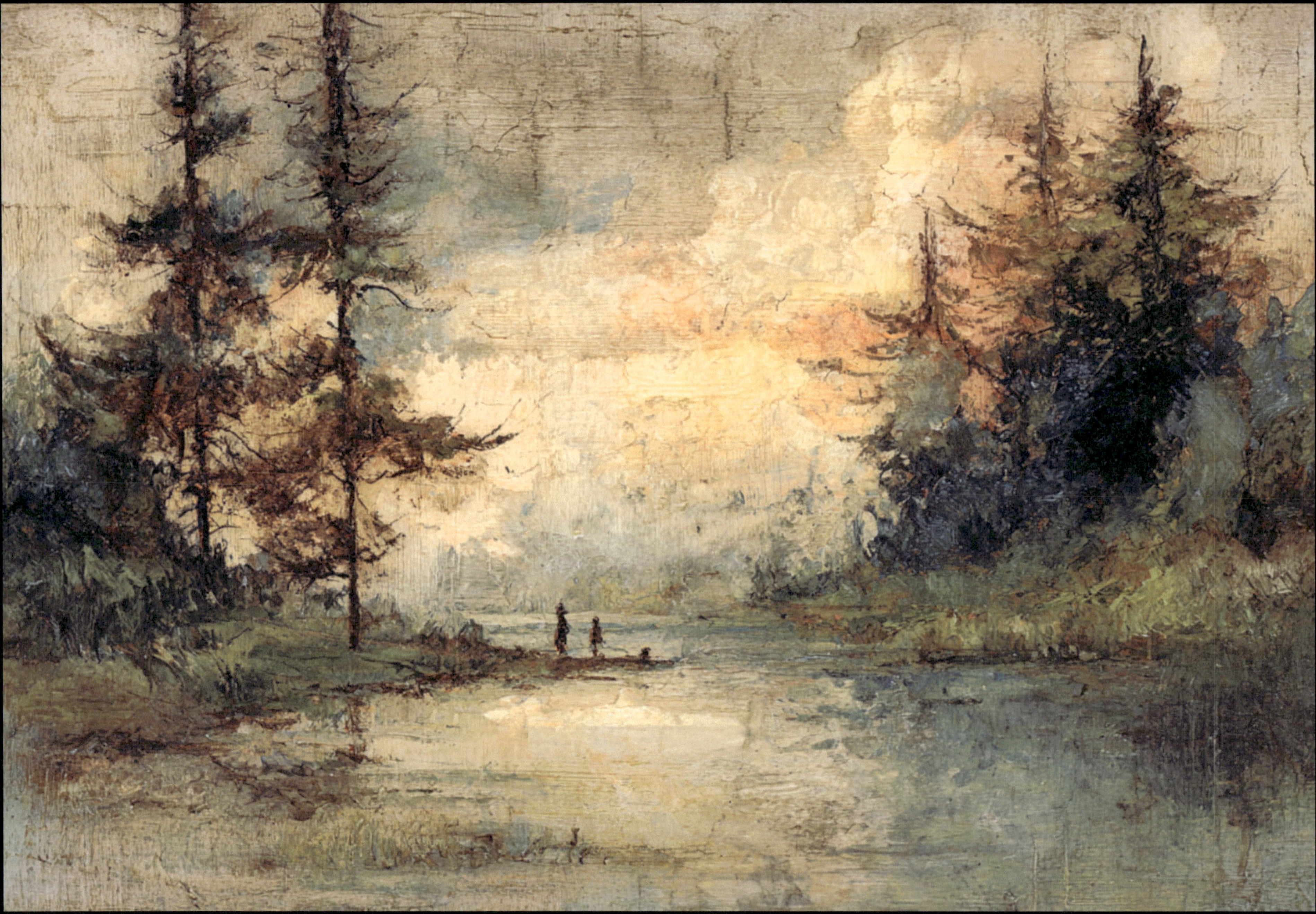

DER LAUF DER ZEIT

Tick. Tick. Tick. Und plötzlich ist Frühling.

1. *Wie nimmst du den Lauf der Zeit wahr?*
2. *Was macht dich im Alltag auf Zeit aufmerksam?*
3. *Wann hast du das Gefühl, Zeit zu verlieren?*
4. *Wie findest du Zeit – oder wirst von ihr gefunden?*

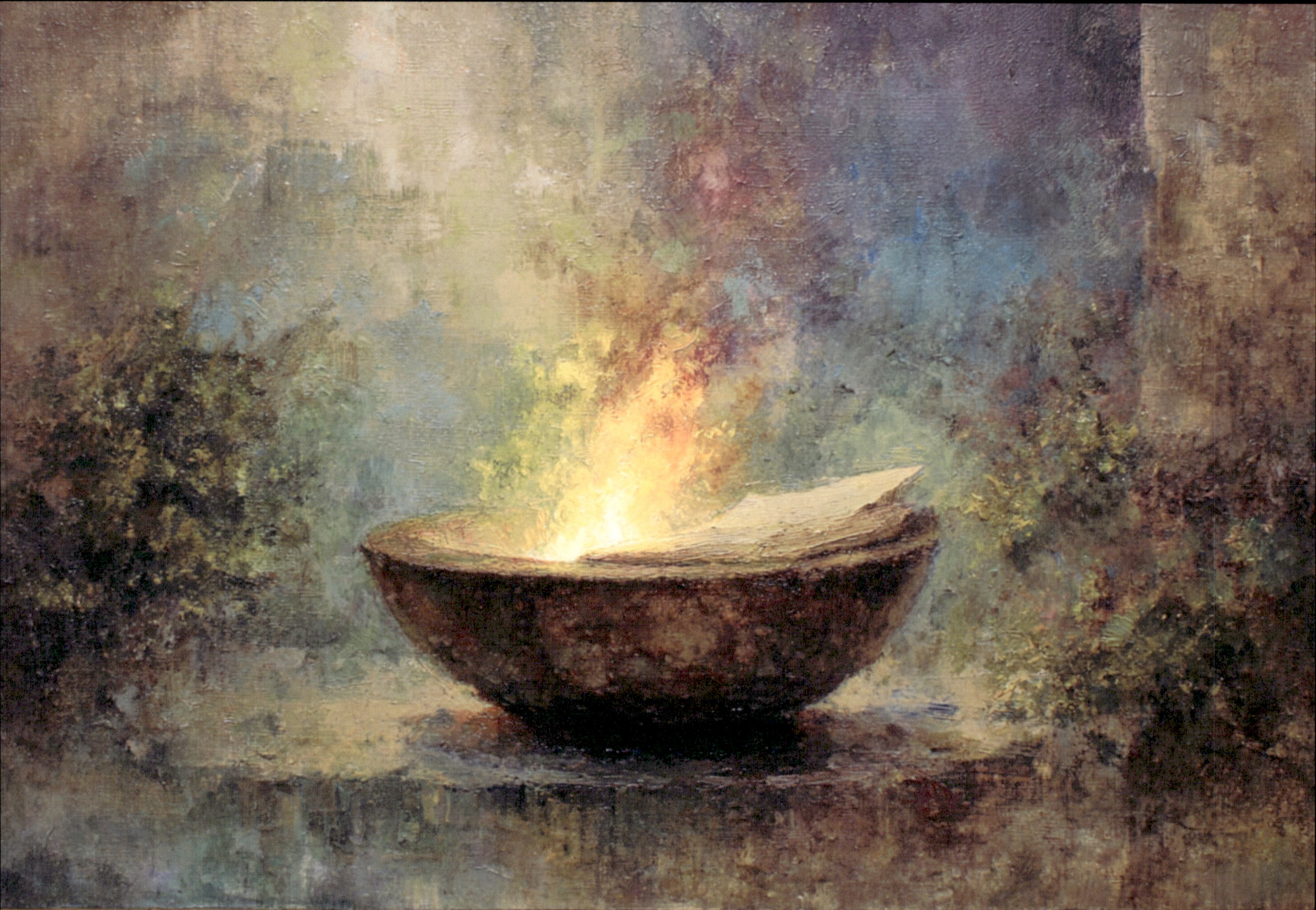

VERGÄNGLICHKEIT & WANDEL

Nichts bleibt. Außer vielleicht der Staub hinterm Kühlschrank.

1. *Wie gehst du mit Veränderung um – innerlich?*
2. *Was hast du bereits losgelassen in deinem Leben?*
3. *Was fällt dir schwer, gehen zu lassen?*
4. *Was hat sich verändert, seit du etwas losgelassen hast?*

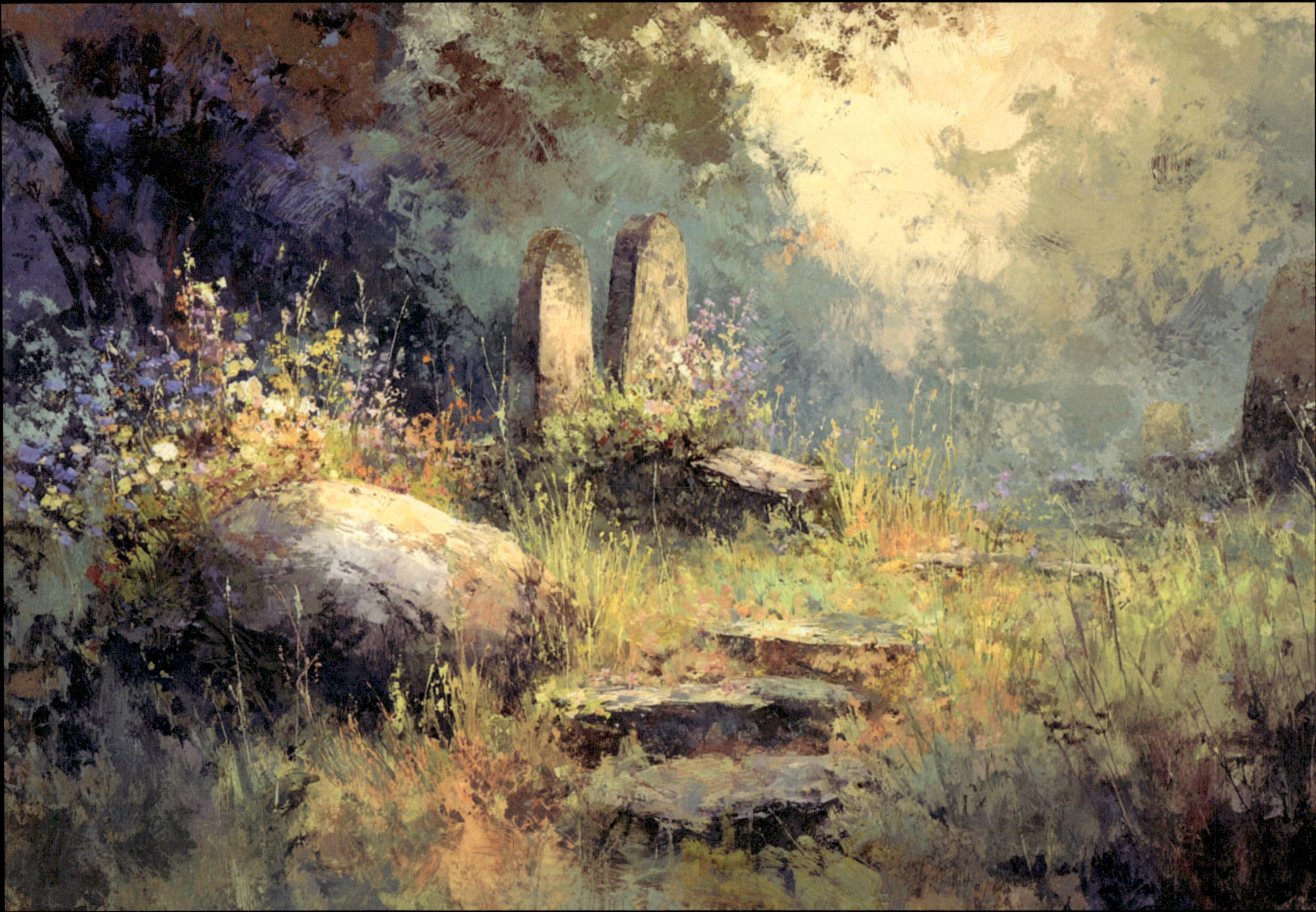

STERBEN UND TOD

Ein Thema, das jeder kennt, aber keiner gern zum Kaffee einlädt.

1. *Was denkst du über den Tod – ganz ehrlich?*
2. *Wie fühlst du, wenn du an dein eigenes Sterben denkst?*
3. *Was hilft dir, über das Ende hinauszublicken?*
4. *Was könnte nach dem Tod sein – aus deiner Sicht?*

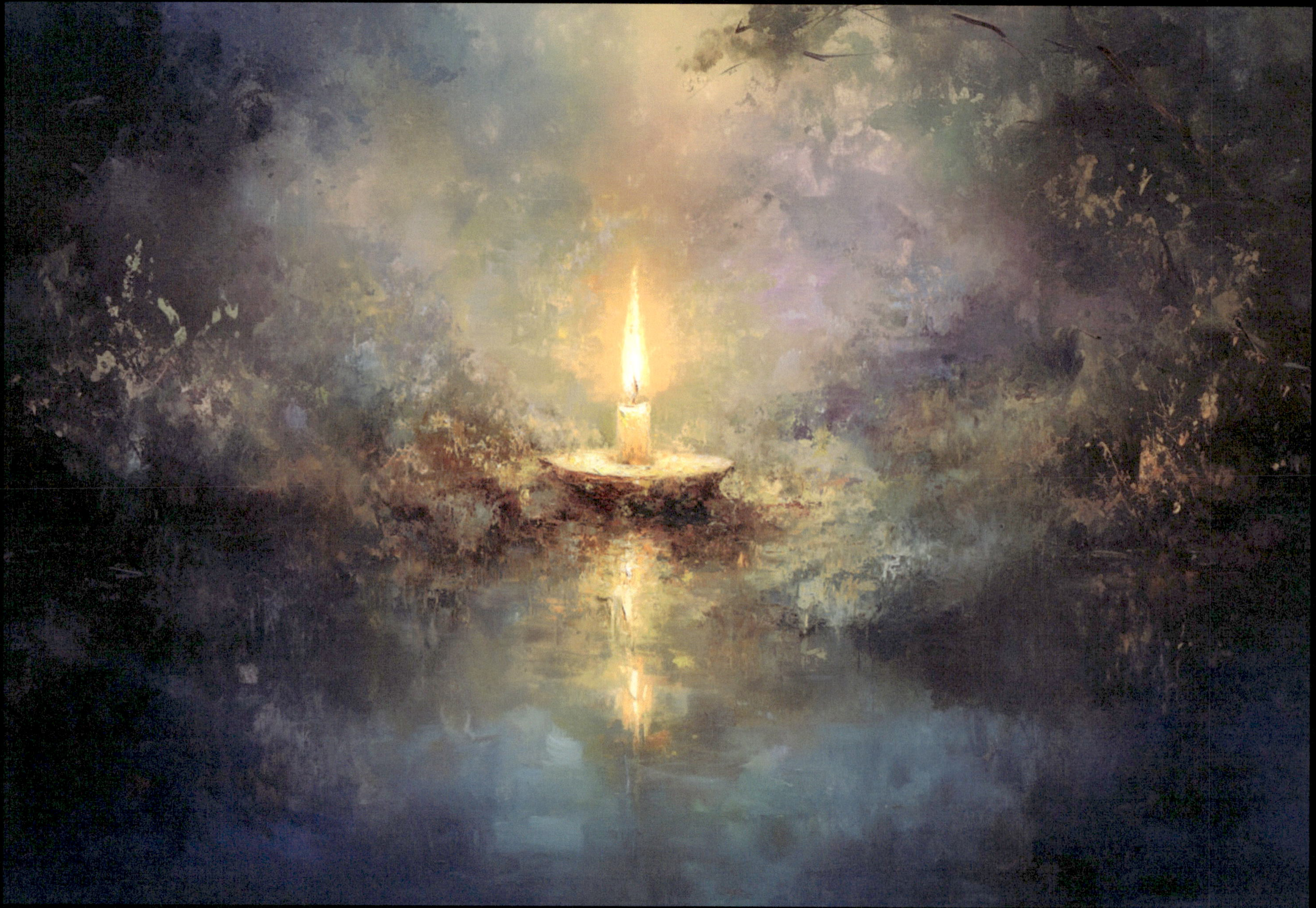

LEBEN MIT ENDLICHKEIT

Wenn jeder Tag ein Geschenk ist – warum haben manche kein Rückgaberecht?

1. *Wie gehst du mit der Endlichkeit des Lebens um?*
2. *Was verändert sich für dich durch das Wissen um das Ende?*
3. *Was möchtest du in diesem Leben noch erleben?*
4. *Was würdest du heute tun, wenn du nur noch ein Jahr hättest?*

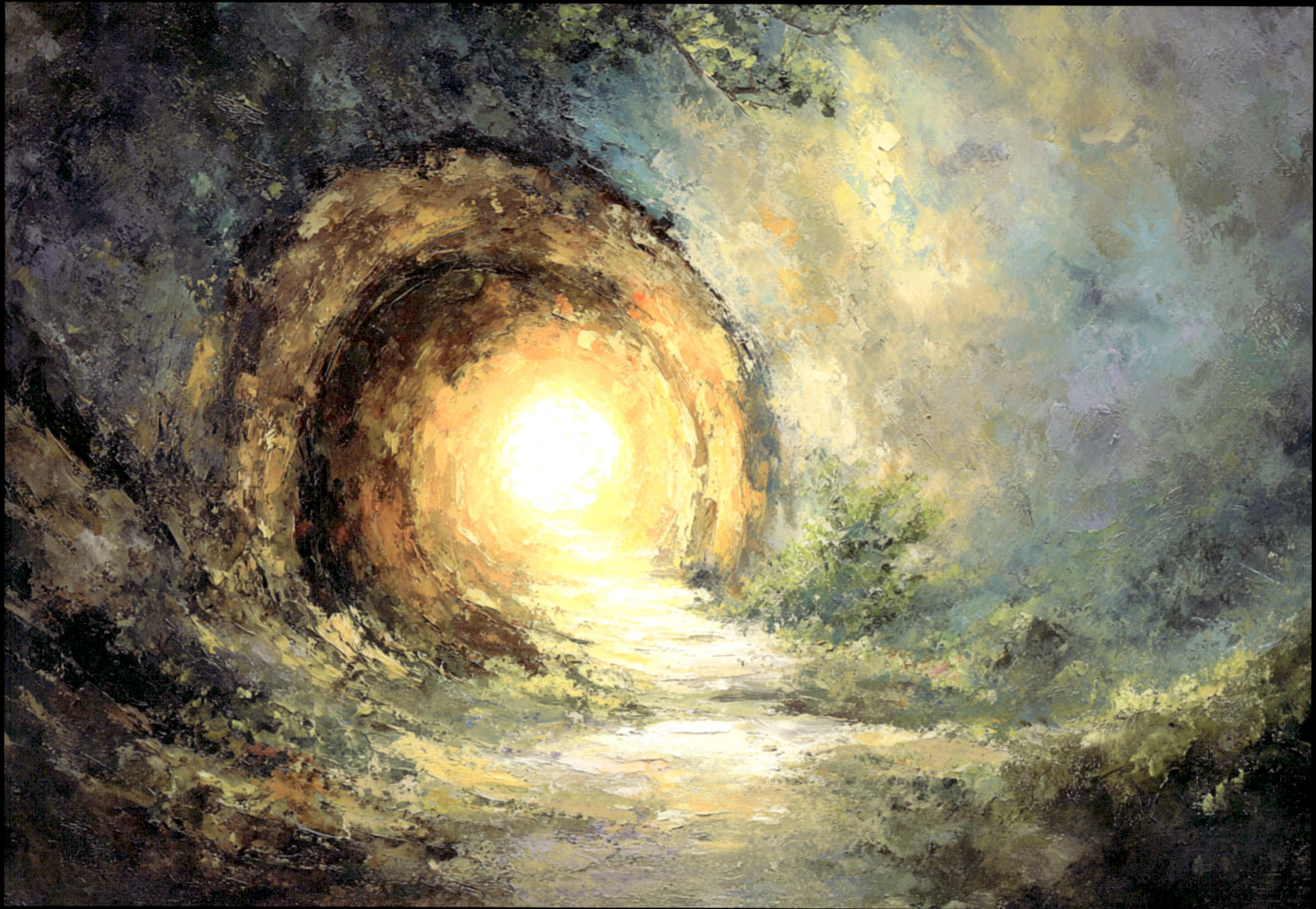

STERBEBILDER & GLAUBENSSÄTZE

Wer sagt eigentlich, dass das Licht am Ende des Tunnels keine Diskokugel ist?

1. *Was hast du über das Sterben gelernt – bewusst oder unbewusst?*
2. *Welche Bilder tauchen auf, wenn du ans Sterben denkst?*
3. *Was bringt dir in diesem Thema Frieden?*
4. *Was möchtest du neu sehen – anders glauben?*

DIE ORGANUHR DER CHINESISCHEN MEDIZIN – IM RHYTHMUS DER LEBENSKRAFT

Unsere Lebensenergie fließt in Wellen, Kreisen und Spiralen – sie folgt Rhythmen, die älter sind als jede Uhr. Die Organuhr der Traditionellen Chinesischen Medizin beschreibt einen fließenden Zyklus, in dem jeder Meridian mit einer bestimmten Qualität, einem seelischen Prinzip und einer Einladung zur inneren Entwicklung verbunden ist.

In diesen Dyaden begegnen wir zwölf archetypischen Bewegungen des Lebens: dem Ja zum Dasein, dem Loslassen, der Verdauung innerer und äußerer Erfahrungen, dem Mut zur Klarheit, der Kraft zur Entscheidung, dem Vertrauen in Verbindung. Jeder Meridian wird dabei zur Tür – nicht zu einem Organsystem im engeren Sinne, sondern zu einem Lebensaspekt, der in uns lebendig ist.

Diese Fragen laden dich ein, in Kontakt mit den inneren Strömungen zu kommen, die dich bewegen, tragen und manchmal auch herausfordern. Und wer weiß: Vielleicht lässt sich mit einem Atemzug mehr, mit einem Ja an der richtigen Stelle, schon ein ganzes inneres Klima verändern.

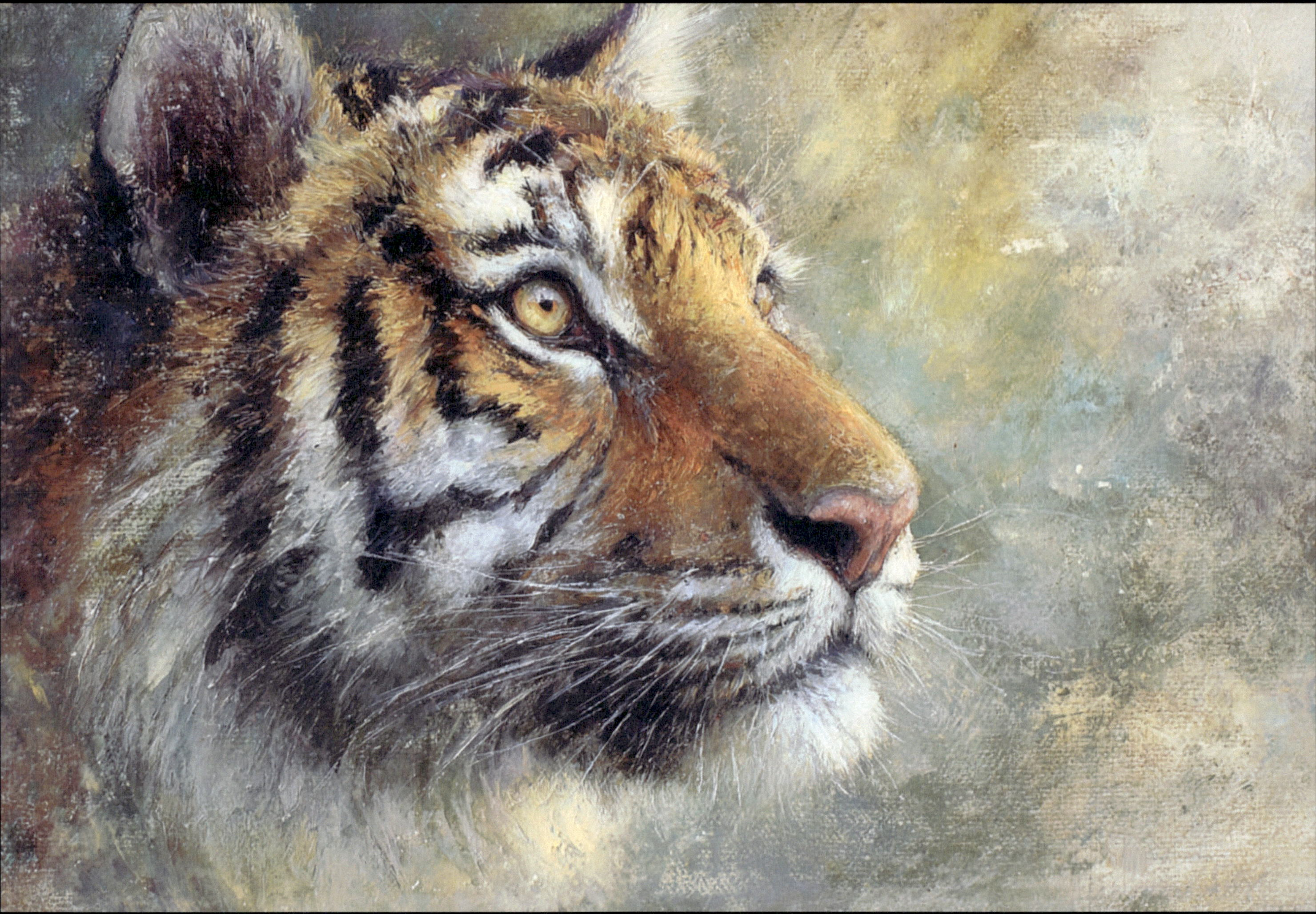

Für das Organsystem Lunge steht das chinesische Tierkreiszeichen des Tigers – ein Symbol für Klarheit, Würde und den mutigen Atem des Lebens.

LUNGE – DAS GROSSE JA ZUM LEBEN

Zwischen Ordnungsdrang und Großmut atmet das Leben.

Die Lunge ist der Kanzler der inneren Welt. Sie regelt nicht nur den Atem, sondern auch den Rhythmus des Daseins. Sie ist die erste, die den Lebensraum öffnet – beim ersten Schrei – und oft die letzte, die ihn schließt. In ihr lebt Großzügigkeit, Gerechtigkeit, aber auch der stille Schmerz der Trauer. Sie liebt die Ordnung, doch nicht die Kontrolle. Sie verwaltet nicht – sie klärt. Wenn sie weit ist, spüren wir den Himmel in uns. Wenn sie eng wird, verlieren wir die Verbindung zur Welt.

1. *Tief einatmen – was taucht auf?*
2. *Dir erlauben, Raum einzunehmen – wie fühlt sich das an?*
3. *Dich dem Leben öffnen mit Großzügigkeit – was erwacht in dir?*
4. *Ein klares Ja zu dir selbst sprechen – wie geht es dir?*

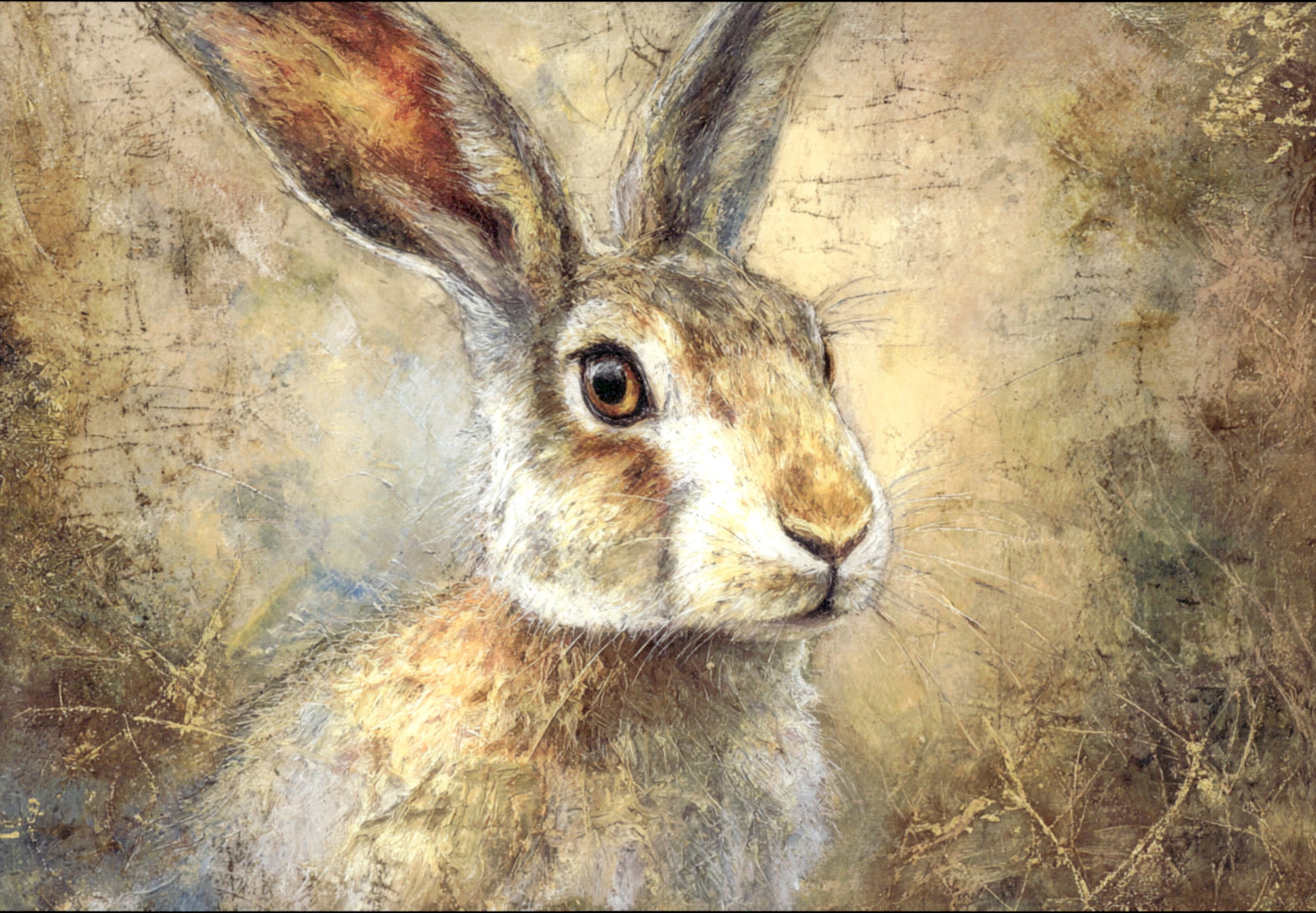

Dem Dickdarm ist der Hase zugeordnet, der Reinheit, feine Wahrnehmung und sanftes Loslassen verkörpert.

DICKDARM – LOSLASSEN LEICHT GEMACHT

Manchmal ist das Problem gar nicht das Festhalten, sondern die Idee, dass es noch wichtig sein könnte.

Der Dickdarm ist der heilige Hausmeister der Seele. Er räumt auf, scheidet aus, zieht Grenzen. Er weiß, dass nicht alles, was wir behalten, gut für uns ist. Seine Kraft ist kompromisslos, manchmal derb – aber immer reinigend. Wenn er frei arbeiten darf, schützt er das Herz, klärt die Haut und hilft uns, Nein zu sagen. Wird er ignoriert, wird er zynisch – dann kippt das Ausscheiden ins Abschneiden. Doch in seiner Essenz ist er reinigend – wie ein klares Nein, das aus einem tiefen Ja kommt.

1. *In dich hineinspüren – was möchtest du heute loslassen?*
2. *Dich mit deinem inneren Raum verbinden – was taucht auf?*
3. *Altes verabschieden – was wird frei in dir?*
4. *Leichtigkeit einladen – wie fühlt sich das an?*

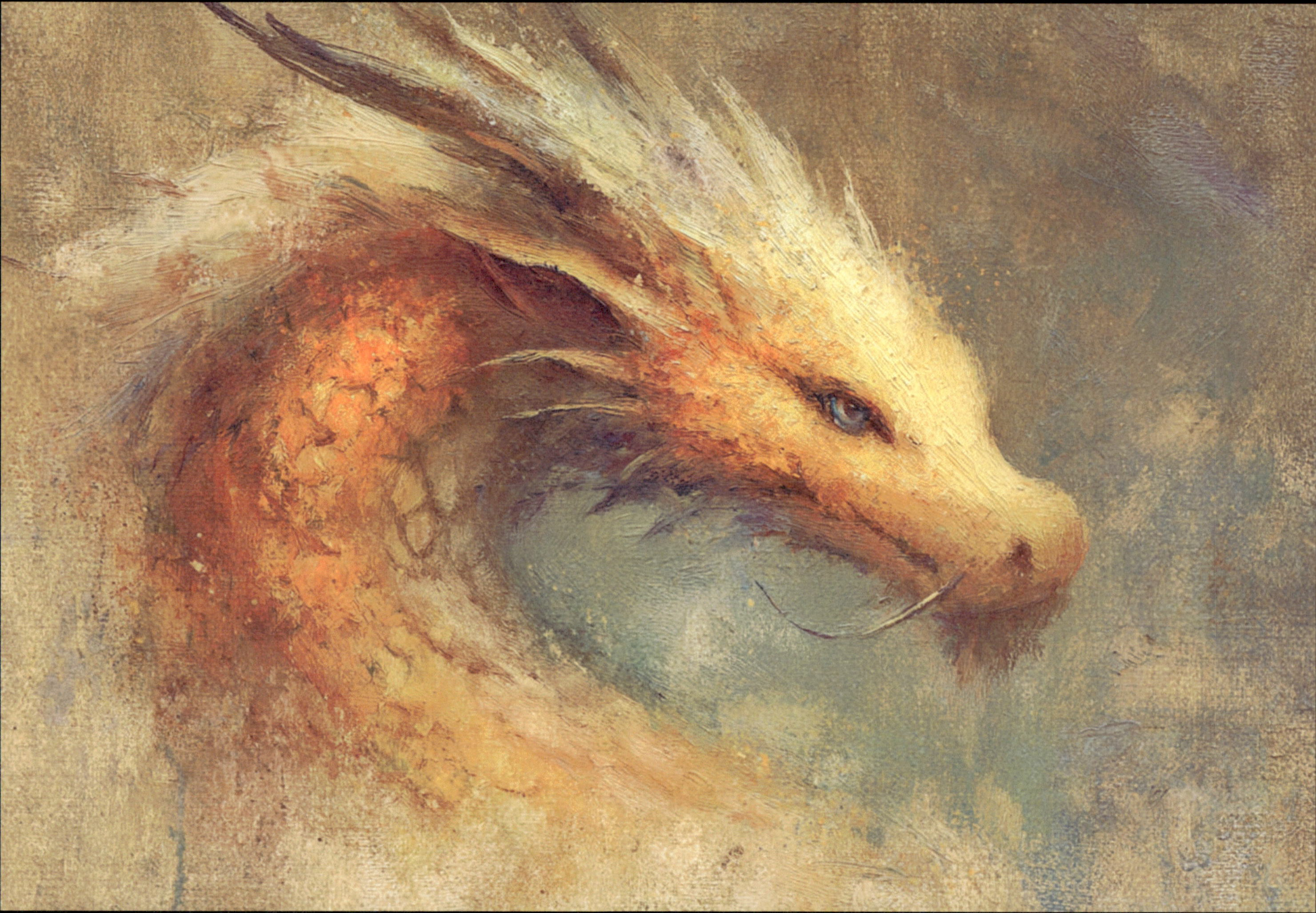

Dem Magen ist der Drache zugeordnet – Ausdruck von Lebenslust, Fülle und kraftvollem Genuss.

MAGEN – GENÄHRT VOM LEBEN

Wenn Lust, Liebe und ein klarer Blick zur Mitte finden.

Der Magen ist der große Genießer unter den Organen. Er liebt das Leben, das Essen, die Wärme und manchmal auch den Rausch. In ihm lebt die Lust auf die Welt – durch alle Sinne. Doch er will nicht nur konsumieren, sondern auch satt sein, wirklich satt – auf allen Ebenen. Wenn er in Balance ist, kennt er Maß und Geschmack. Wenn er entgleist, verlangt er nach Ruhm, Besitz und Anerkennung. Seine Sehnsucht ist nicht falsch – sie ist nur fehlgeleitet, wenn sie das Außen sucht. Sein Frieden liegt in der inneren Fülle.

1. *In deinem Bauch ankommen –*
   was sehnt sich nach Fülle?
2. *Spüren, was dir schwer im Magen liegt –*
   was möchte verdaut werden?
3. *Dich für Freude und Wärme öffnen –*
   was will genossen werden?
4. *Dem Leben zustimmen,*
   wie fühlt sich das in deinem Zentrum an?

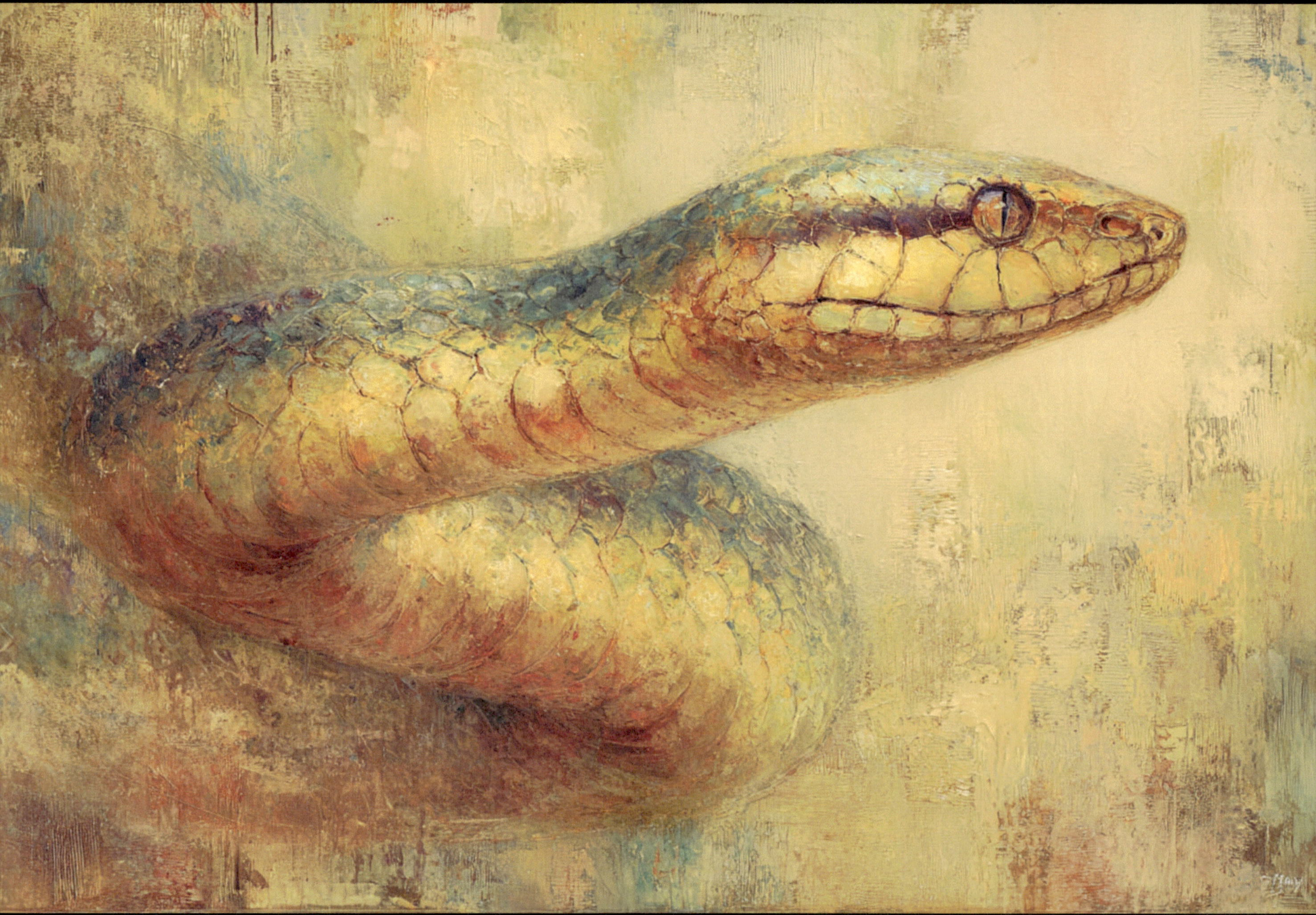

Die Milz wird von der Schlange repräsentiert – Sinnbild für Wandlung, Sammlung und nährende Gedankenkraft.

MILZ – DIE KUNST, BEI SICH ZU BLEIBEN

Für alle, die sich gerne verlieren, wenn jemand schief guckt – und sich dann wundern, wo sie schon wieder gelandet sind.

Die Milz ist die stille Schafferin aus dem Unsichtbaren. Sie macht aus Nichts Etwas, aus Idee Realität, aus Gedanke Nahrung. Sie liebt das Einfache, das Warme, das Bescheidene. In ihr wohnen Fürsorge, Integrität und die Kraft, aus zerstreuten Fragmenten ein Ganzes zu machen. Doch wenn sie überfordert ist, verliert sie sich im Denken – sie grübelt, kreist, zersetzt sich selbst. Ihre Heilung liegt im Zurückkehren zur Mitte. In einem warmen Tee. In einem einfachen, klaren Ja zum Alltag.

1. In deinen Bauch atmen – was nimmst du dort wahr?

2. Spüren, wo du dich im Denken verlierst – was braucht Klarheit?

3. Dich sammeln und zentrieren – was geschieht in dir?

4. Bescheiden bei dir selbst ankommen – wie fühlt sich das an?

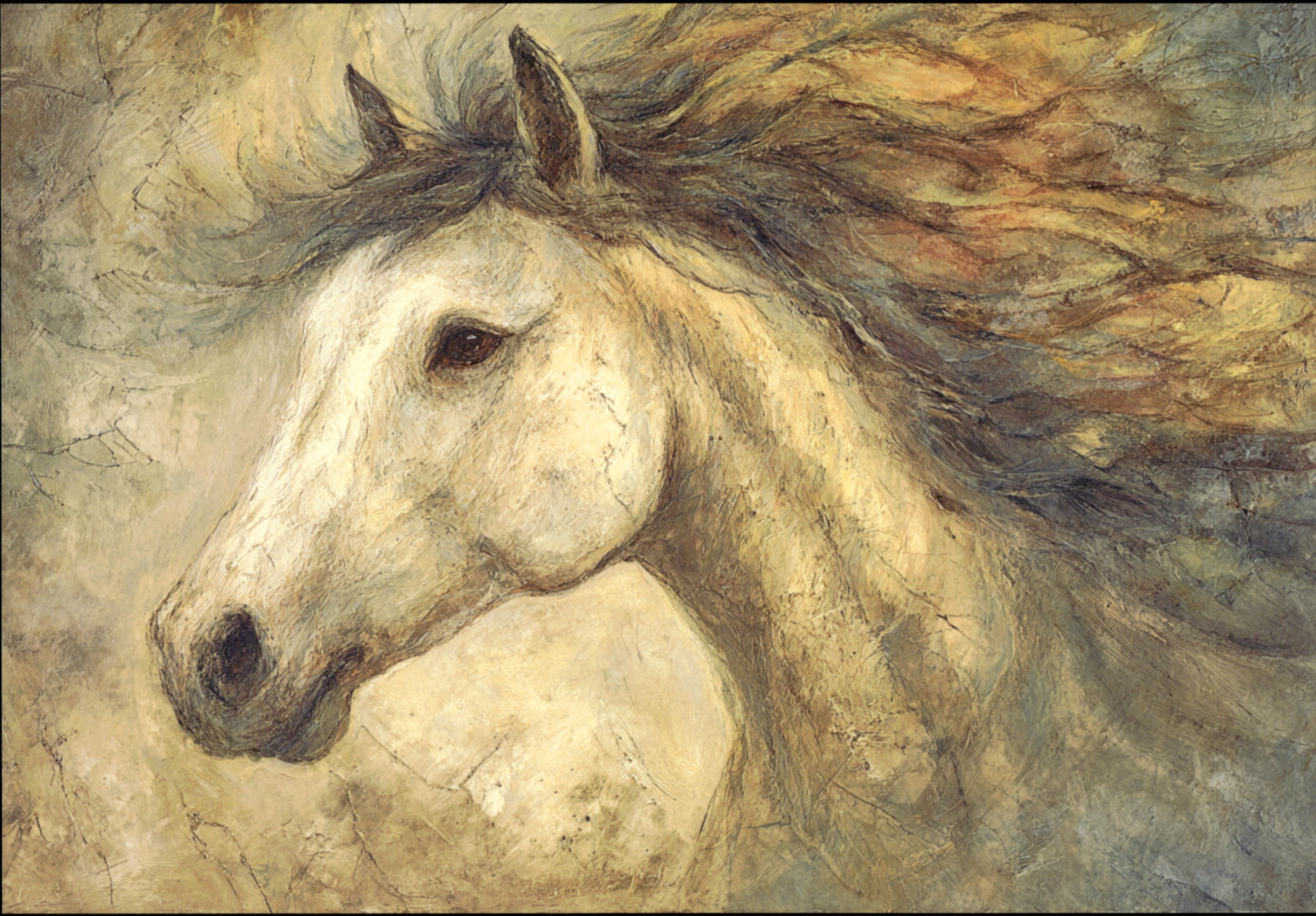

Das Herz entspricht dem Pferd, das für Weite, Würde und das ungezähmte Feuer des Herzens steht.

HERZ – DER HIMMEL IN DIR

Wo alles Eins ist – auch du mit dir selbst.

Das Herz ist die Kaiserin unter den Organen. Sie spricht nicht laut, aber wenn sie spricht, hören alle zu. In ihr wohnen die Höhen und Tiefen des Lebens, das Wissen um Licht und Schatten, um Yin und Yang. Sie liebt die ganze Welt – nicht weil sie muss, sondern weil sie gar nicht anders kann. Wenn sie klar ist, strahlt sie stille Würde und warme Liebe aus. Wenn sie verwirrt ist, tanzt sie auf dem Vulkan der Hysterie. Ihr Blick ist himmelwärts, doch ihr Takt schlägt für das Menschsein.

1. *In deinem Herzen verweilen – was ist da, ohne Urteil?*
2. *Dich erinnern, dass du Teil von allem bist – was berührt dich?*
3. *Aus Liebe sprechen, ohne etwas beweisen zu müssen – was will gesagt werden?*
4. *Dich zeigen in deiner ganzen Würde – wie fühlt sich das an?*

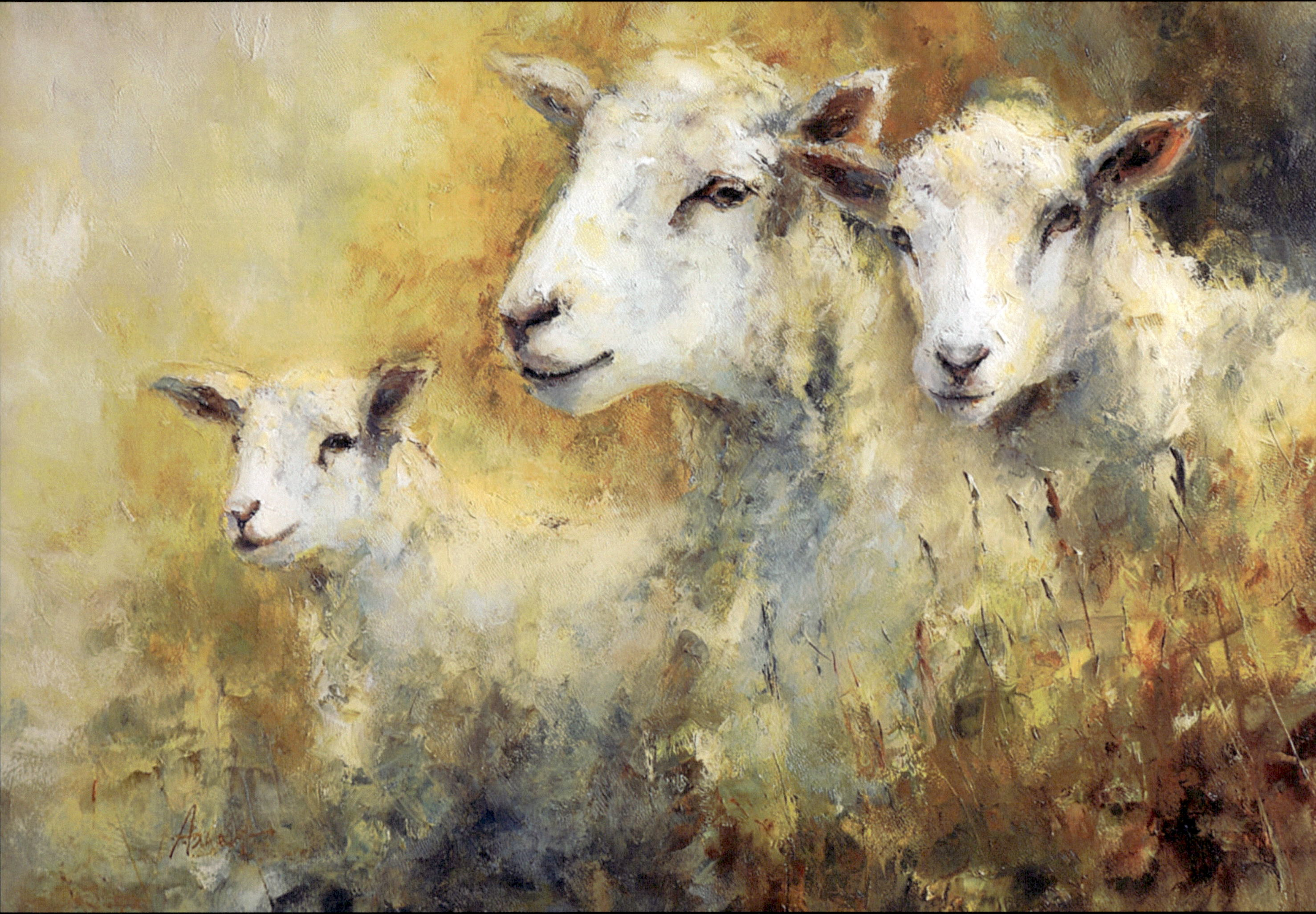

Das Schaf steht für den Dünndarm, als Symbol für Sanftheit, innere Ordnung und klärende Hingabe.

DÜNNDARM – WAS WIRKLICH WICHTIG IST

Wenn dein innerer Kompass zwischen Herzenswahrheit und Restmüll trennt – mit erstaunlicher Präzision.

Der Dünndarm ist der Priester am inneren Altar. Er unterscheidet – nicht im Sinne von Trennen, sondern im Sinne von Weihen. Er sortiert, was nährt und was gehen darf. Er nimmt das Große, das das Herz fühlt, und bringt es in kleine, gelebte Gesten: ein Gebet, eine Pause, eine helfende Hand. In ihm verwandelt sich Liebe in Hingabe, Gefühl in Tatkraft, Erkenntnis in Lebensführung. Seine Kraft liegt in der Bereitschaft, zu verzichten – auf alte Geschichten, auf Stolz, auf alles, was nicht mehr dient.

1. *Unterscheiden, was nährt und was erschöpft – was wird klar?*
2. *Wahrnehmen, was dir wirklich heilig ist – was bleibt?*
3. *Hingabe an das Wesentliche – was verlangt dein Herz von dir?*
4. *Deine Wahrheit annehmen – mit Klarheit und Mut, wie fühlt sich das an?*

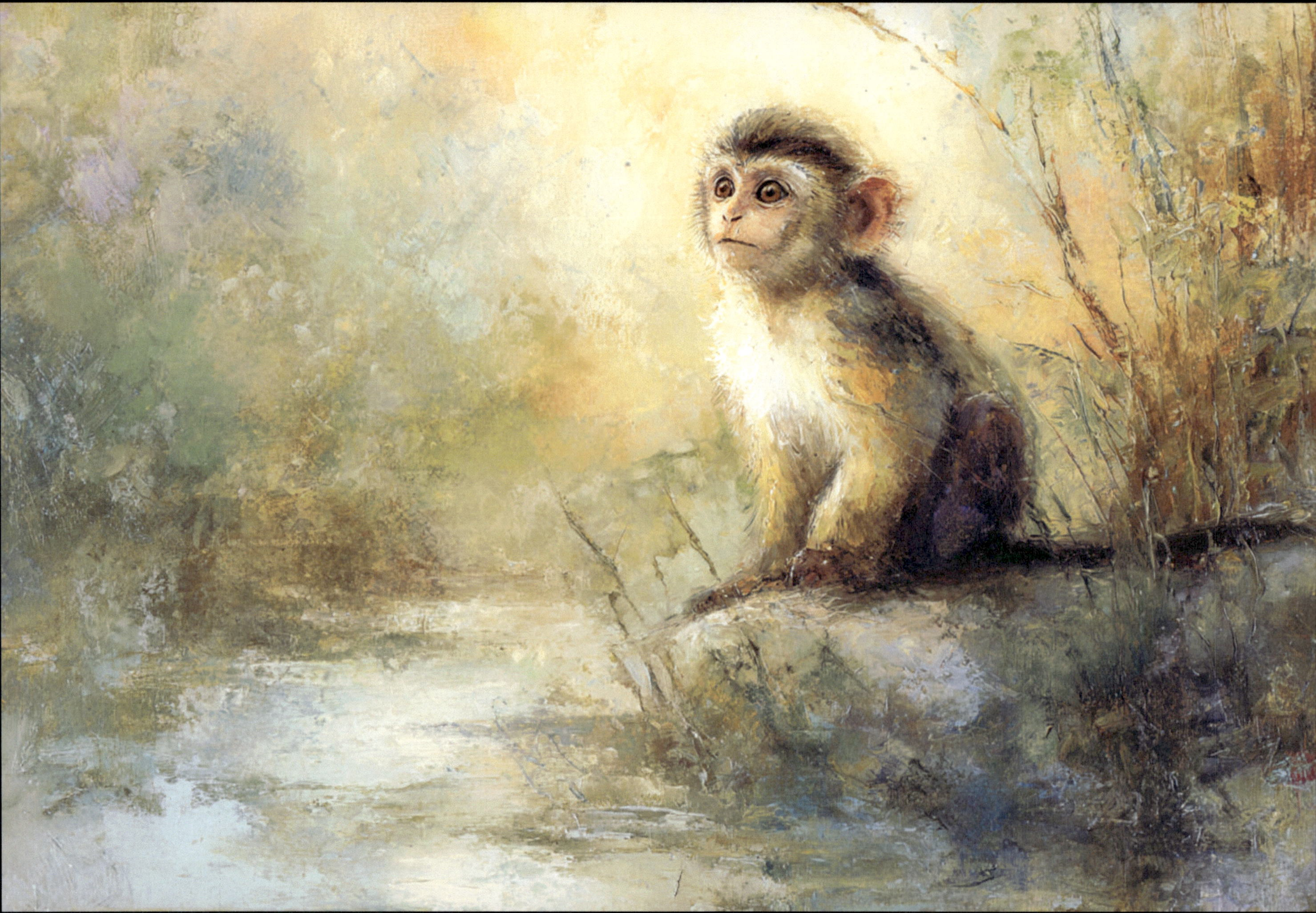

Für die Blase steht der Affe, der Beweglichkeit, Spiel und lösende Leichtigkeit verkörpert.

BLASE – VERBEUGUNG VOR DEM, WAS IST

Wenn du vor dem Leben niederkniest und spürst, dass es dich trägt.

Die Blase ist die stille Dienerin des Wandels. Sie kniet nicht aus Schwäche, sondern aus Größe. In ihr lebt die Demut vor dem Leben – vor seiner Unvorhersehbarkeit, seiner Zärtlichkeit, seiner Gewalt. Sie liebt die Aufrichtigkeit, den klaren Rücken, das bewegliche Knie. Wer mit ihr in Kontakt ist, weiß, wann es Zeit ist, loszulassen – mit Würde, mit Respekt, mit einem stillen Dank. Ihre Gefahr ist das Abspalten – wenn sie nicht loslassen darf, wird sie hart. Doch wenn sie fließen kann, heilt sie.

1. *Dich innerlich aufrichten –*
   vor wem oder was möchtest du dich verbeugen?
2. *Spüren, wo du festhältst –*
   was darf durch dich hindurchfließen?
3. *Vor dem Leben deine Stirn neigen –*
   was verändert sich in dir?
4. *In deiner Demut aufrichten – wie fühlt sich das an?*

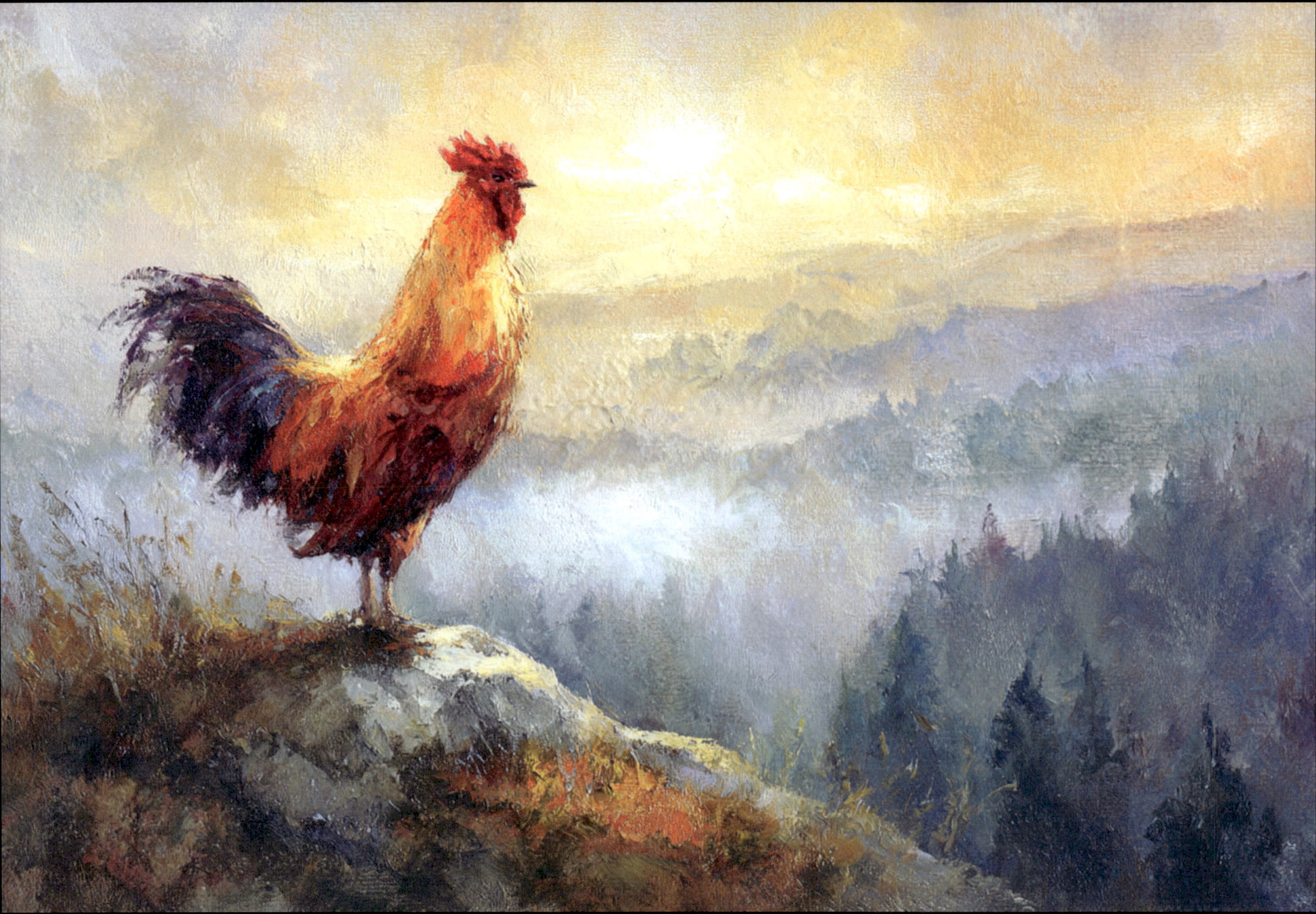

Der Hahn steht für die Niere – als Bild für Klarheit, Wachheit und die Kraft des inneren Erwachens.

NIERE – MUT IST, WENN DIE ANGST TROTZDEM ATMET

Weil innerer Halt nicht laut ist, sondern leise und tief wie ein Bergsee bei Nacht.

Die Niere ist der Ursprung unter den Ursprüngen. In ihr wohnen die Ahnen, die Ängste, das unerschöpfliche JA zum Leben. Sie hat nur wenig Yang – aber was sie hat, ist wie Atombrennstoff: verdichtet, klar, unerschütterlich. Sie nährt die Wirbelsäule, trägt die Beine, schützt das Gehirn. Wer ihr zuhört, findet Weisheit – nicht die des Wissens, sondern die des Seins. Ihre Sprache ist langsam. Ihre Kraft kommt aus der Tiefe. Und sie fragt nicht, ob du bereit bist – sie weiß es.

1. *In deinen unteren Rücken spüren – was ist da?*
2. *Deiner Angst begegnen – was zeigt sich?*
3. *Dich mit deiner inneren Kraft verbinden – was wird spürbar?*
4. *Dem Leben vertrauen – wie fühlt sich das an?*

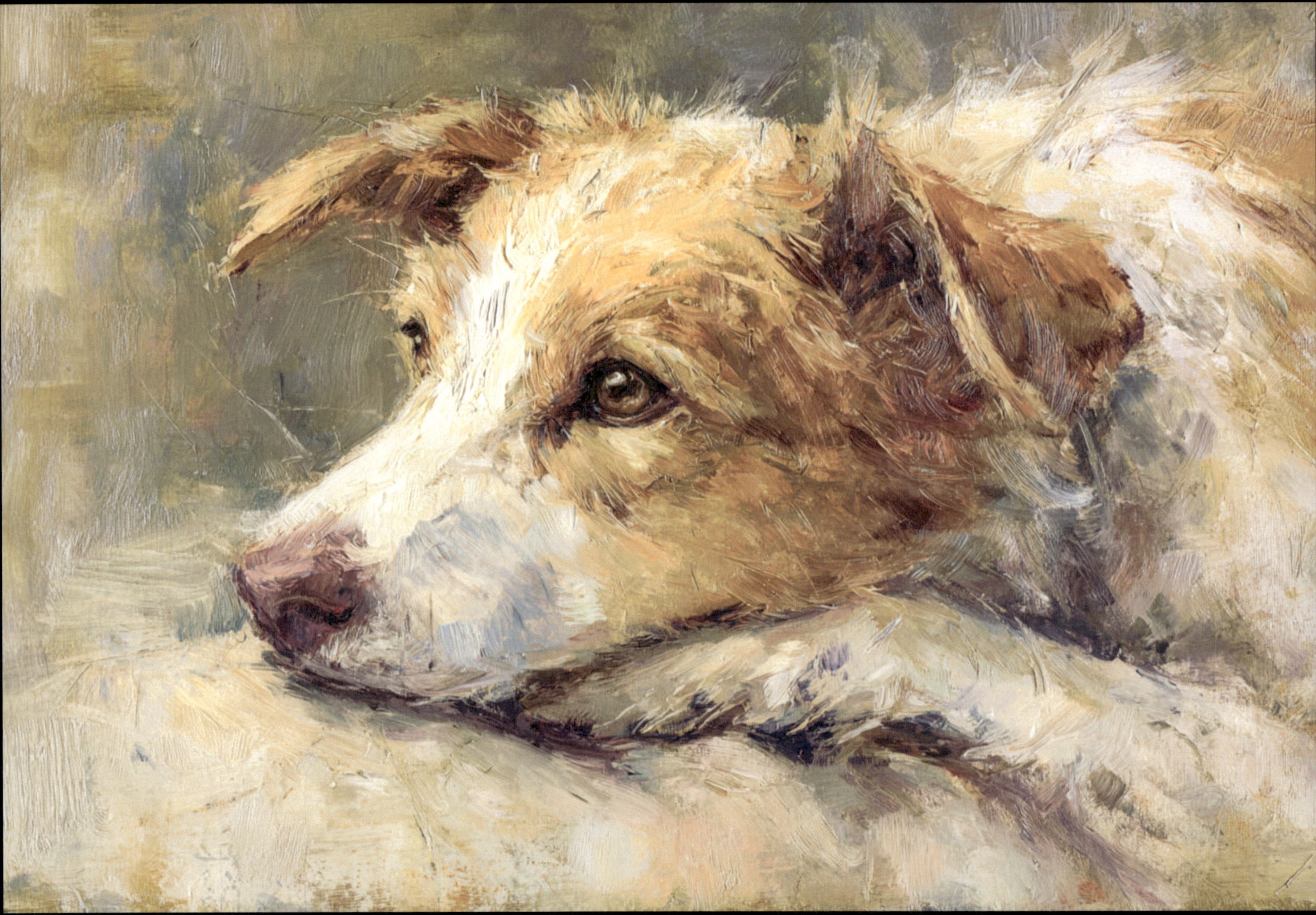

Der Hund repräsentiert den Herzbeutel, verkörpert Treue, Schutz und hingebungsvolle Herzensnähe.

PERIKARD – IN DAS LEBEN VERLIEBT

Wenn dein Schutz weich wird und dein Herz leuchtet.

Der Herzbeutel ist der durchlässige Wächter der Liebe. Er schützt das Herz, indem er es nicht einmauert, sondern durchlässig hält. In ihm lebt das Verliebtsein – nicht in jemanden, sondern in das Leben selbst. Er verbindet uns mit anderen, weil er selbst verbunden ist. Wenn er offen ist, strömt Zärtlichkeit. Wenn er verschlossen ist, bleibt nur Kontrolle. Er sagt „Ja" – nicht weil es leicht ist, sondern weil es lebendig macht. Seine Schutzkraft ist weich, nicht hart. Er weiß: Nichts heilt mehr als echte Nähe.

1. In dein Herzfeld atmen – was spürst du dort?

2. Fühlen, wo du dich schützt – was wird dir bewusst?

3. Dich in das Leben verlieben –
was zeigt sich in deinem Herzen?

4. Verbindung zulassen – wie geht es dir damit?

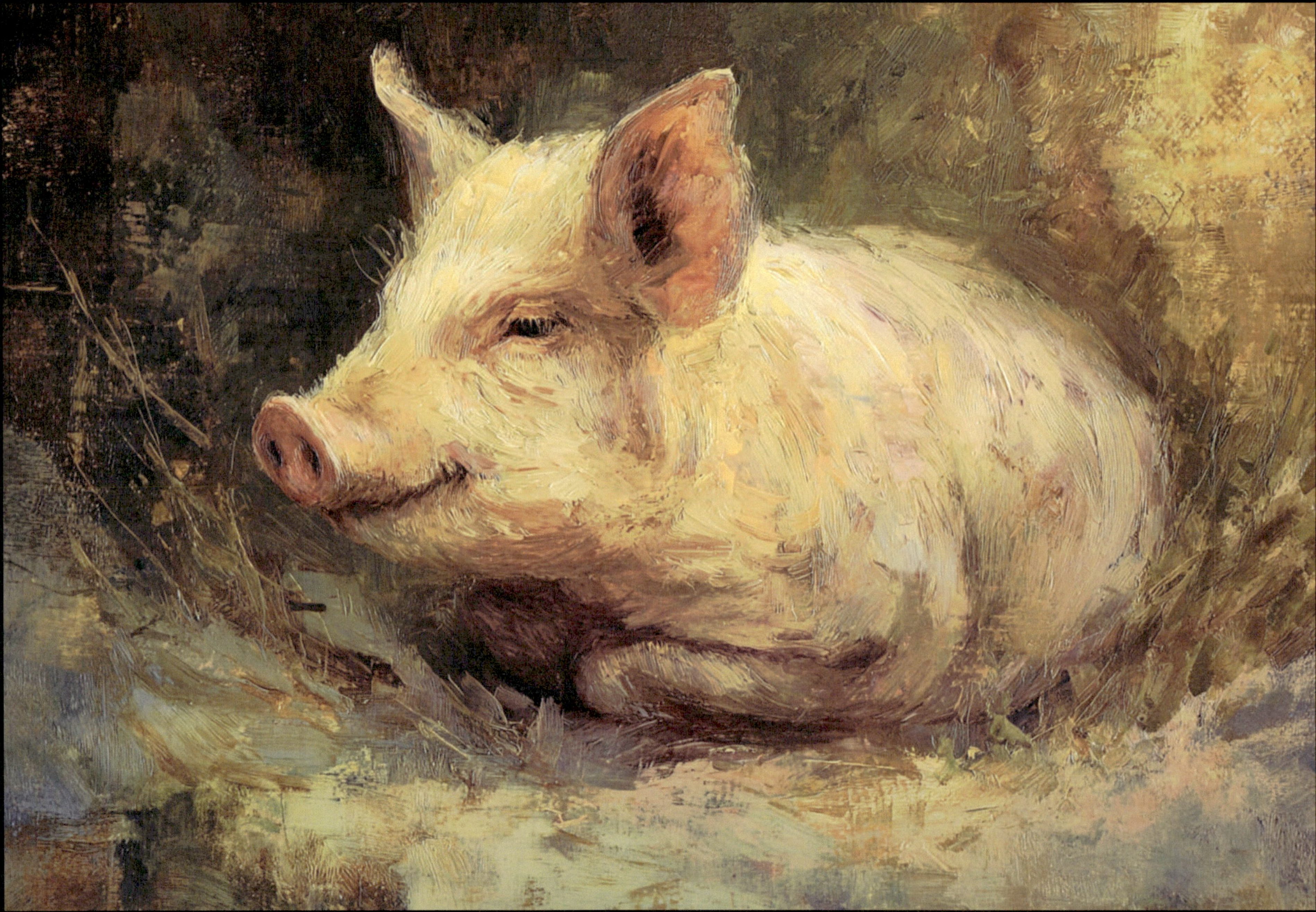

Das Schwein ist dem Dreifachen Erwärmer zugeordnet und bringt Vertrauen, Wärme und stille Verbundenheit.

DREIFACHER ERWÄRMER – DIE STILLE, DIE DICH TRÄGT

Wenn du dem Leben begegnest, indem du dem Tod nicht ausweichst.

Der Dreifache Erwärmer / San Jiao ist vielleicht das geheimnisvollste aller Organe: kein fassbares Organ, sondern ein Verbindungsraum, ein Transformator, ein stiller Begleiter an der Schwelle von Leben und Tod. Er führt durch das Annehmen des Yin ins Alleinsein, in die Stille und letztlich in die Erleuchtung.

1. *In deinen Körper hineinspüren – wo brauchst du heute Wärme?*
2. *Dich der Stille öffnen – was darf losgelassen werden?*
3. *Dem stillen Wandel Raum geben – was geschieht?*
4. *Dich selbst in der Leere erkennen – wie fühlt sich das an?*

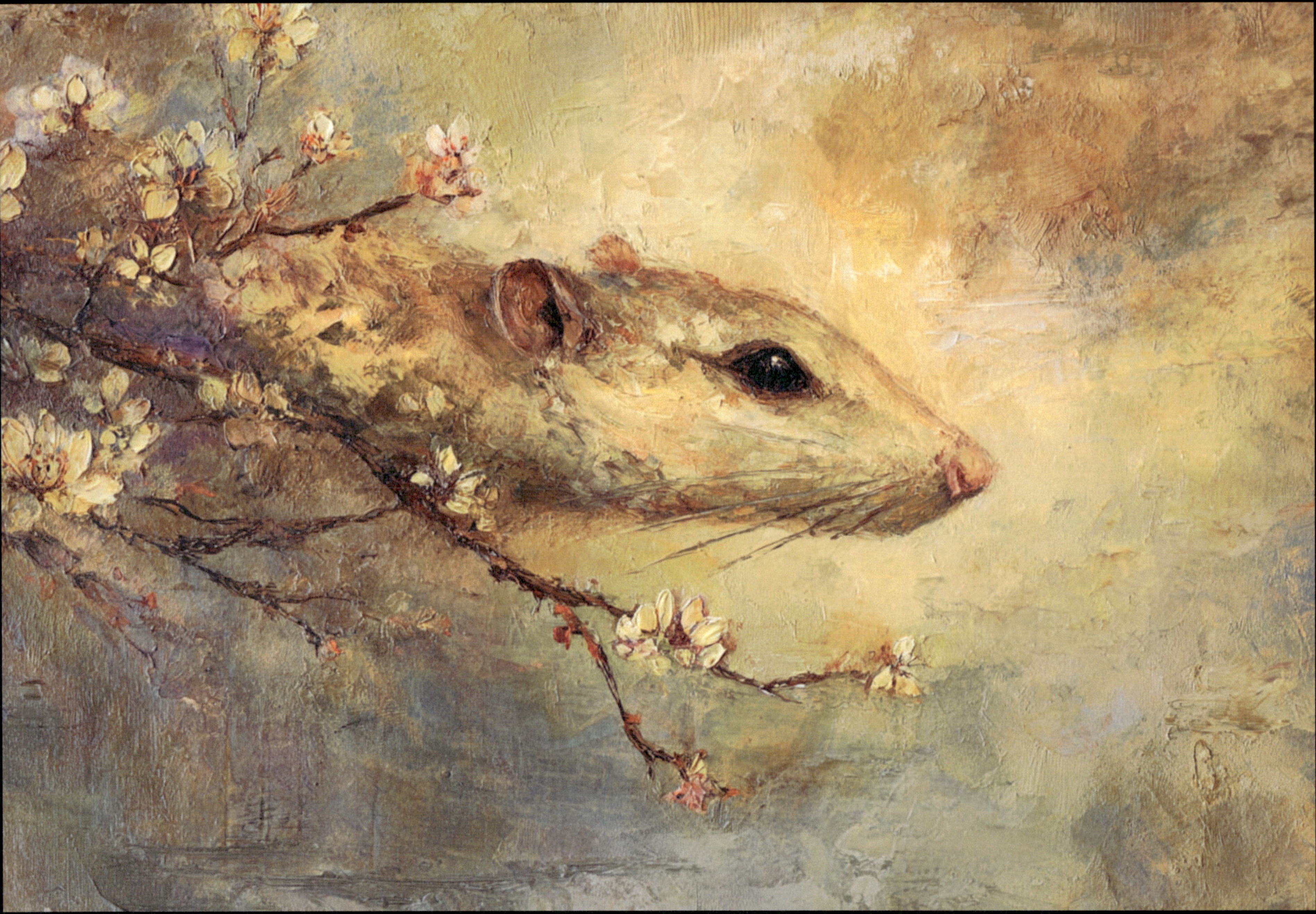

Die Ratte steht für die Gallenblase – Sinnbild für Scharfsinn, Entschlusskraft und neue Wege im Verborgenen.

GALLENBLASE – ENTSCHEIDUNG MIT BISS

Denn wer immer nur abwägt, steht irgendwann mit Muskelkater vom Zögern zwischen zwei Stühlen.

Die Gallenblase ist das Entschlossene unter den stillen Organen. Sie wartet nicht lange – sie entscheidet. Sie kennt den Moment, wenn aus Denken Handlung wird. Doch damit sie das kann, braucht sie ein klares Herz. Wird sie alleine gelassen, wird sie hart, kontrollierend, lieblos. In ihr lebt der Wille zum Leben, zur Bewegung, zur Selbstbestimmung. Sie führt ins Licht – aber nicht ohne Reibung. Sie braucht Weite in der Hüfte und einen Funken Mut in der Seite. Wer sie ehrt, findet Richtung.

1. *In deine Mitte spüren – was will entschieden werden?*
2. *Fühlen, was dich zurückhält – was wird dir bewusst?*
3. *Dich für einen Weg entscheiden – was verändert sich in dir?*
4. *Klar und mutig gehen – wie fühlt sich das an?*

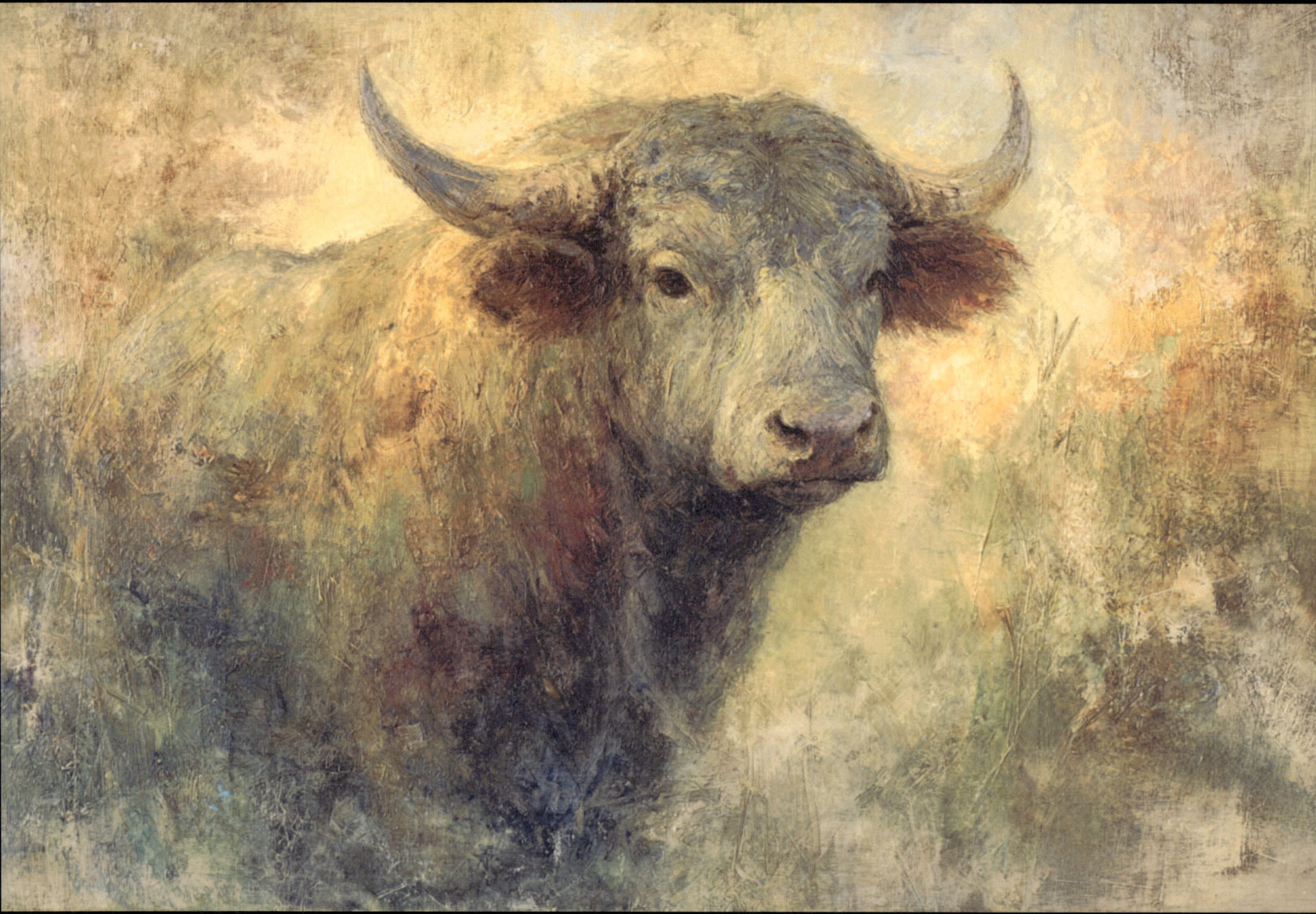

Für die Leber steht der Büffel, Sinnbild für Geduld, Beständigkeit und die Kraft der Erneuerung.

LEBER – WENN AUFBRUCH GRÜN LEUCHTET

Für Tage, an denen du eigentlich nur schreien willst, aber stattdessen beschließt, dein Leben neu zu gestalten.

Die Leber ist das Leben im Werden. Sie will wachsen, sich bewegen, sich ausdrücken. In ihr pulsiert die Kraft des Neubeginns, des Frühlings, des Aufbruchs. Sie hasst Einschränkung, liebt den Fluss. Wird sie unterdrückt, wird sie zornig – und das zu Recht. Ihre Tugend ist Mitgefühl, doch ihr Schatten ist Wut. Sie ist besonders nah am weiblichen Prinzip: sie nährt, sie trägt, sie transformiert. Ihre Kraft ist erstaunlich – aber sie braucht Freiheit. Und Rhythmus. Und das Vertrauen, zu wissen, wohin sie wächst.

1. *In deinen Körper horchen – wo will etwas in Bewegung kommen?*
2. *Fühlen, was dich innerlich aufstaut – was zeigt sich?*
3. *Deine Vision spüren – was möchte wachsen?*
4. *Dich ausrichten und losgehen – wie fühlt sich das an?*

WEGE DER WEISHEIT

Manche Fragen sind keine Werkzeuge – sondern Türen

In diesem Kapitel begegnen wir Fragen, wie sie vielleicht von Jesus, Buddha, Rumi oder einer alten Eiche stammen könnten. Sie stammen aus spirituellen, mystischen oder philosophischen Strömungen, die sich weniger für die Oberfläche interessieren, dafür umso mehr für das, was bleibt, wenn wir unsere Rollen, Überzeugungen und Geschichten ablegen. Die Dyaden hier laden nicht zu Diskussionen ein, sondern zum Erinnern. Sie sprechen das an, was wir längst sind – aber oft vergessen haben.

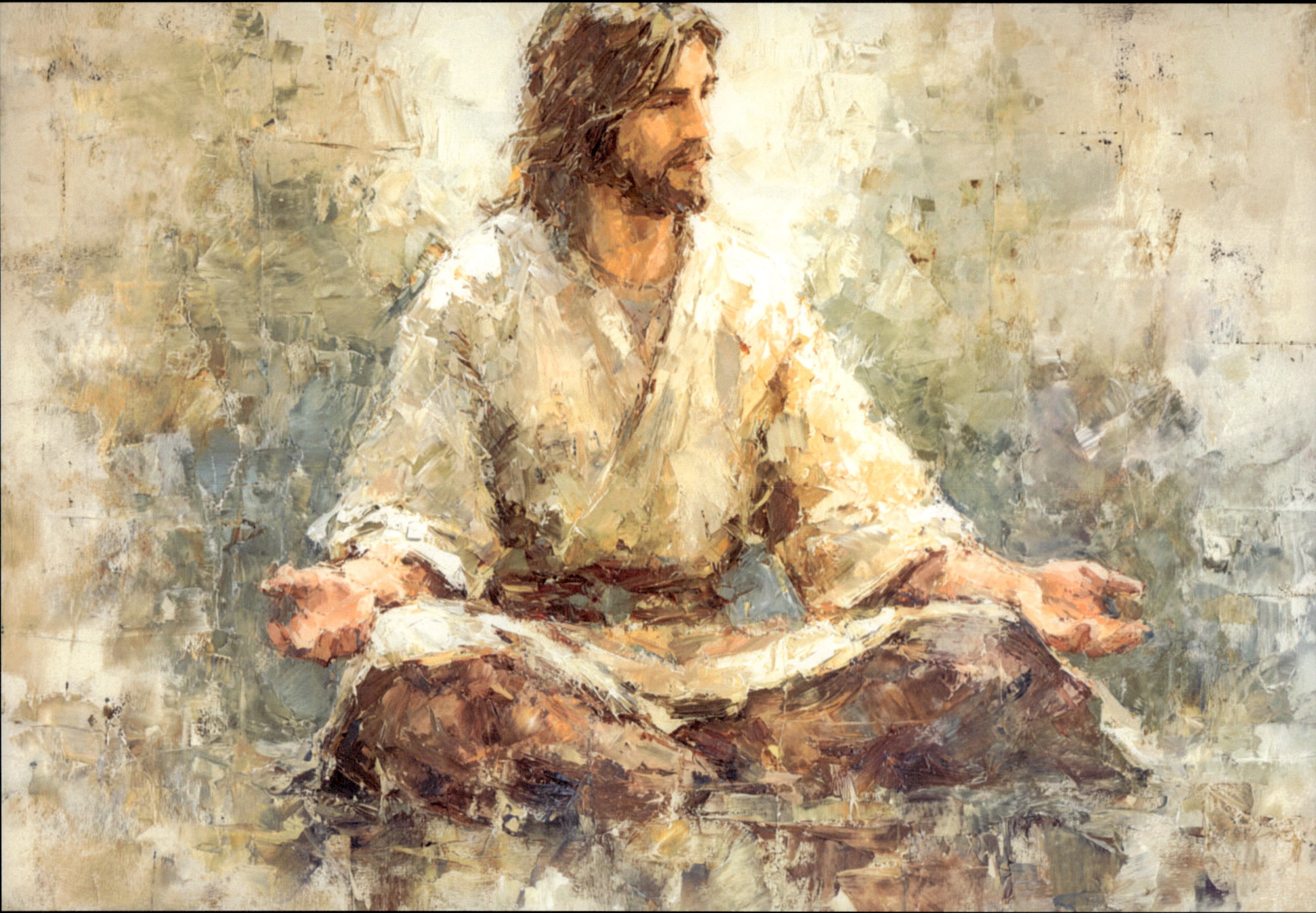

JESUS – LIEBE, DIE NICHT FRAGT, OB DU WÜRDIG BIST

Manchmal braucht es kein Glaubensbekenntnis – nur das Ja zu dir selbst im Licht bedingungsloser Annahme. Für alle, die ahnen, dass „Du bist geliebt" nicht verhandelbar ist.

Wer mit dem Herzen Jesu fragt, fragt nicht, um zu messen – sondern um zu öffnen. Die Kraft seiner Präsenz lag nicht im Predigen, sondern im Dasein. Seine Fragen trafen ins Mark, und doch waren sie nie schneidend. Diese Dyade lädt dich ein, gesehen zu werden wie durch die Augen reiner Liebe.

1. *Geliebt sein, ohne etwas zu tun – wie ist das?*
2. *In der Stille verweilen – was hört dich dort?*
3. *Dich mit Licht anschauen lassen – was zeigt sich?*
4. *Dir selber vergeben – wie fühlt sich das an?*

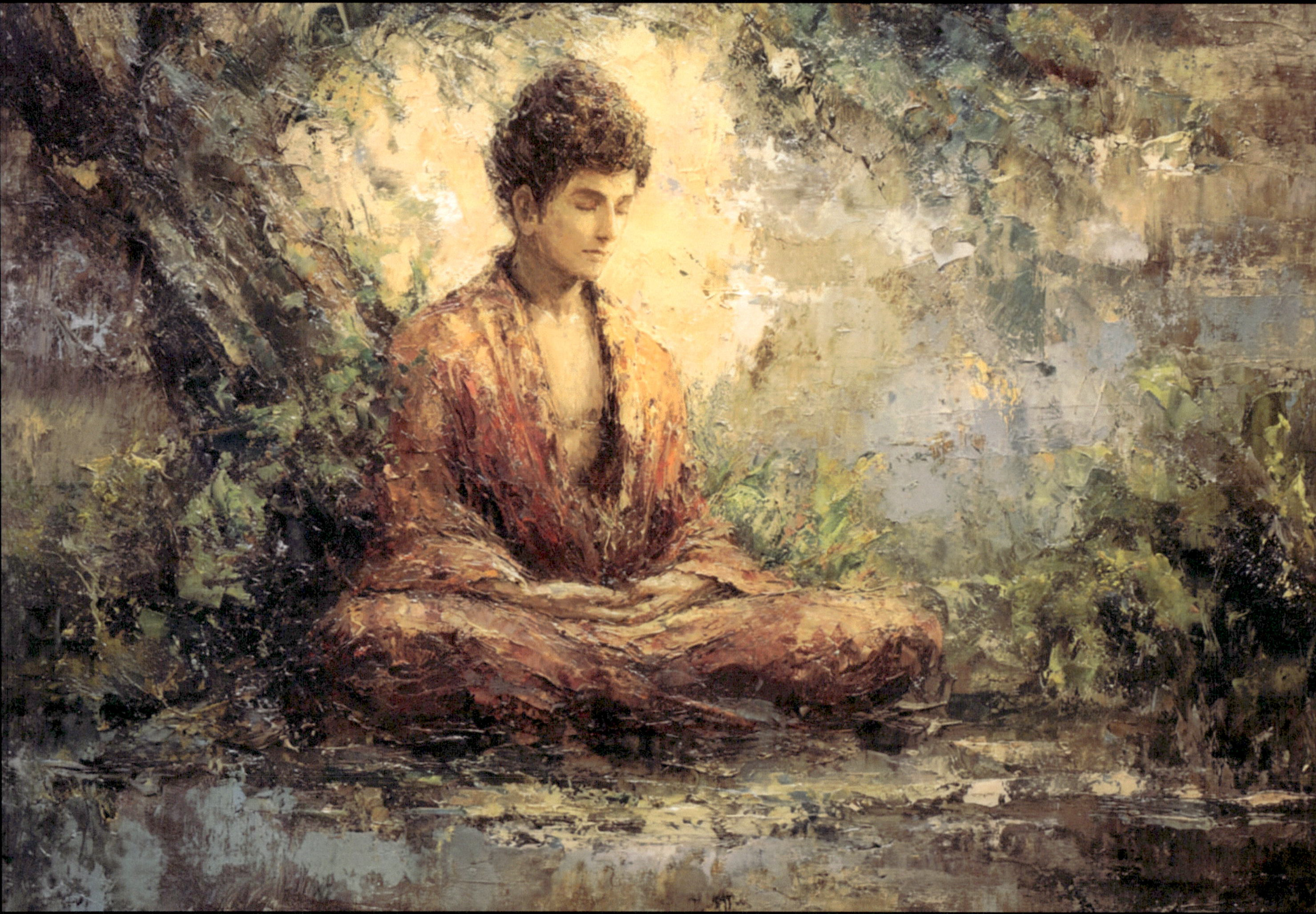

BUDDHA – DER WEG IN DIE MITTE

Weil alles vergeht. Sogar das Bedürfnis, es loswerden zu müssen.

Buddha hätte wahrscheinlich kein Selfie mit seiner Erleuchtung gemacht. Dafür hätte er dir beim Sitzen zugeschaut, bis du die Stille selbst gehört hättest. Diese Dyade lädt ein, allem zu begegnen – aber nichts festzuhalten.

1. *Still werden – was taucht auf?*
2. *Nichts verändern müssen – wie fühlt sich das an?*
3. *Einfach beobachten – was geschieht in dir?*
4. *Mit allem sein, was ist – wie ist das?*

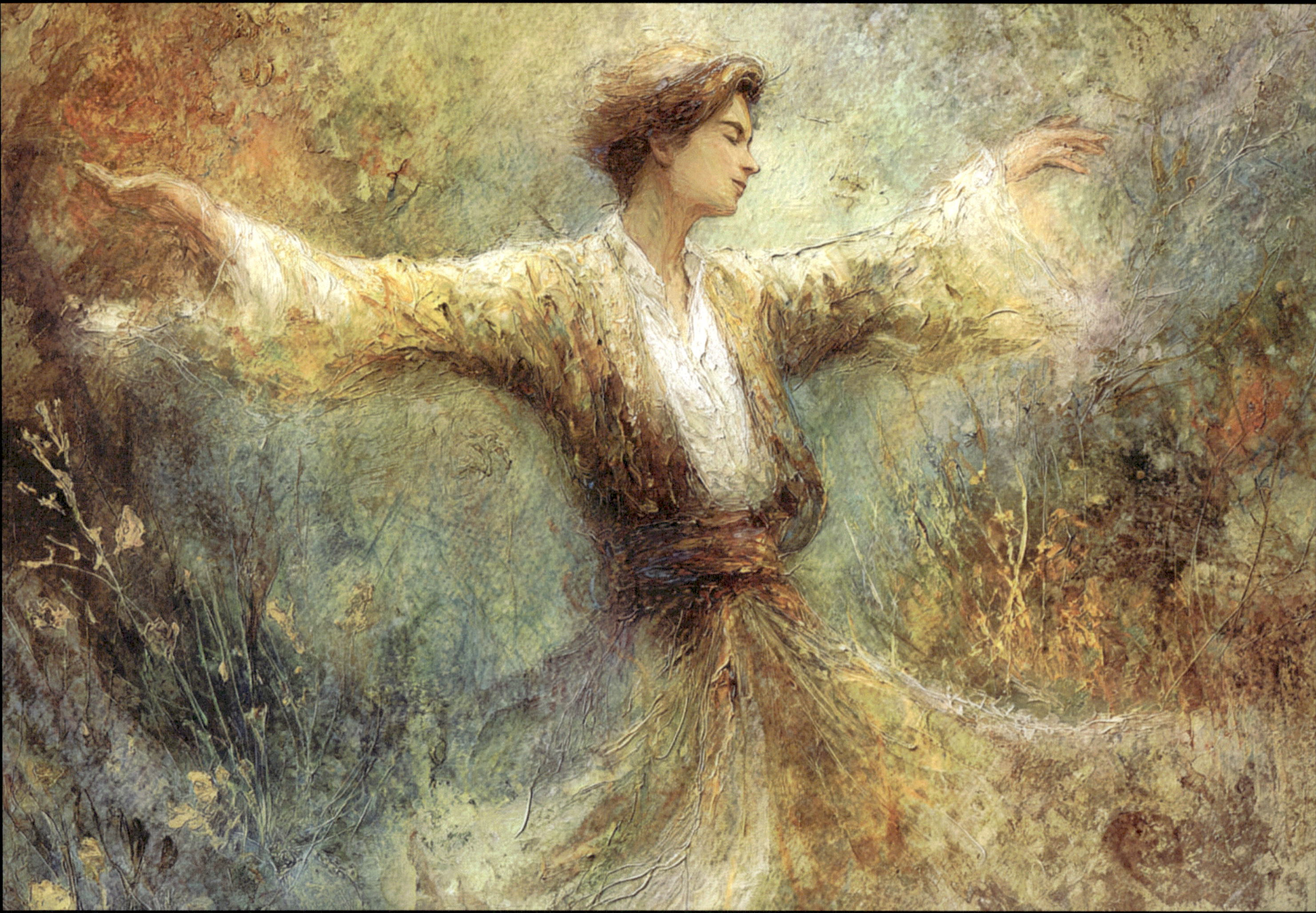

RUMI – DER TANZ ZWISCHEN SEHNSUCHT UND VERSCHMELZUNG

Wenn du dich je gefragt hast, warum dein Herz brennt, obwohl du nicht weißt, wonach – dann lies Rumi. Weil dein Herz schon längst weiß, wonach es sucht.

Der persische Mystiker schrieb Liebesgedichte an das Göttliche – und traf dabei mitten ins Menschliche. Diese Dyade fragt nicht nach Antworten, sondern nach Sehnsucht, Hingabe und der leisen Musik in deinem Innern.

1. *Was ruft dich, wenn alles still ist?*
2. *Was vermisst du, obwohl du es nie hattest?*
3. *Dich vom Leben umarmen lassen – was geschieht?*
4. *Was ist, wenn du schon angekommen bist?*

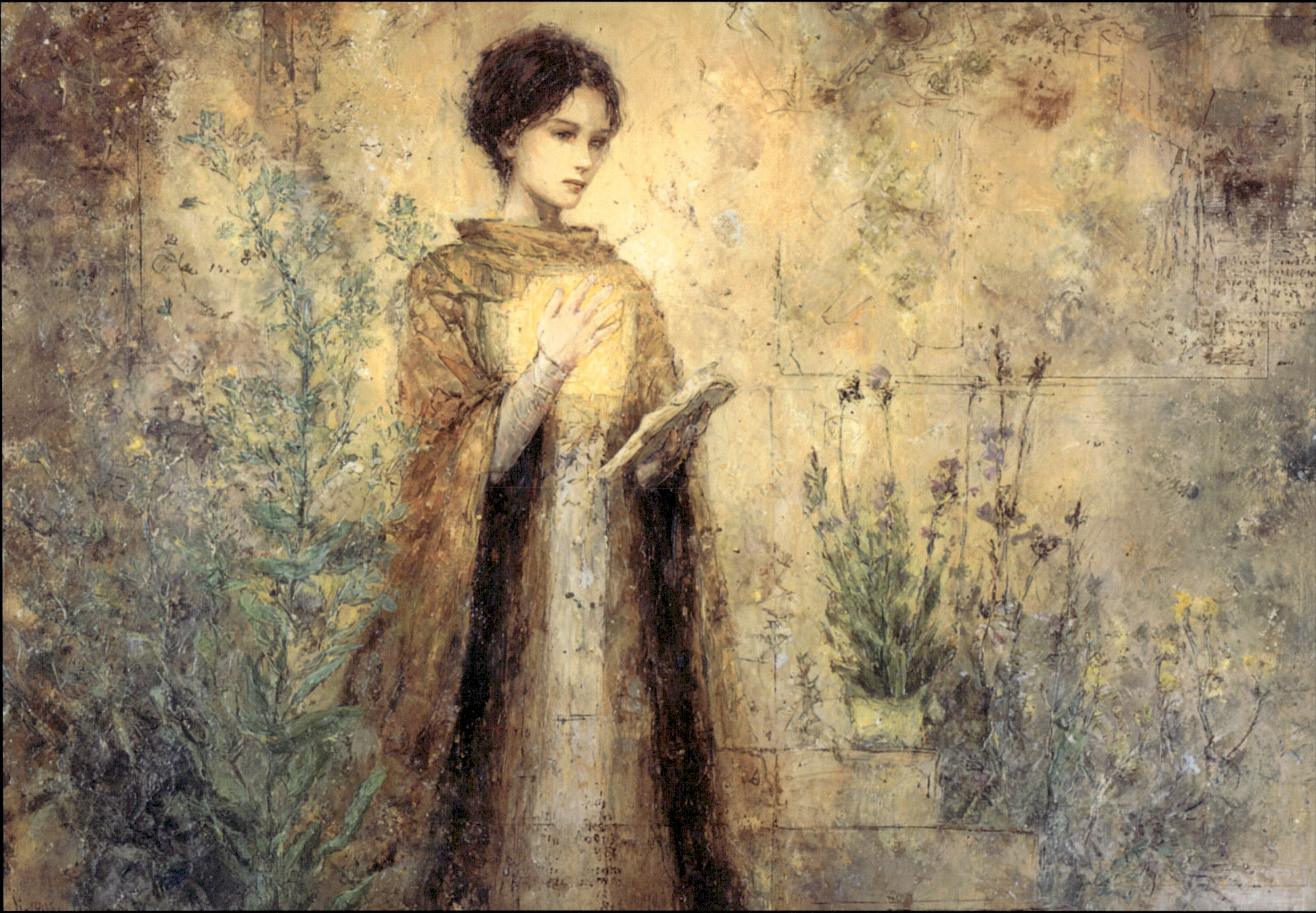

HILDEGARD VON BINGEN – DIE KRAFT DER LEUCHTENDEN ORDNUNG

Heilung beginnt dort, wo Klang, Farbe und Würde denselben Ton singen. Weil deine Zellen Poesie verstehen – auch wenn du's vergessen hast.

Die große Mystikerin verband Visionen, Heilkunde, Musik und kosmisches Bewusstsein – ganz ohne Trennung zwischen Himmel und Erde. Diese Dyade lädt dich ein, auf die innere Natur zu hören, die dich seit jeher kennt.

1. *Dem Klang in dir lauschen – was hörst du?*
2. *Dich als Teil des lebendigen Ganzen spüren – wie fühlt sich das an?*
3. *Dich erinnern, was dir heilig ist – was wird lebendig?*
4. *Dich vom Leben durchlichten lassen – was bleibt?*

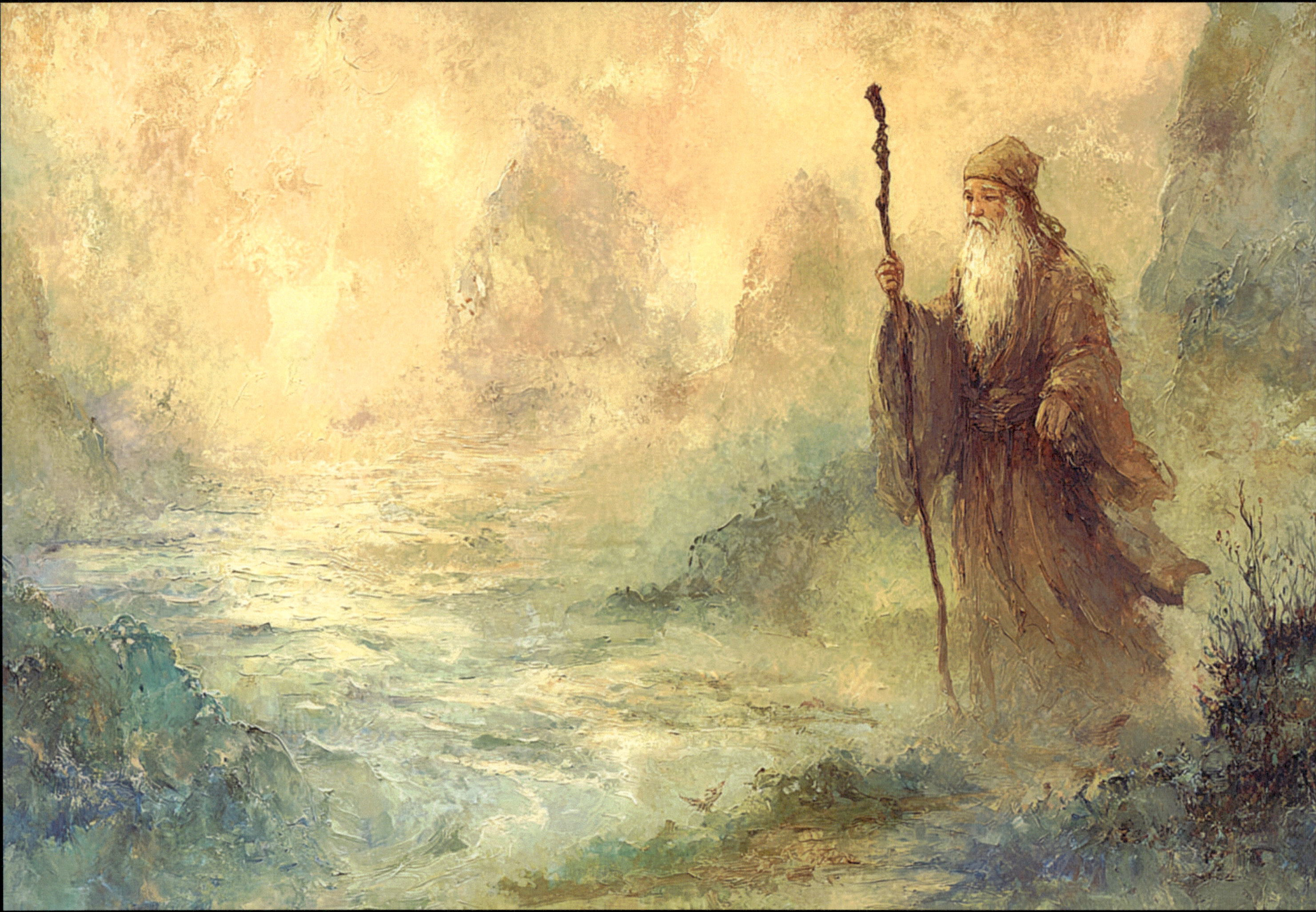

LAOZI – NICHTS TUN, UND ALLES GESCHIEHT

Der Weg geht nicht verloren – man hört nur manchmal zu laut auf sich selbst.

Der Dao fließt durch alles – unaufdringlich, weich, unaufhaltsam. Laozi war kein Lehrer im klassischen Sinn, sondern ein Einweiser ins Prinzip des Gelassenen. Diese Dyade ist eine Einladung zum Nicht-Machen, Nicht-Eingreifen in das natürliche Geschehen.

1. *Dich nicht bemühen – was geschieht in dir?*
2. *Wie ist es, wenn du dem Leben vertraust?*
3. *Mit dem Strom gehen – was taucht auf?*
4. *Einfach sein – wie fühlt sich das an?*

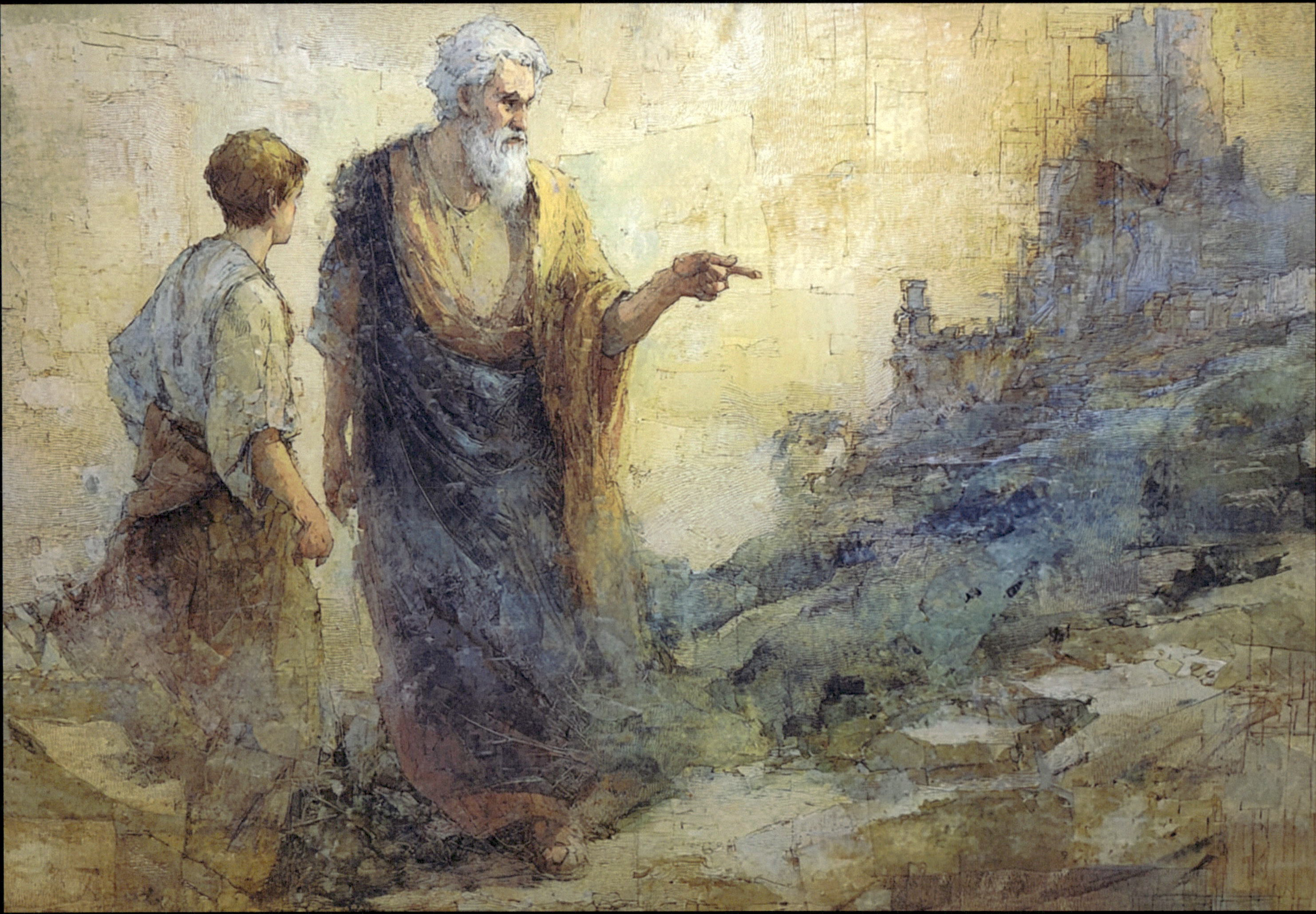

SOKRATES – ERKENNTNIS IST EIN SPAZIERGANG MIT FRAGEN

Weise ist nicht, wer viel weiß, sondern wer weiß, was er nicht weiß – und damit gut leben kann.

Sokrates war weniger an richtigen Antworten interessiert als an ehrlichem Nichtwissen. Diese Dyade bringt keine Theorien, sondern die Einladung, sich selbst fragend zu begegnen – wach, klug, verwundert.

1. *Was ist für dich gerade wahr?*
2. *Woran zweifelst du, obwohl du daran glaubst?*
3. *Dich fragen, wer du bist – was taucht auf?*
4. *Mit deiner Unsicherheit Freundschaft schließen – wie ist das?*

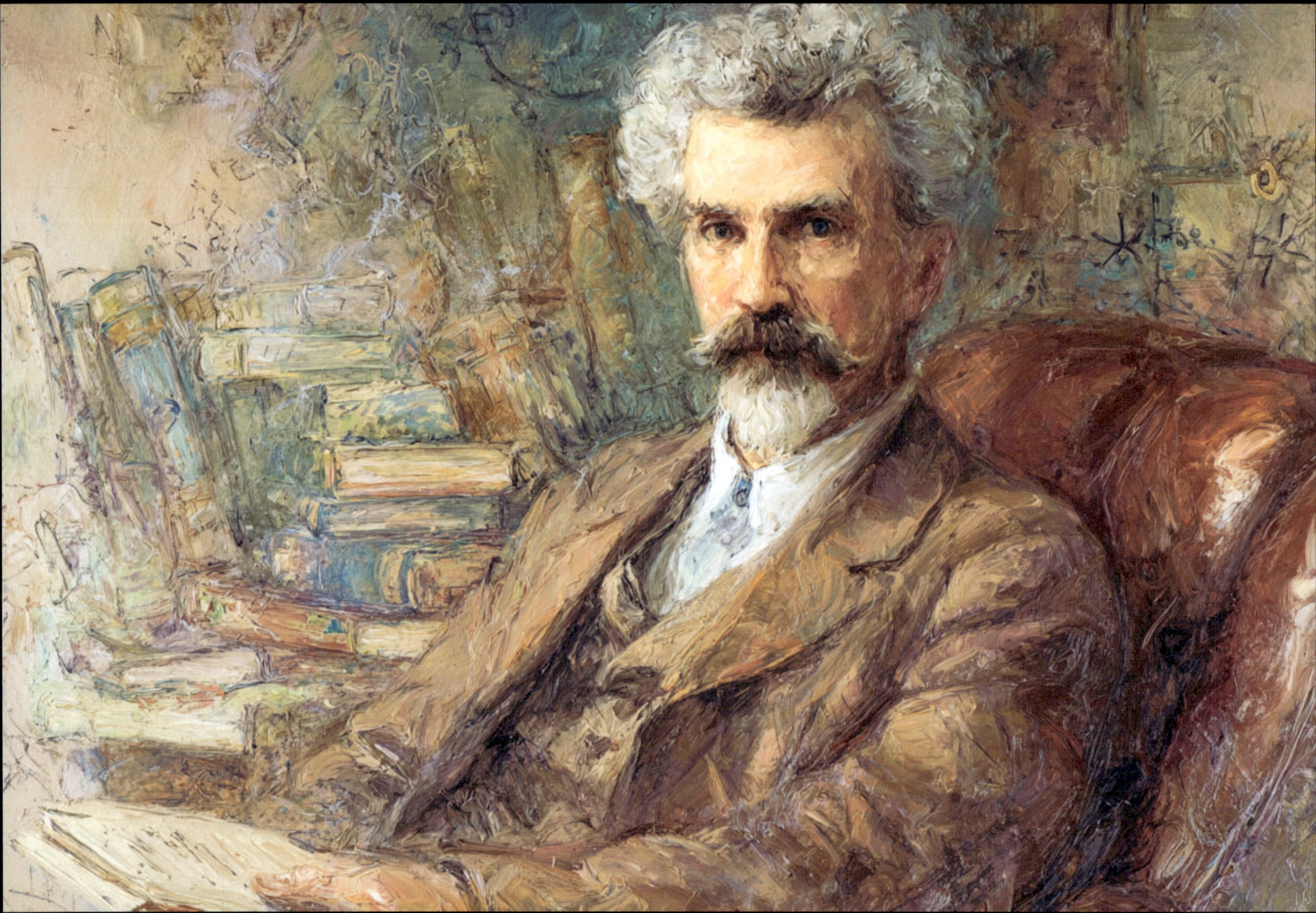

C. G. JUNG – AUF TUCHFÜHLUNG MIT DEM SCHATTEN

Man wird nicht erleuchtet, indem man Lichtwesen visualisiert – sondern indem man seine Dunkelheit kennenlernt. Weil dein Schatten nicht dein Feind ist, sondern dein unbezahlter Lebensberater.

Jung wusste, dass Heilung keine Lichtshow ist. Sondern der stille Mut, auch das Unbequeme anzuschauen. Diese Dyade lädt dich ein, den ungebetenen Gästen in deinem Innern eine Stimme zu geben – und vielleicht sogar ein warmes Getränk.

1. *Dem Unbequemen begegnen – was zeigt sich?*
2. *Etwas in dir fragen, das du lieber nicht hättest – was antwortet es?*
3. *Dich nicht verstecken – was wird spürbar?*
4. *Mit dem Schatten tanzen – wie fühlt sich das an?*

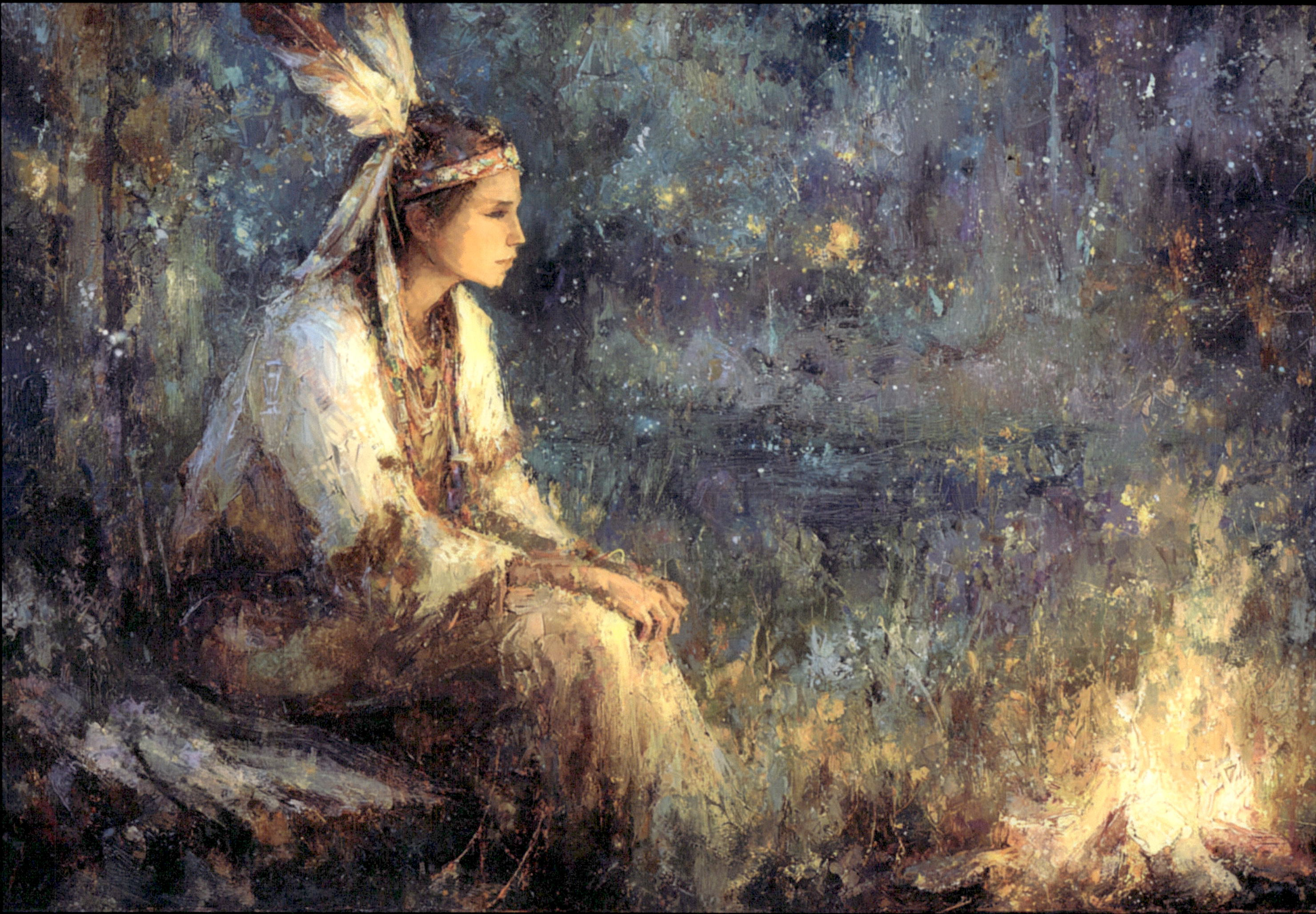

INDIGENE WEISHEIT – ALLES LEBT, AUCH DU

Der Wind ist kein Geräusch. Die Erde ist nicht stumm. Und du bist kein Fremdkörper. Du warst nie wirklich allein – du hast nur verlernt zu lauschen.

In vielen indigenen Traditionen wird alles als belebt betrachtet – Steine, Tiere, Ahnen, Stille. Diese Dyade lädt dich ein, dich als Teil des Ganzen zu spüren – nicht als Beobachter, sondern als Mitschwingender.

1. *Dem Boden unter dir danken – was antwortet er?*
2. *Dich mit dem lebendigen Netz verbinden – was taucht auf?*
3. *Die Ahnen in dir spüren – was flüstern sie dir zu?*
4. *Als Teil des Ganzen fühlen – wie geht es dir damit?*

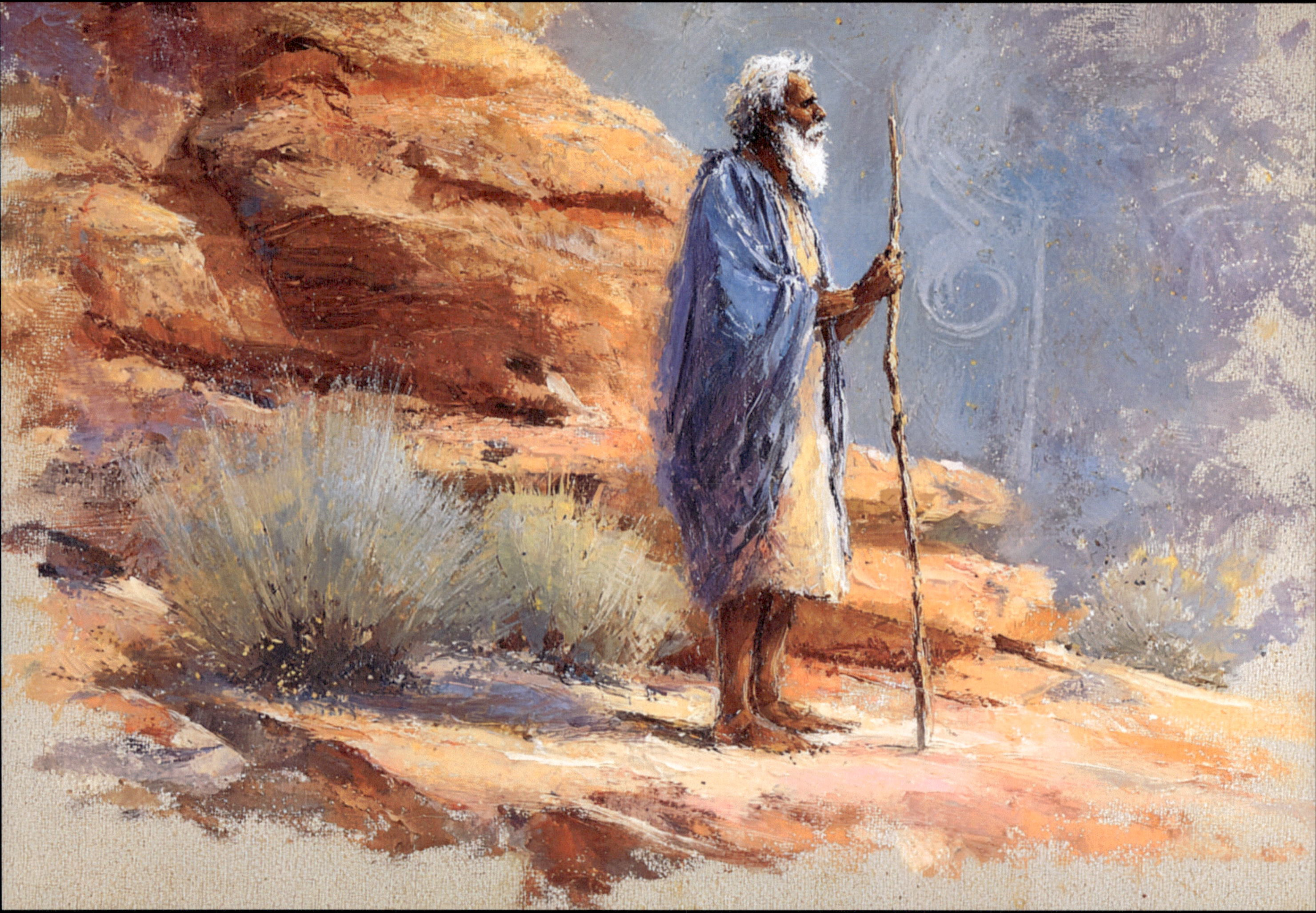

ABORIGINE-SPIRITUALITÄT – TRAUMZEIT IST JETZTZEIT

Wenn du wirklich verstehen willst, wer du bist, frag das Land – nicht dein Ego.

In der Welt der Aborigines ist alles verbunden: Ort, Geschichte, Mensch und Tier sind Ausdruck ein- und desselben Traumpfades. Zeit ist kein Lineal, sondern ein Kreis. Diese Dyade lädt dich ein, dich zu erinnern, woher du kommst – auch wenn du denkst, du weißt es nicht mehr.

1. *Dich auf das Land unter deinen Füßen einstimmen – was erzählt es dir?*
2. *Dich als Teil der Geschichte spüren – was wird dir bewusst?*
3. *Einem inneren Tier lauschen – was zeigt es dir?*
4. *Dich mit der großen Geschichte verbinden – wie geht es dir damit?*

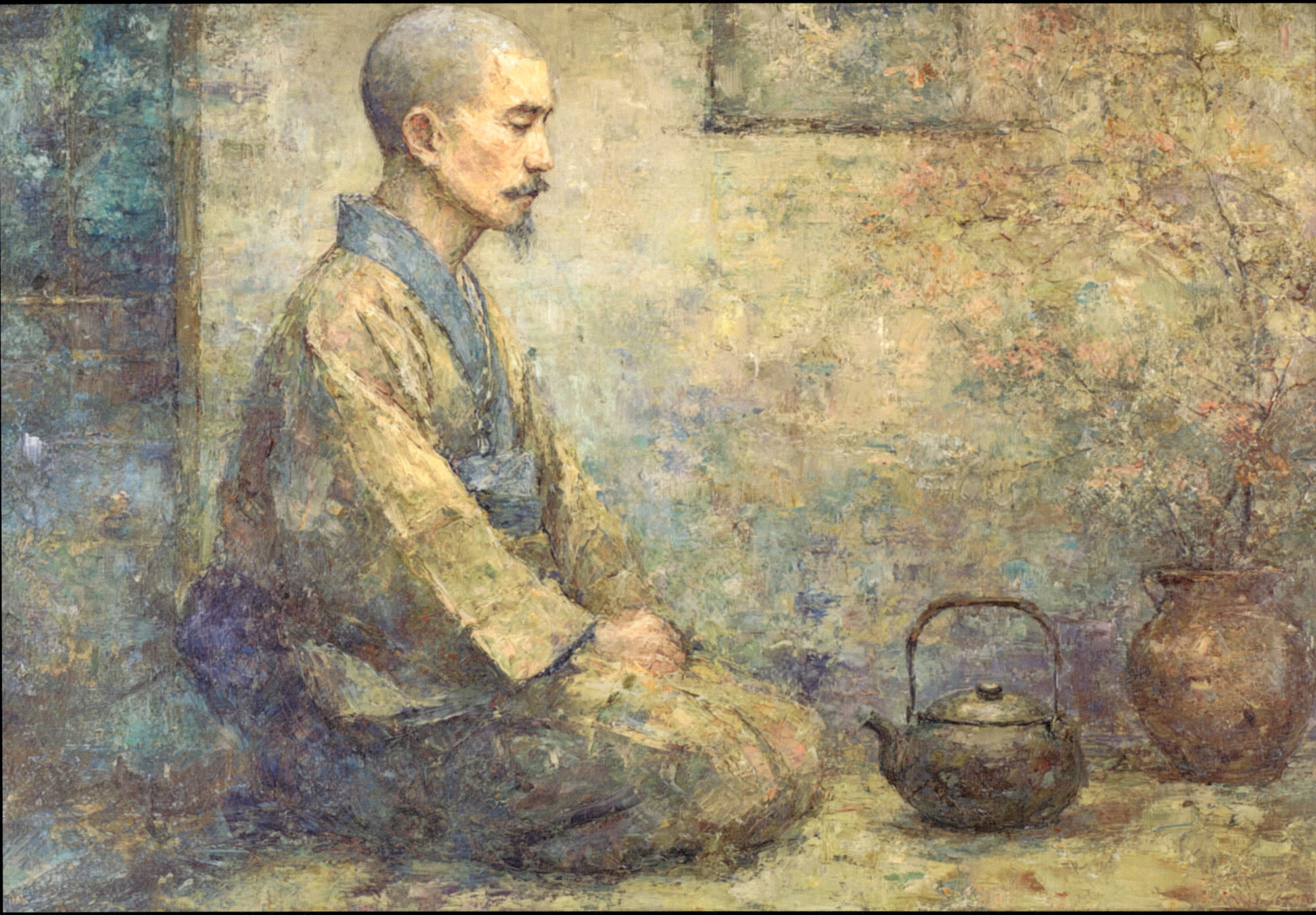

ZEN – KEINE WORTE. KEIN DENKEN. NUR TEE.

Die Wahrheit kommt durch die Hintertür – meistens, wenn du gerade den Besen holst.

Zen ist, was übrig bleibt, wenn die Konzepte Pause machen. Es liebt Paradoxien, Stille und plötzliche Erleuchtung beim Abwasch. Diese Dyade verzichtet auf Schnörkel – und zielt auf das, was immer da ist, aber nie gesehen wird.

1. *Diesen Moment ganz erfahren – was ist?*
2. *Ohne Sinn – was zeigt sich trotzdem?*
3. *Alles loslassen, was du verstanden hast – was bleibt?*
4. *Präsent sein, ohne Grund – wie fühlt sich das an?*

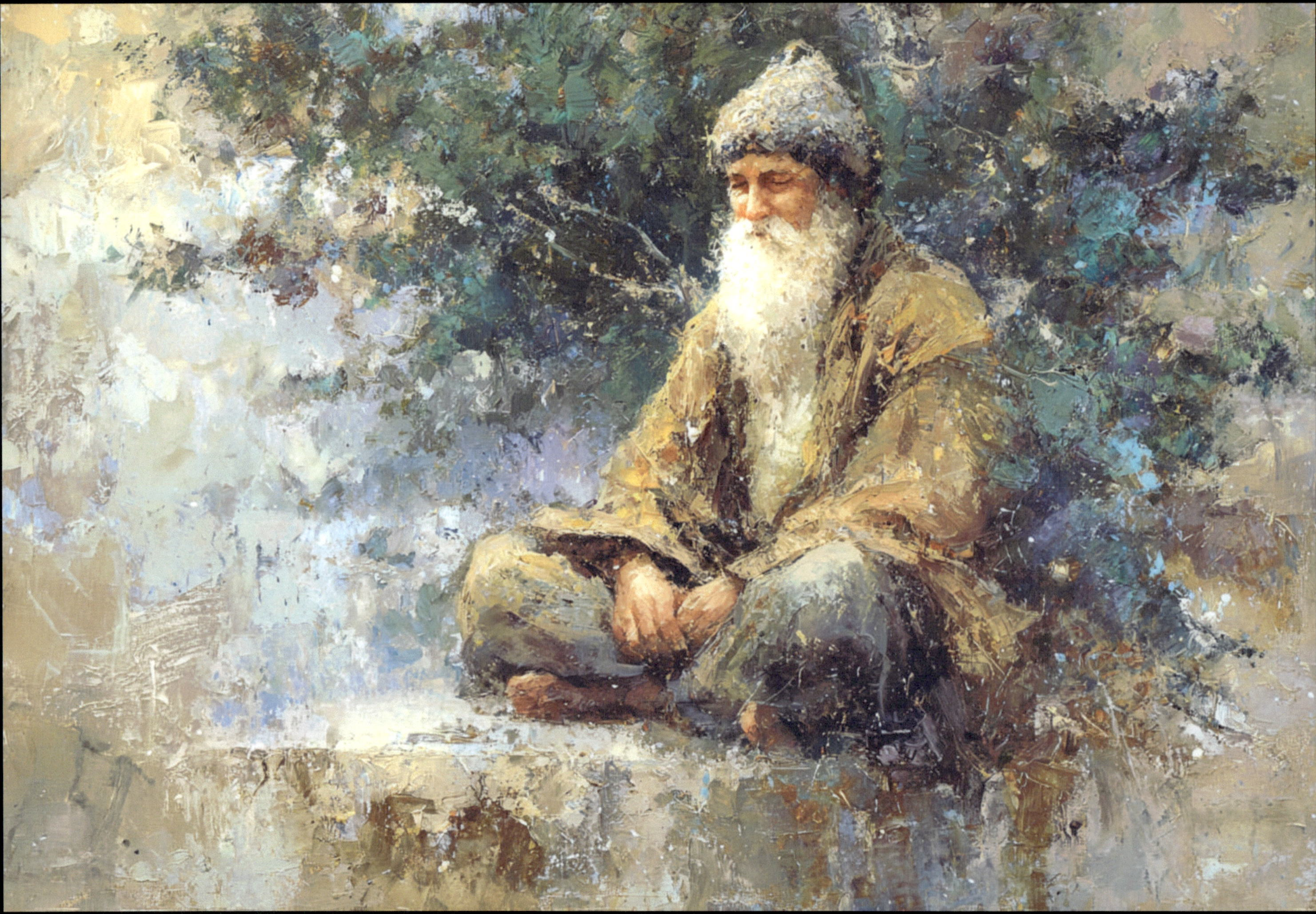

OSHO – LEBE WILD, STIRB BEWUSST

Sei ekstatisch. Dann schau, wer das ist, der da tanzt. Weil du nicht perfekt sein musst, um vollkommen zu sein.

Osho war provokant, freiheitsliebend, unverschämt lebendig. Seine Fragen zielten nicht auf Erleuchtung durch Entsagung, sondern durch radikale Annahme – deines Körpers, deiner Widersprüche, deiner Tiefe. Diese Dyade ist eine Einladung zum inneren Rock'n'Roll.

1. *Dich mit deiner wilden Lebenskraft verbinden – was spürst du?*
2. *Nichts zurückhalten – was wird lebendig?*
3. *Dich lieben mit allem, was du bist – wie fühlt sich das an?*
4. *Still werden nach dem Tanz – was bleibt in dir?*

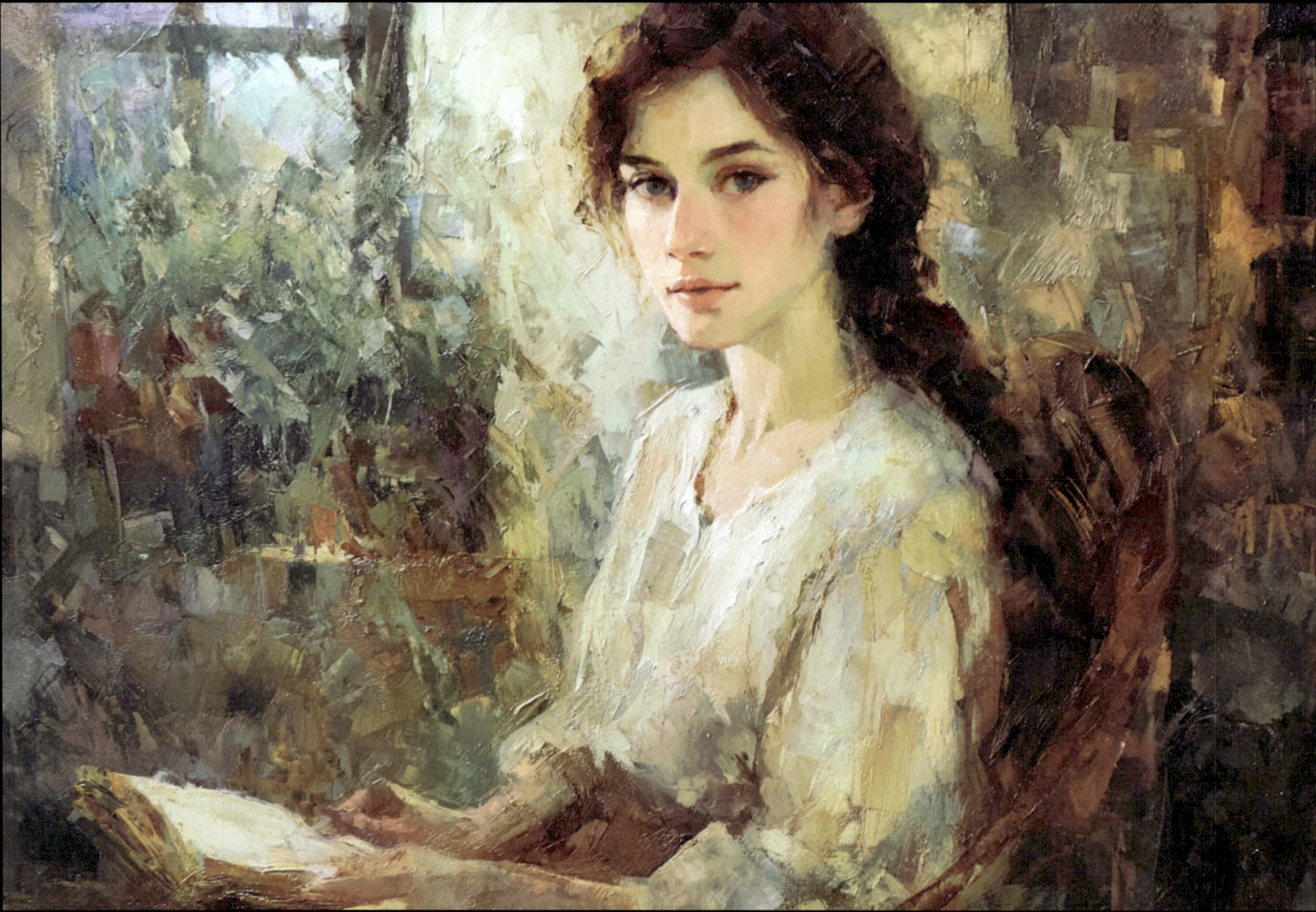

ETTY HILLESUM – INNERER HIMMEL TROTZ ÄUSSERER HÖLLE

Man kann alles verlieren – außer den eigenen Zugang zur Tiefe. Weil man auch in einem Durchgangslager beten kann – und das eigene Herz behalten.

Etty Hillesum schrieb inmitten des Grauens über Licht, Liebe und das stille Gespräch mit Gott. Ihre Worte sind unerschütterlich – nicht trotz, sondern wegen des Schmerzes. Diese Dyade ist eine Übung in innerem Halt.

1. *Wenn du auf alles verzichten müsstest – was bleibt in dir?*
2. *Was in dir ist unzerstörbar?*
3. *Dem Leben in dunkler Zeit zuhören – was flüstert es dir?*
4. *Dich selbst als Gefäß der Hoffnung erleben – wie fühlt sich das an?*

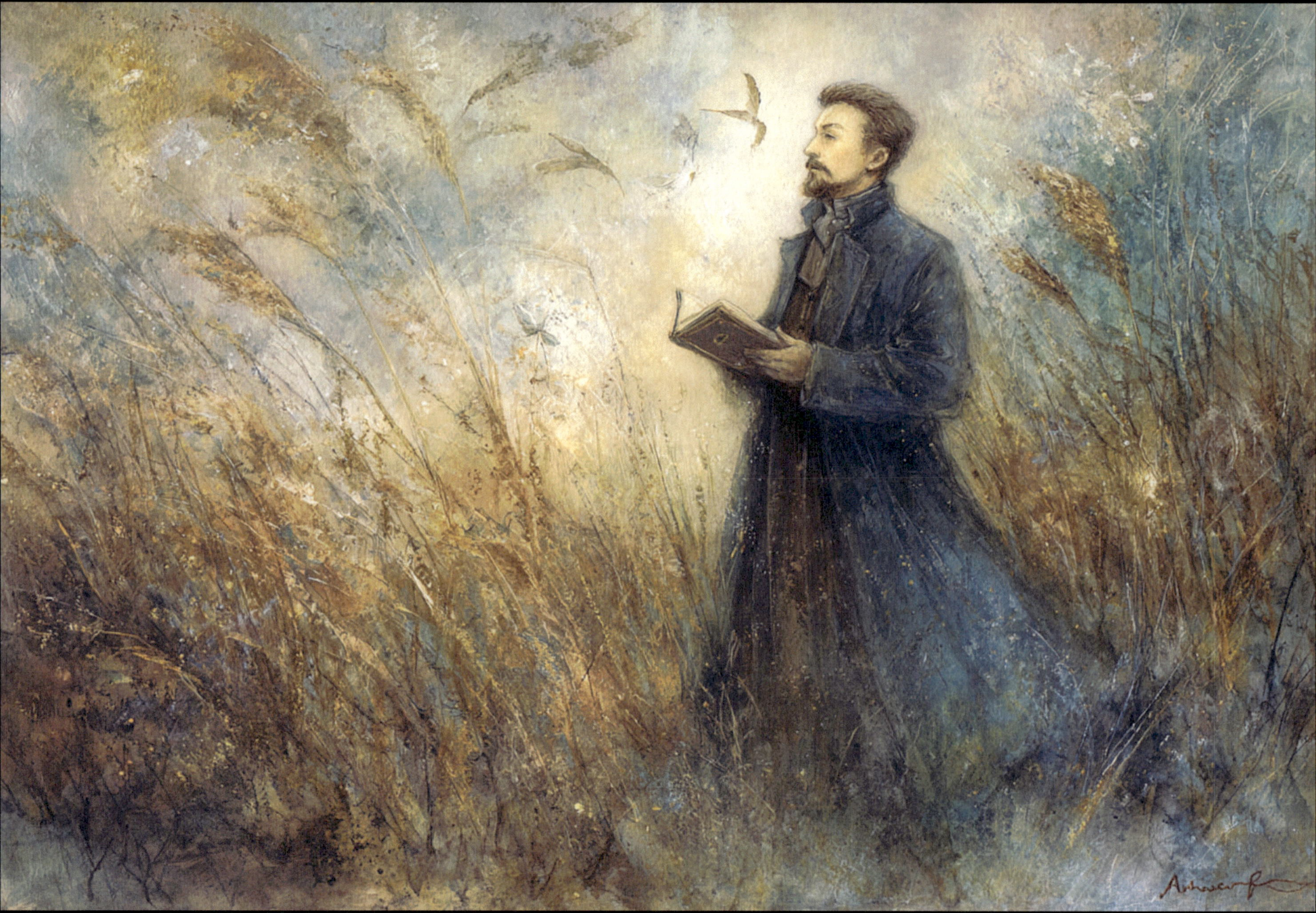

RAINER MARIA RILKE – ZWISCHEN SCHMERZ UND VERWANDLUNG

„Vielleicht sind alle Drachen unseres Lebens Prinzessinnen, die darauf warten, uns einmal schön und mutig zu sehen."

Rilke schrieb wie ein sehender Wanderer zwischen Welten. In seiner Sprache wohnt Verwandlung – oft schmerzhaft, aber immer liebevoll. Diese Dyade ist wie ein Gedicht, das sich selbst hört.

1. *Was in dir will gesehen werden – auch wenn es Angst macht?*
2. *Wenn du deinem Schmerz zuhörst – was erzählt er?*
3. *Was will sich in dir verwandeln?*
4. *Was, wenn du bereits schön und mutig bist?*

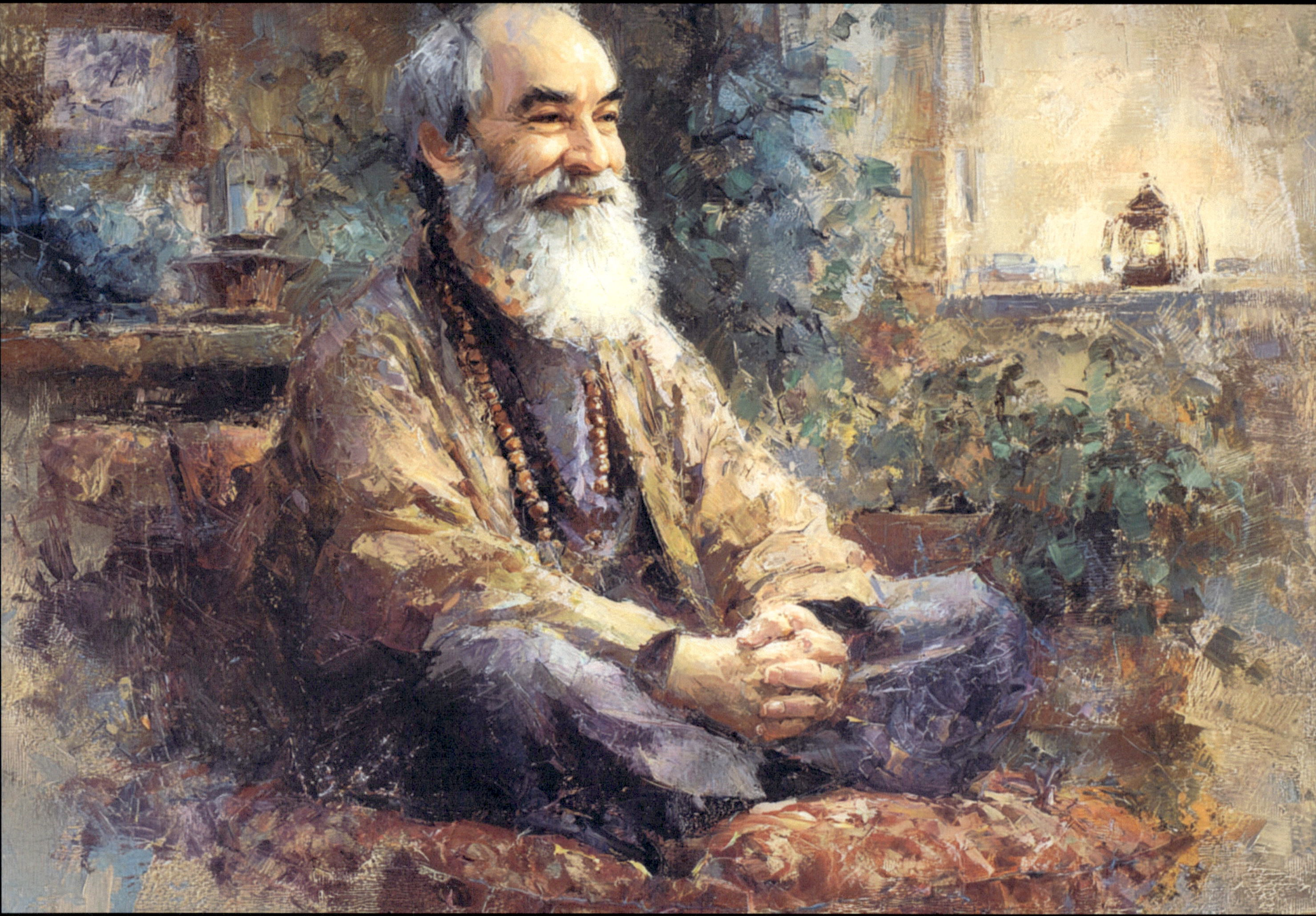

RAM DASS – SEI HIER. JETZT. UND BRING SNACKS MIT.

Spirituell sein heißt nicht, den Alltag zu verlassen – sondern dort aufzutauchen. Weil du ruhig auf Erleuchtung hoffen darfst – während du den Müll rausbringst.

Ram Dass brachte Humor und Herz zusammen. Er sprach mit Mönchen, Drogen und Gurus – aber am liebsten mit dem, was gerade ist. Diese Dyade ist bodenständig himmlisch.

1. *Was passiert, wenn du gerade nichts Besonderes bist?*
2. *Wie ist es, einfach nur da zu sein?*
3. *Was, wenn Liebe schon alles durchdringt?*
4. *Wer wärst du, wenn du niemand sein müsstest?*

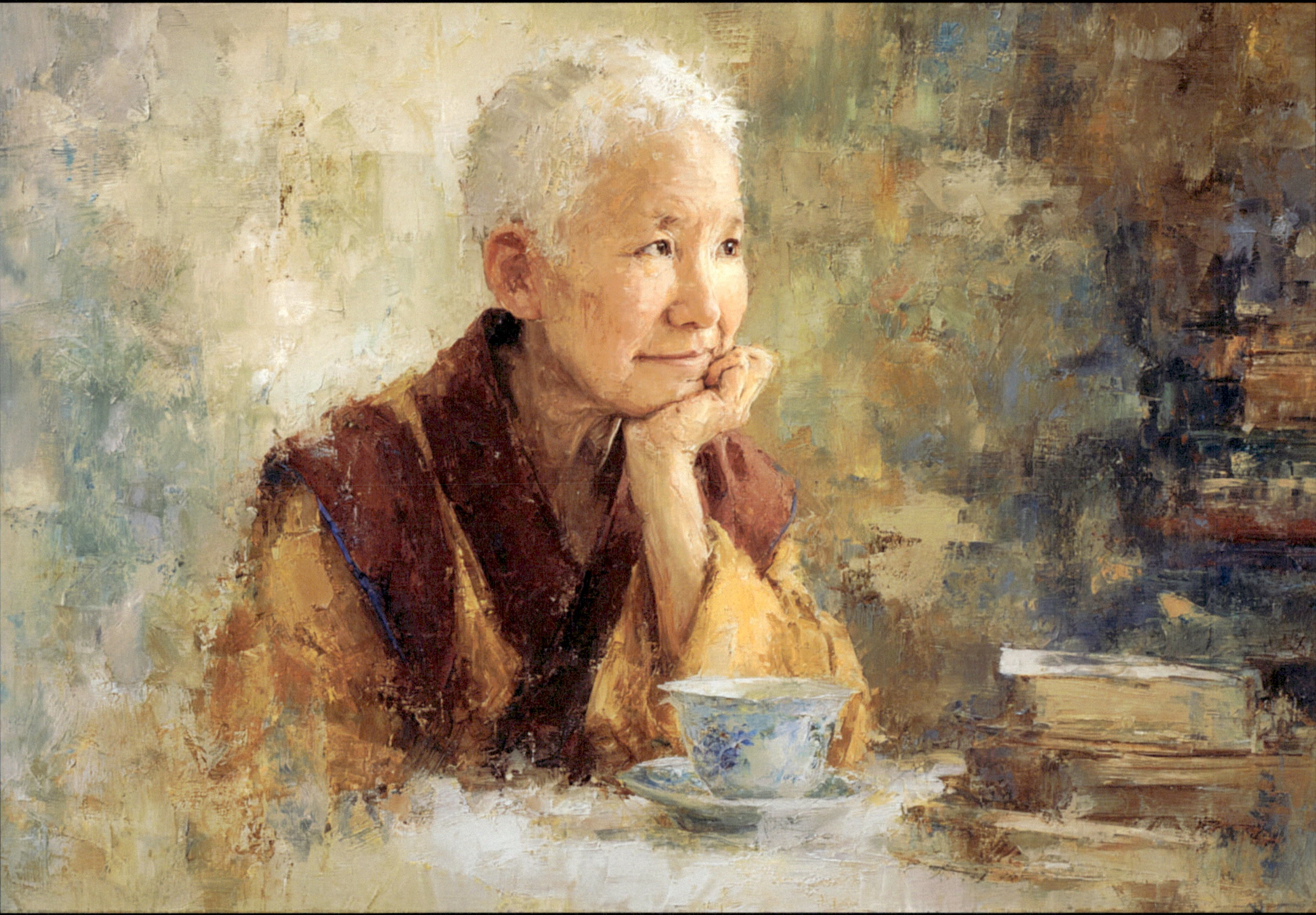

PEMA CHÖDRÖN – MIT DEM CHAOS TEE TRINKEN

Manchmal bedeutet Erwachen, dass du trotzdem freundlich bleibst.

Pema Chödrön lädt ein, auch mit Angst, Wut und Scham zu sitzen – liebevoll, offen, mitten im Leben. Diese Dyade ist wie ein Gespräch mit dir selbst, das endlich zuhört.

1. *Mit dem sein, was du nicht magst – was zeigt sich?*
2. *Freundlich zu dir selbst sein – wie fühlt sich das an?*
3. *Was, wenn das Schwierige einfach nur gehört werden will?*
4. *Was passiert, wenn du weich wirst statt stark?*

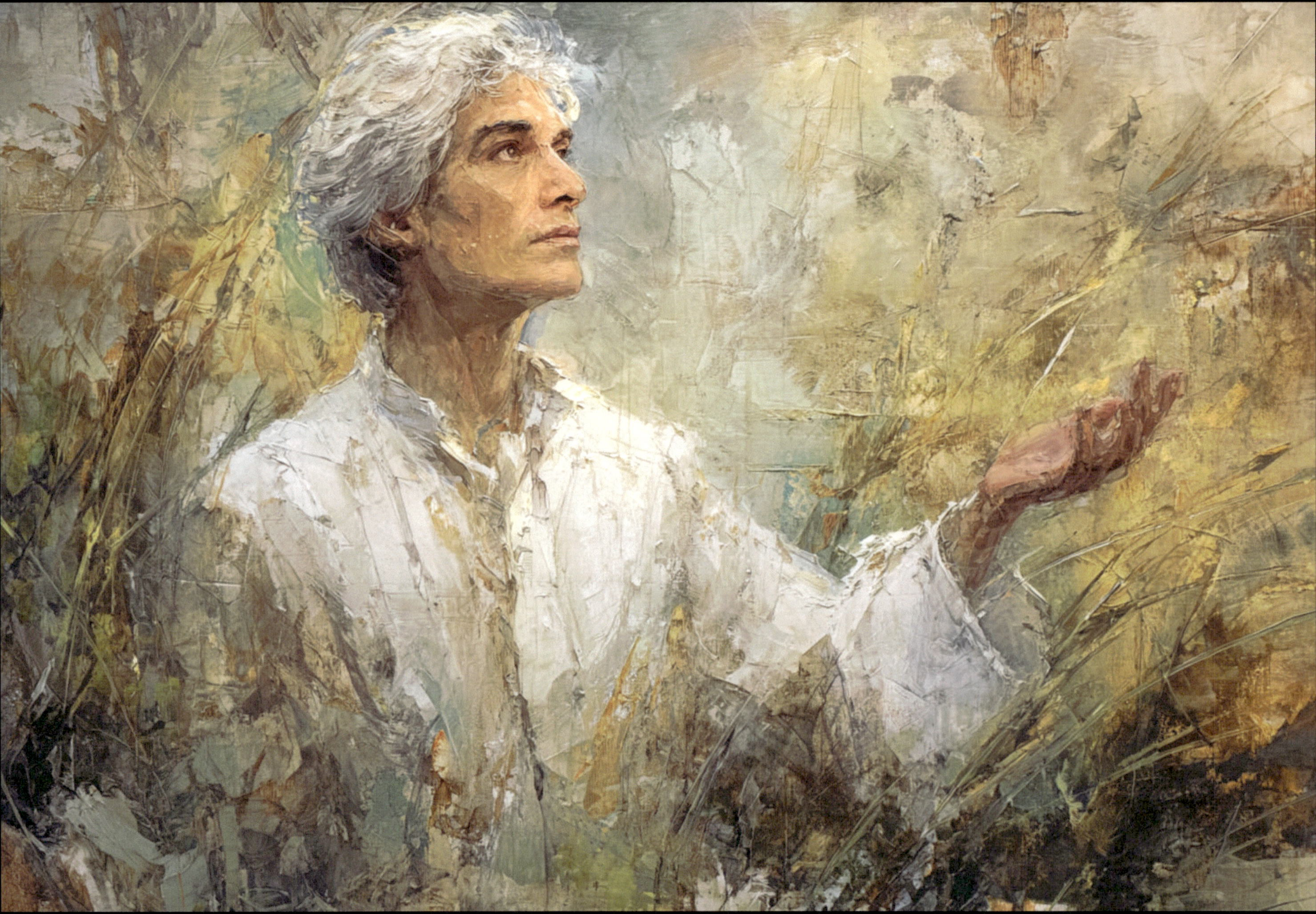

KRISHNAMURTI – JENSEITS DER KONZEPTE

Freiheit ist, wenn du keine Methode mehr brauchst. Weil du nichts brauchst, um frei zu sein – außer dem, was du schon bist.

Krishnamurti zerschlug jede spirituelle Schablone – um dich in die direkte Erfahrung zu werfen. Keine Gurus, keine Systeme, kein Trostpflaster. Diese Dyade ist ein Sprung in die ungeschützte Gegenwart.

1. *Was bist du, wenn du aufhörst, jemand sein zu wollen?*
2. *Was ist wahr – jenseits deiner Geschichte?*
3. *Wenn du dir nicht glaubst – was bleibt?*
4. *Wie fühlt sich Freiheit an, ohne Richtung?*

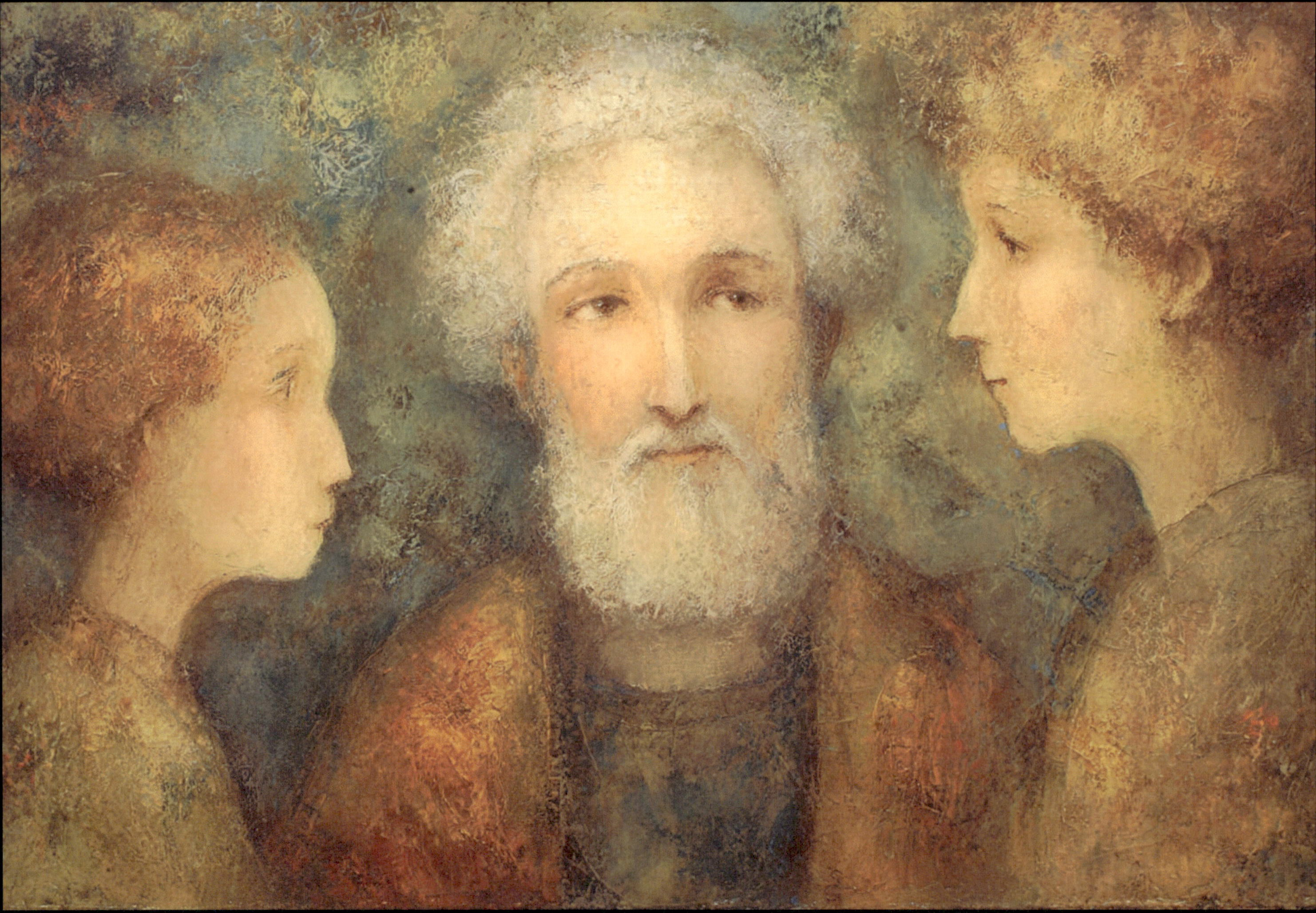

MARTIN BUBER – IM ZWISCHEN LIEGT DAS LICHT

„Alles wirkliche Leben ist Begegnung." Weil da, wo du mich wirklich siehst, ich auch mich selbst erkenne.

Buber lehrte, dass Beziehung nicht etwas ist, das geschieht – sondern etwas, das wir sind. Diese Dyade ist eine Einladung zur echten Begegnung – nicht als Technik, sondern als Wahrheit.

1. *Dem Gegenüber offen begegnen – was spürst du?*
2. *Wie ist es, dich gesehen zu wissen?*
3. *Wenn nichts dazwischensteht –*
   was ist dann zwischen euch?
4. *Was, wenn die Begegnung selbst das Heilige ist?*

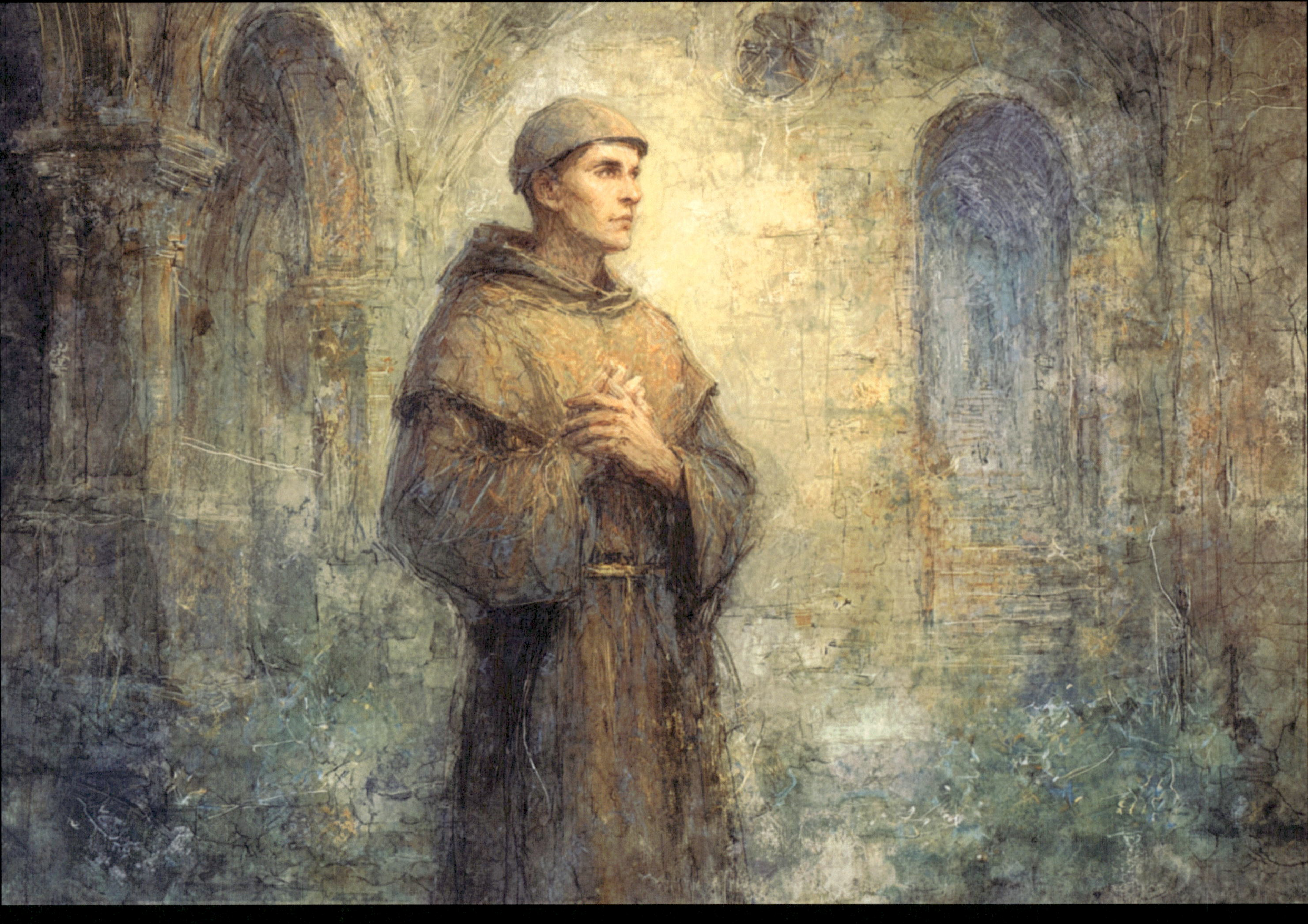

MEISTER ECKHART – GOTT WOHNT NICHT WEIT WEG

Du findest dich nur selbst, wenn du alles loslässt, was du über dich dachtest.

Dieser mittelalterliche Mystiker sprach so radikal über das Göttliche, dass er fast aus der Kirche geworfen wurde. Seine Wahrheit: Gott ist jetzt – nicht später, nicht irgendwo. Diese Dyade geht ins Mark.

1. *Was bleibt, wenn du dich leer machst?*
2. *Gott in dir berühren – was ist da?*
3. *Wenn du nicht mehr suchst – was findet dich?*
4. *Was, wenn du schon längst angekommen bist?*

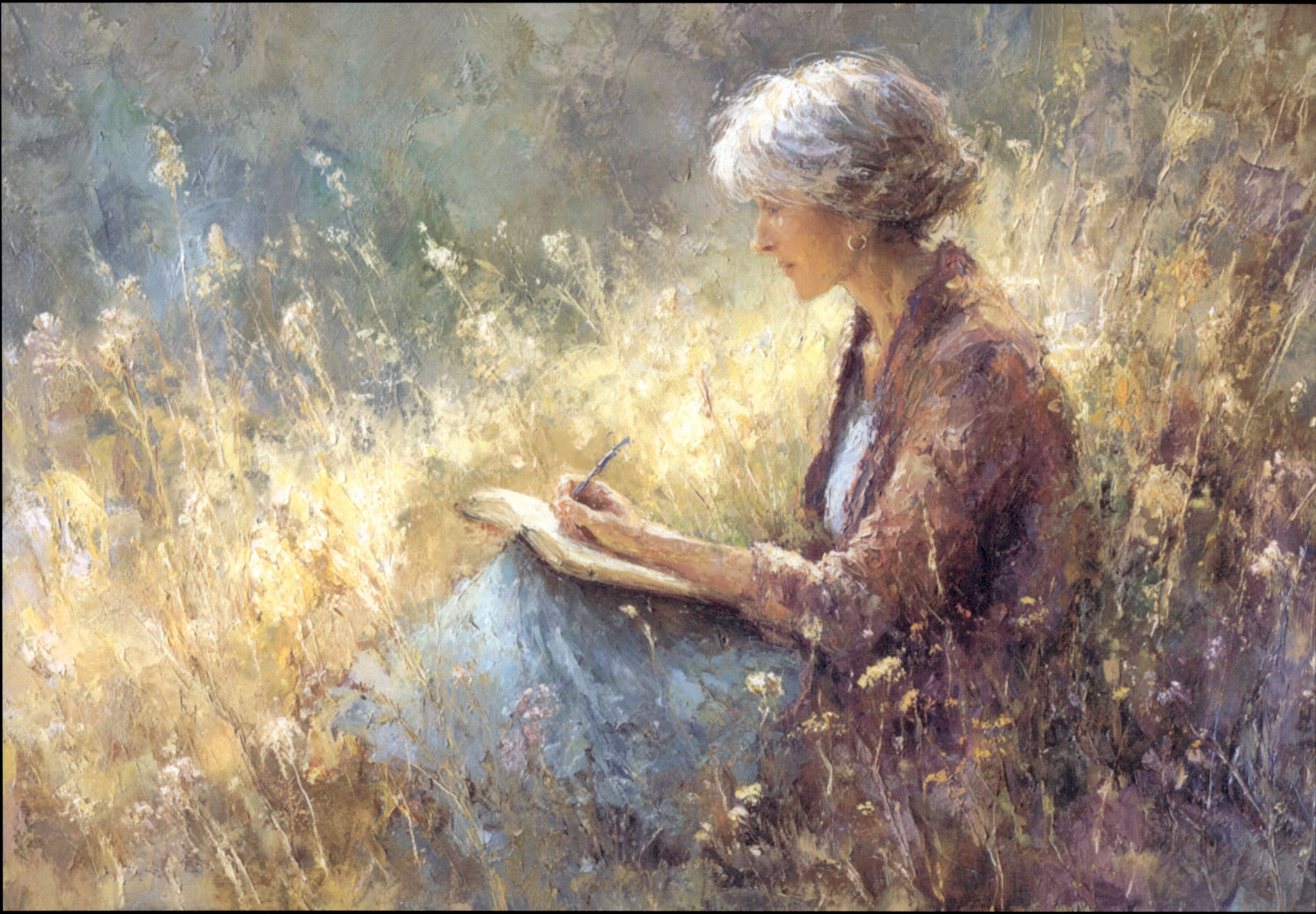

MARY OLIVER – STAUNEN IN EINFACHEN DINGEN

„Sag mir, was du mit deinem einen wilden und kostbaren Leben anfangen willst?“ Weil manchmal schon ein Sonnenstrahl genügt, um zu wissen, dass du lebst.

Mary Oliver schrieb Gedichte über Gänse, Gräser und das Heilige im Kleinen. Ihre Fragen kommen leise daher – und gehen tief. Diese Dyade ist eine Einladung zum einfachen, ehrlichen Staunen.

1. *Was berührt dich heute – ganz still?*
2. *Was in der Welt flüstert dir „Ich bin schön“ zu?*
3. *Wie fühlt es sich an, wirklich lebendig zu sein?*
4. *Was möchtest du mit deinem wilden, kostbaren Leben tun?*

GLOBAL DYAD MEDITATION

Begegnungen in Echtzeit – Beispiele aus der Zoom-Zone der Gegenwärtigkeit

Lagerfeuer, Marktplätze, Wartezimmer und Beichtstühle galten lange als die bevorzugten Orte menschlicher Begegnung. Heute reicht oft ein halbwegs stabiles WLAN, ein freier Abend und ein funktionierender Mute-Button. In der Global Dyad Meditation treffen sich Menschen aus aller Welt – nicht, um sich gegenseitig ihre besten Urlaubsfotos zu zeigen, sondern um sich zu begegnen. Ohne Rollen, ohne Smalltalk, ohne die Sicherheit von „alles okay". Stattdessen schauen sich zwei Menschen über Laptopkamera oder Handybildschirm an und lauschen einander.

Manche sagen dann Dinge wie: „Wenn ich meinem Körper zuhöre, will er gerade nichts sagen."
Oder: „Ich bin da – aber ich weiß nicht, wer das gerade ist."

Was hier passiert, ist schwer zu erklären. Es ist gleichzeitig unspektakulär und tief. Man könnte sagen: spirituelle Praxis in Jogginghose – mit echter Wirkung.
Die Dyaden auf den nächsten Seiten sind echte Beispiele. Manche wurden spontan formuliert, manche aus alten Fragen neu geboren, manche haben sich einfach ins Feld geschlichen, als niemand hingeschaut hat.
Vielleicht wirken sie auf den ersten Blick banal.
Vielleicht auch nicht.
Aber probier mal, fünf Minuten lang mit echter Präsenz darauf zu antworten – dann weißt du, was gemeint ist.

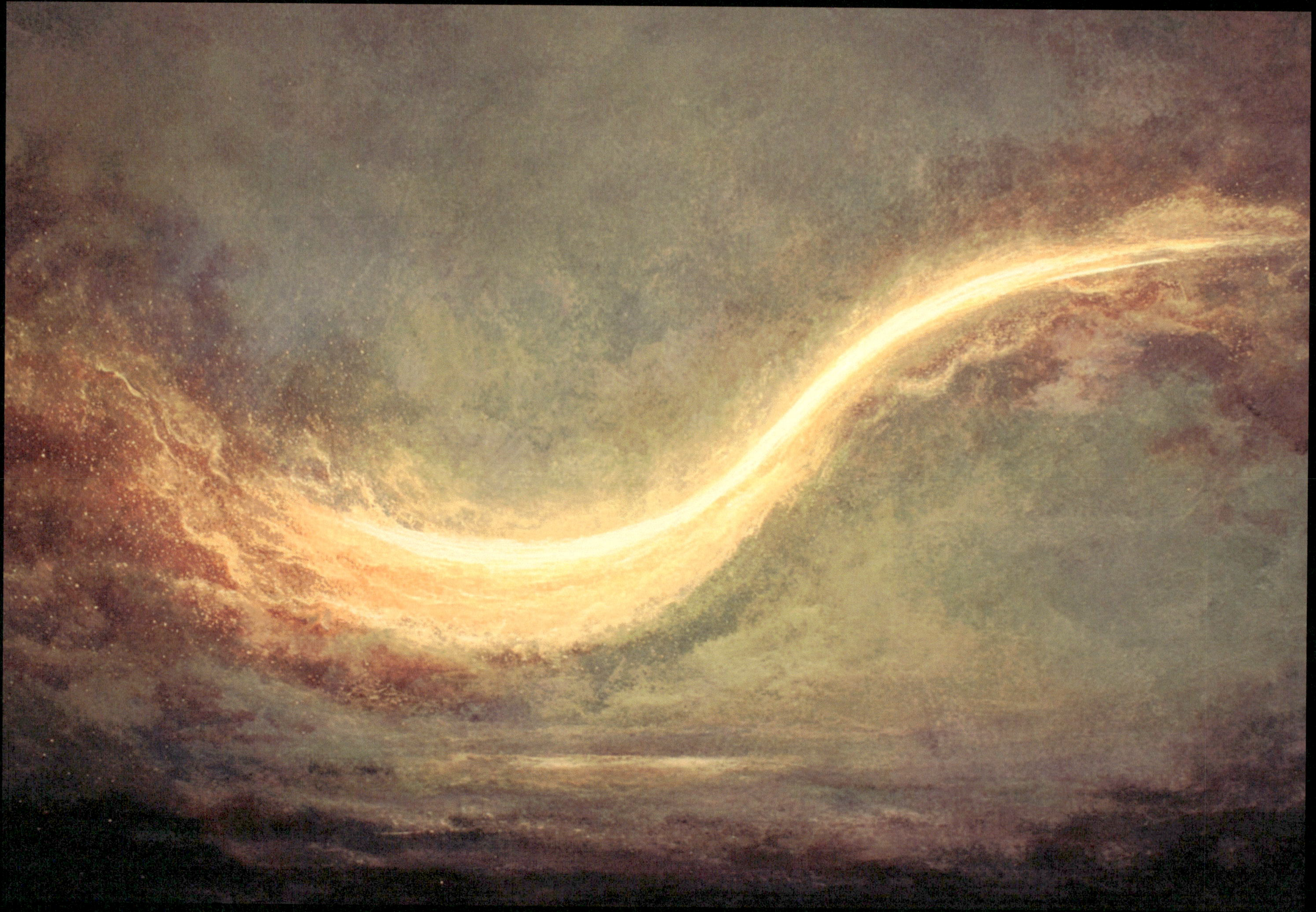

ÖFFNE DEIN HERZ UND RUH DICH AUS

Weil Erleuchtung selten unter Anspannung passiert.

1. *Öffne dein Herz und ruh dich aus.*
2. *Ruh dich noch mehr aus.*
3. *Zuflucht im Innern nehmen.*
4. *Dich der Liebe hingeben, die du bist.*

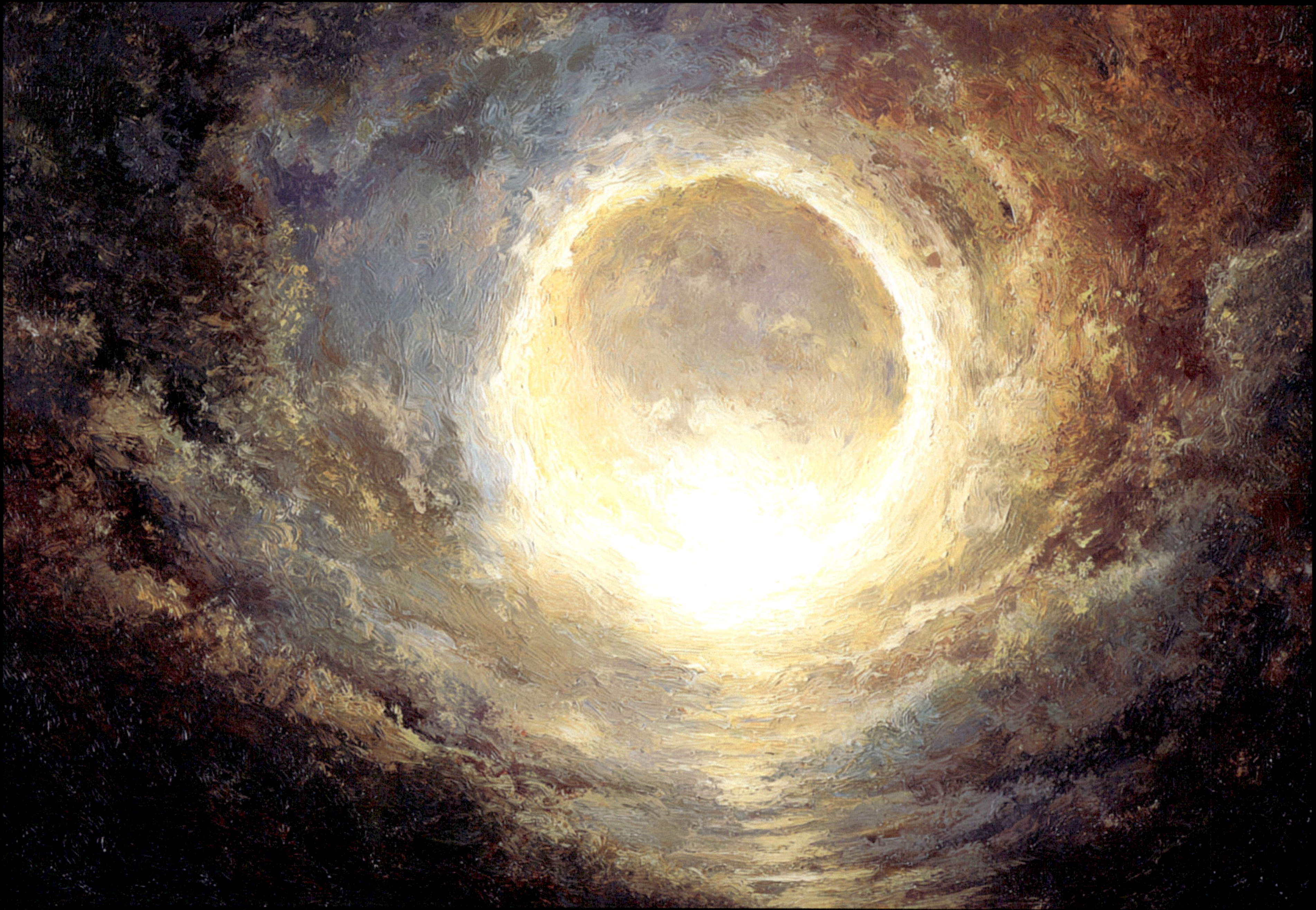

PRÄSENZ, DIE ATMET

Ein kleines Stück Frieden – ganz ohne Räucherstäbchen.

1. *Einfach präsent sein, was fühlst du in deinem Körper?*
2. *Wie geht es dir mit dir?*
3. *Raum für dich machen, was wird lebendig?*
4. *Dich auf dich einlassen, wie geht es dir?*

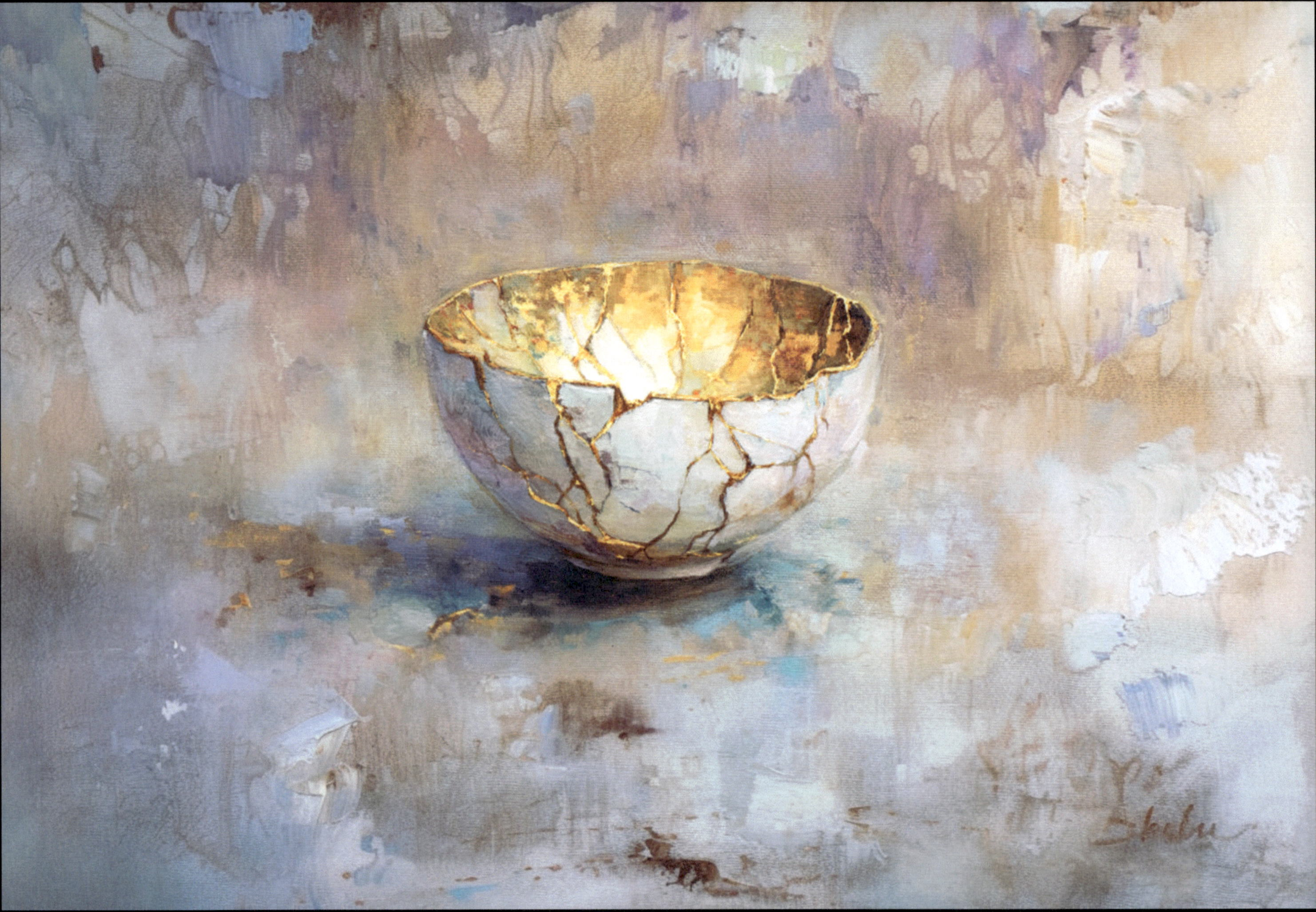

SELBSTLIEBE IN ECHTZEIT

Wenn du aufhörst, dich zu verbessern, und einfach auftauchst.

1. *Umarmen, wer du bist – wie fühlst du dich?*
2. *Zu den Teilen in dir Ja sagen, die du nicht magst – was geschieht in deinem Körper?*
3. *Dich so zu lieben, wie du bist – wie fühlst du dich?*
4. *Dir zu erlauben, dich zu entspannen – was geschieht?*

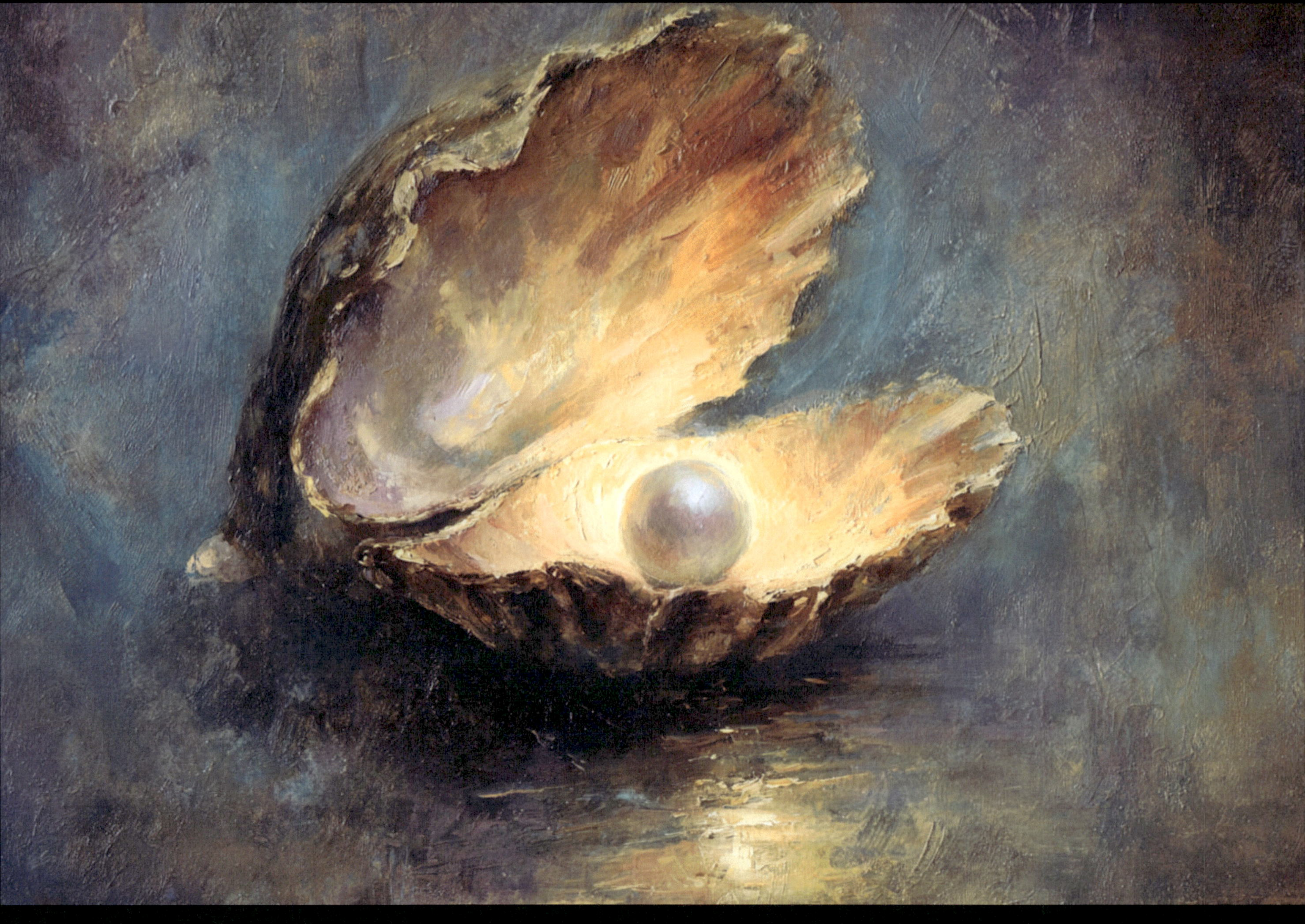

MUT ZUR HINGABE

Für alle, die lieben wollen, obwohl sie wissen, was dabei passieren kann.

1. *Im Tempel deines Herzens ruhen – wie geht es dir?*
2. *Zu wagen, voll und ganz zu lieben – was taucht auf?*
3. *Ja zum Leben sagen – wovor hast du Angst?*
4. *Dich dem Unbekannten hingeben – wie ist das?*

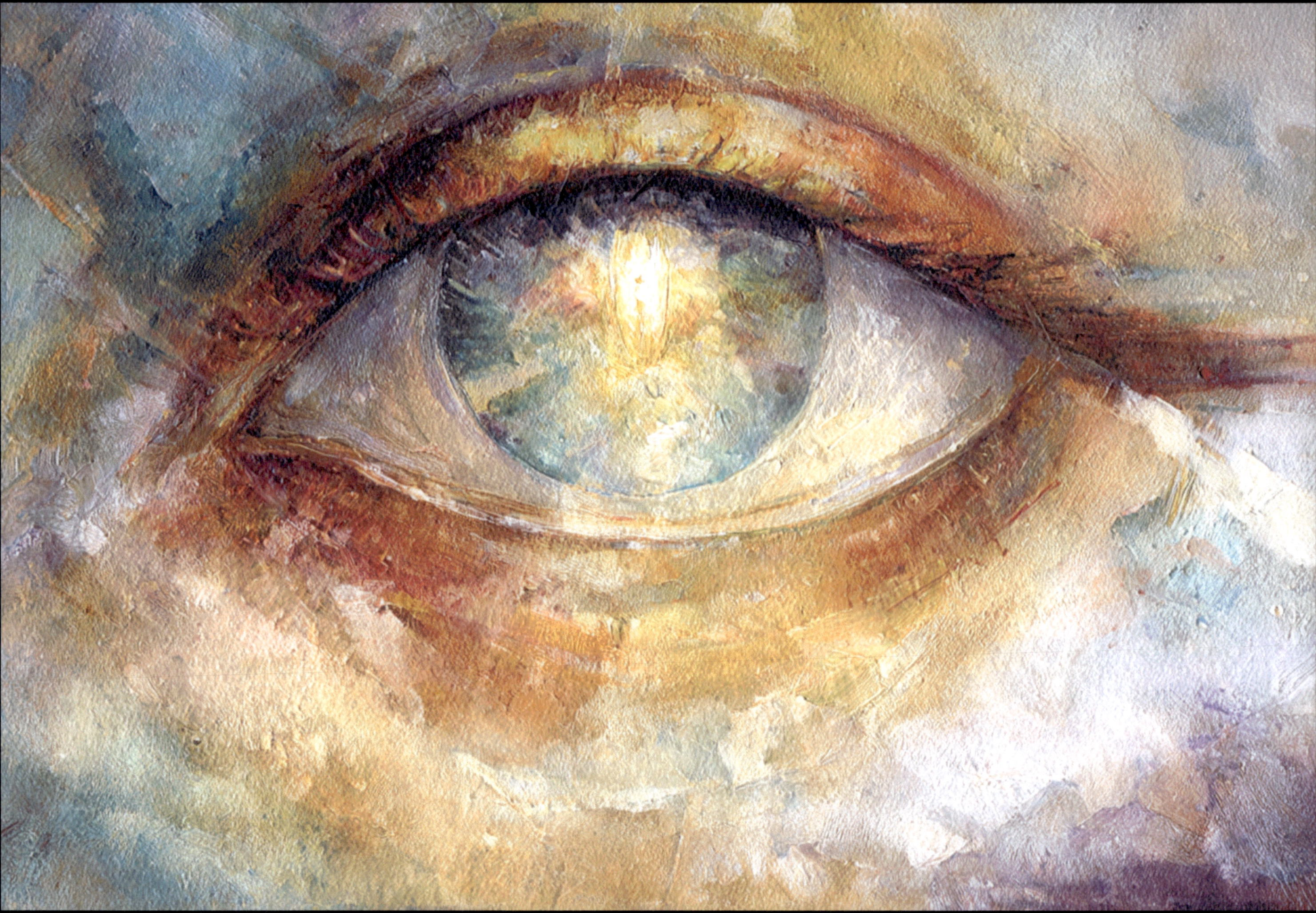

MIT DEN AUGEN DER LIEBE

Falls du vergessen hast, wie schön du bist – und die Welt auch.

1. *Dich mit den Augen der Liebe betrachten – was siehst, fühlst oder spürst du?*
2. *Einen anderen mit den Augen der Liebe betrachten – was siehst, fühlst oder spürst du?*
3. *Das Leben mit den Augen der Liebe betrachten – was siehst, fühlst oder spürst du?*
4. *Mit den Augen der Liebe sehen – was siehst, fühlst oder spürst du?*

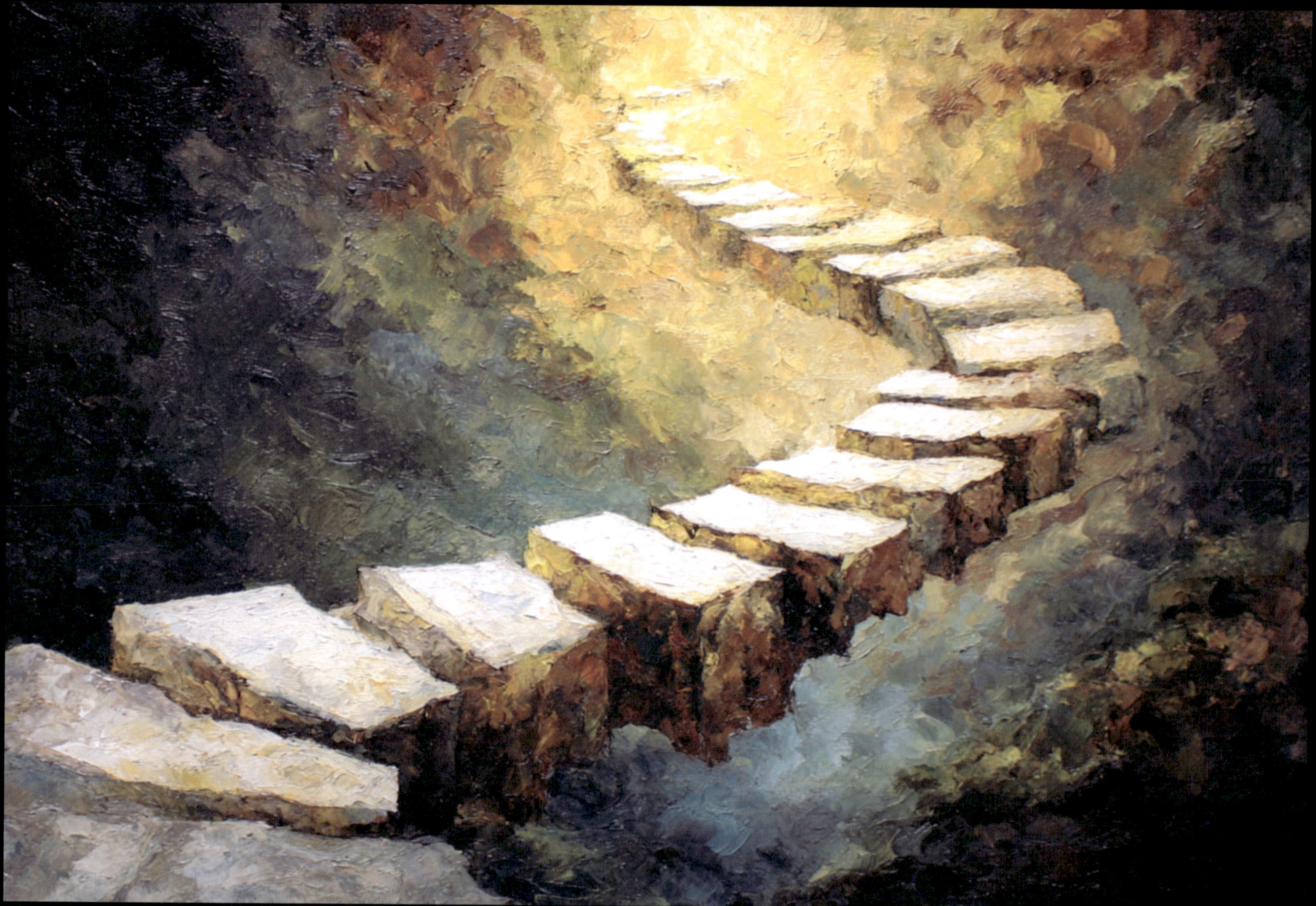

VERTRAUEN ALS WEG
Manchmal braucht es mehr Mut zu empfangen als zu kämpfen.

1. Im Vertrauen leben – was wird dir gewahr?
2. Deine wahre Kraft leben – wie geht es dir?
3. Den Mut haben, Risiken einzugehen – was wird lebendig?
4. Was ist, wenn Liebe dich heute leitet?

AWAKENING TO LIFE INTENSIVE

Dyaden als Tor zur lebendigen Gegenwart und dem großen Ganzen. 6 Tage, 6 Fragen und ein sich öffnender, weiter Raum.

Es gibt Dyaden, die wie gut gewählte Fragen wirken und es gibt Dyaden, die den Raum so weit öffnen, dass eine Frage wie ein Sonnenstrahl durch ein frisch geputztes Fenster fällt. Die Forschungs-Fragen der Awakening to Life Intensive-Dyaden gehören zu letzteren.

In der gleichnamigen Intensivwoche, geleitet von Iris Bawidamann und Jürgen Engel (mehr über ihre Arbeit findest du auf ihrer Webseite www.klarweit.de), tauchen die Teilnehmer:innen über sechs Tage hinweg jeweils einen ganzen Tag lang in eine einzige dieser Fragen ein. Und was auf den ersten Blick simpel erscheint, entfaltet in der Tiefe seine ganze Wirkung: Präsenz wird nicht hergestellt, sie wird entdeckt. Der Augenblick wird nicht gehalten, er hält dich. Und aus einer scheinbar kleinen Form wächst eine stille, radikale Verwandlung.

Ich freue mich sehr, dass ich die Fragen dieses spirituellen Prozesses hier aufnehmen darf in Anerkennung an all jene, die den Awakening to Life Intensive-Weg erforscht und weitergetragen haben. Und besonders in Dankbarkeit an Iris und Jürgen, die heute als offizielle Hüter dieser Praxis die Awakenings weiter anbieten, nach ihren Lehrern Robert Gonzales und Robert Maoz Kržišnik, mit viel Herz, Klarheit und einem feinen Gespür für das, was gerade lebendig ist.

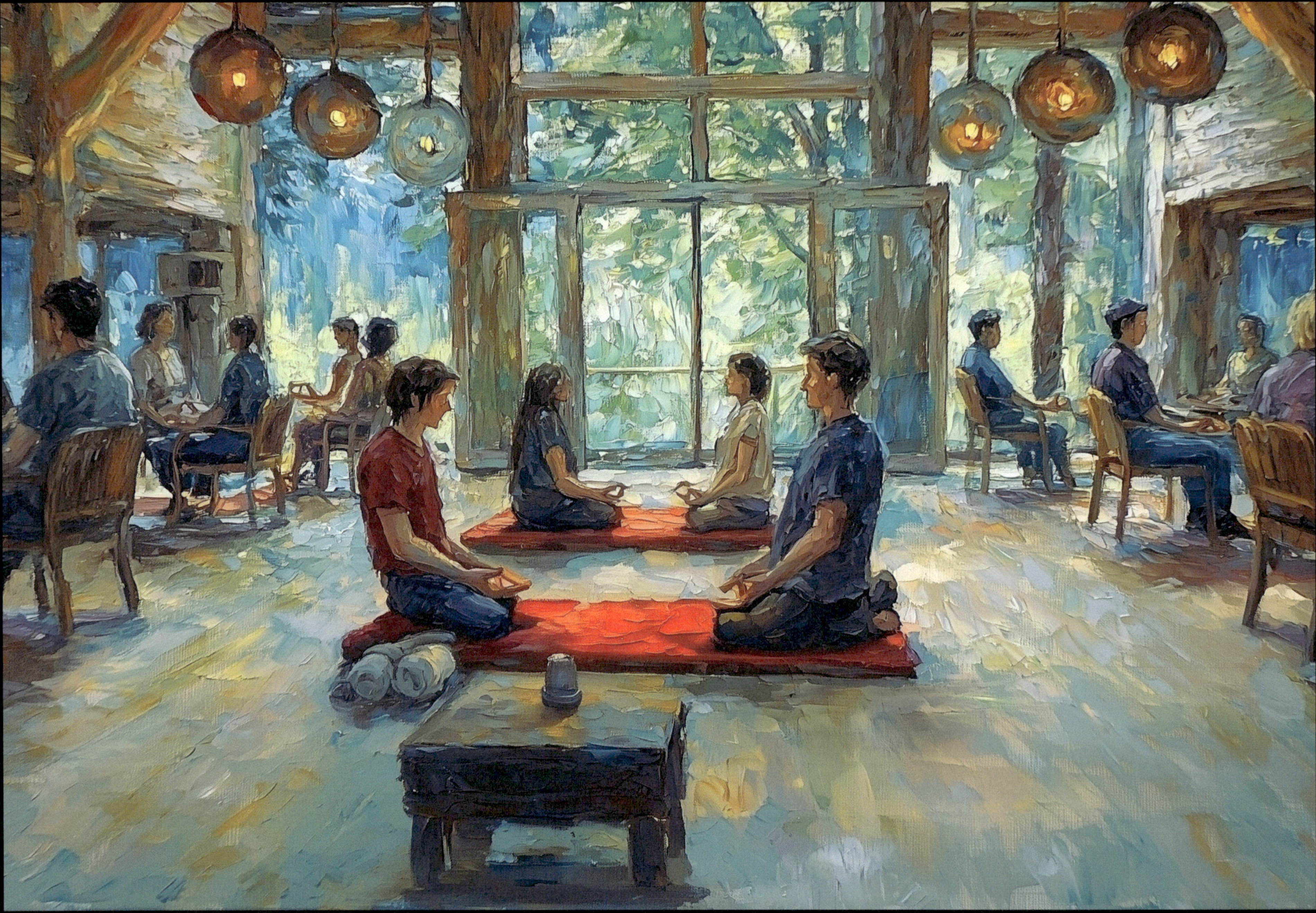

AWAKENING TO LIFE INTENSIVE - DYADEN

Wenn du diese Fragen in einer Dyade erforschen willst, dann bring Zeit mit. Nicht, weil es lange dauert. Sondern weil du plötzlich das Gefühl haben könntest, angekommen zu sein.

- *Voll in diesen Moment ankommen, was bewegt sich in dir?*
- *Angst loslassen. Was taucht auf?*
- *Ins Unbekannte entspannen, was taucht auf?*
- *In diesem Moment dieser Existenz ruhen, wie ist es, einfach nur zu sein?*
- *Leben in mir, Leben in dir, wonach sehnt sich dieses Leben jetzt?*
- *Alles von mir willkommen heißen, alles von dir willkommen heißen, was erlebst du jetzt?*

ENLIGHTENMENT INTENSIVE

Vier einfache Sätze, die deine Existenz gründlich durcheinanderbringen könnten

Es gibt Fragen, die man sich nur einmal im Leben stellt – meist nachts, bei Kerzenschein, nach zwei Gläsern Wein und einer misslungenen Yogastunde. Und dann gibt es vier Fragen, die man sich immer wieder stellen kann – am besten mit einem Menschen gegenüber, der gerade nicht aufs Handy schaut.

Diese vier Fragen sind die Basis des Enlightenment Intensive, einer Art spiritueller Sprint mit Tiefgang. Es geht nicht darum, schlauer zu wirken oder deine Philosophie-Dozentin zu beeindrucken. Es geht vielmehr um etwas, das so selten geworden ist wie unbehandelte Holzoberflächen in Möbelhäusern: authentische Selbsterfahrung in Beziehung.

Stell dir vor, du setzt dich jemandem gegenüber, schaust ihm oder ihr in die Augen – und dann sagt diese Person: „Sag mir, wer du bist."

Nicht: „Was machst du beruflich?"

Nicht: „Wie war dein Wochenende?"

Sondern wirklich: „Wer. Du. Bist."

Und während du darüber nachdenkst, fällt dir auf, dass du die Antwort gar nicht weißt. Aber du spürst, dass sie irgendwo in dir wartet. In der Stille. Hinter den Geschichten. Zwischen zwei Atemzügen.

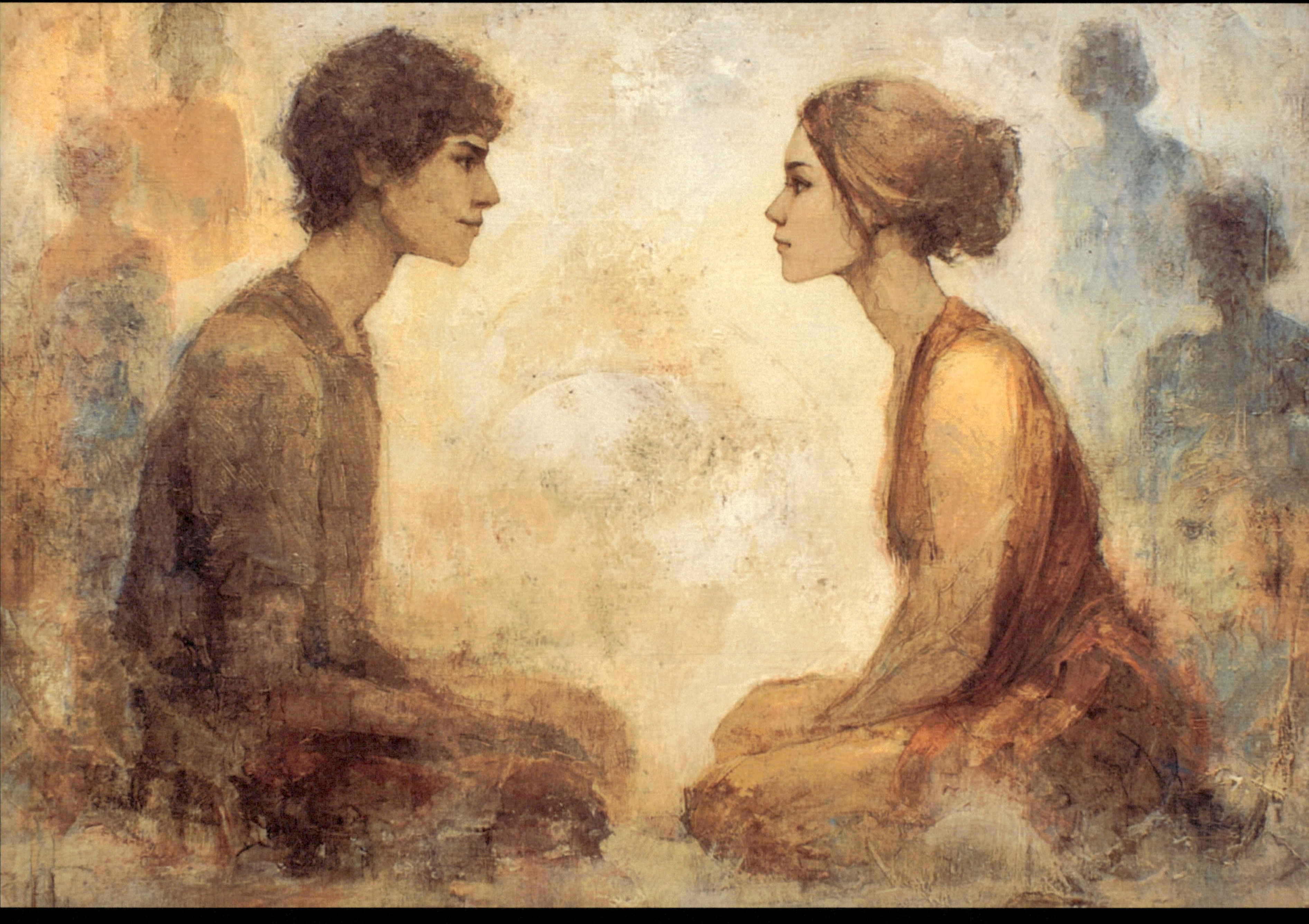

ENLIGHTENMENT INTENSIVE - DYADEN

Willkommen bei der vielleicht einfachsten und zugleich unbequemsten Übung deines Lebens. Viel Vergnügen.

- *Sag mir, wer du bist.*
- *Sag mir, was du bist.*
- *Sag mir, was Leben ist.*
- *Sag mir, was ein anderer ist.*

GUERILLA-DYADEN

Für Gesprächsrunden, die dringend gerettet werden wollen – oder um einfach mal eine Sinnexplosion zwischen Kaffee und Keksen zu zünden.

Es gibt Situationen, da läuft das Gespräch wie ein alter Windows-Computer: langsam, voller Wiederholungen und alle warten, dass endlich jemand auf „Neustart" klickt. Für genau solche Fälle gibt es diese Sammlung von Fragen. Sie sind wie kleine mentale Stolperdrähte – harmlos im Ton, aber mit Potenzial für erstaunliche Tiefen. Sie brauchen keine Vorbereitung, kein spirituelles Vorgespräch und keine Meditationskissen. Sie funktionieren in der Küche, im Park, auf langen Autofahrten oder am Konferenztisch kurz vor dem geistigen Kollaps. Und ja – manchmal bewirken sie mehr als drei Stunden therapeutischer Kleingruppendynamik.

Hinweis: Es kann passieren, dass Menschen sich plötzlich wirklich zuhören. Das ist gewollt.

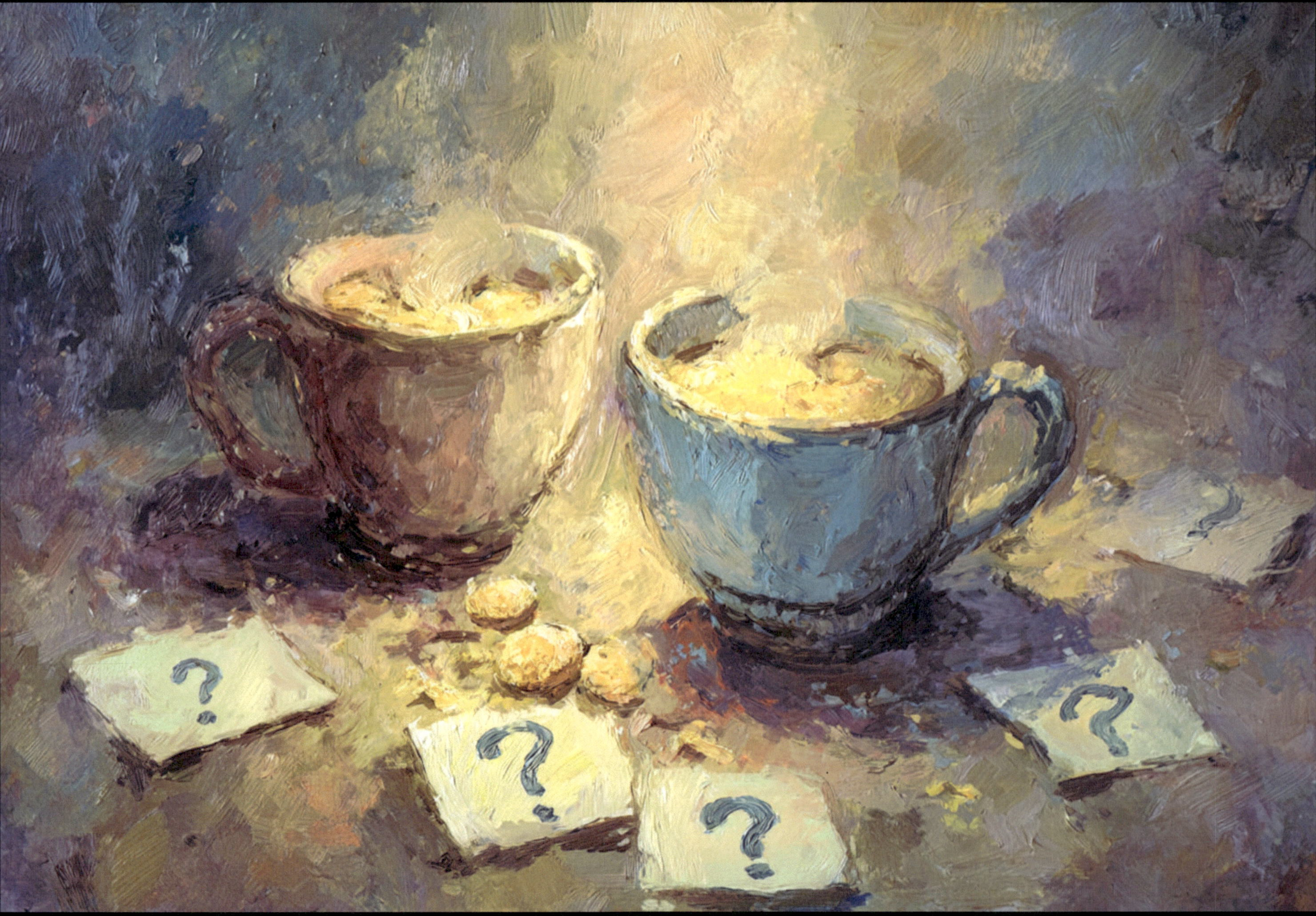

- *Wie sieht ein idealer Tag für dich aus?*
- *Womit kann man dir ganz leicht eine Freude machen?*
- *Welchen Beruf würdest du auswählen, wenn Zeit und Geld keine Rolle spielen würden?*
- *Womit verschwendest du viel Zeit?*
- *Welche Angewohnheit möchtest du gerne ablegen?*
- *Welche drei Dinge möchtest du unbedingt noch machen?*
- *Worauf freust du dich, wenn du an die Zukunft denkst?*
- *Welchen verrückten Gedanken willst du gerne in die Tat umsetzen?*
- *Wovon willst du dich endlich verabschieden?*
- *Was ist dir aktuell sehr wichtig in deinem Leben?*
- *Was hat dich zuletzt zu Tränen gerührt?*
- *Welche Ziele hast du für dieses Jahr?*

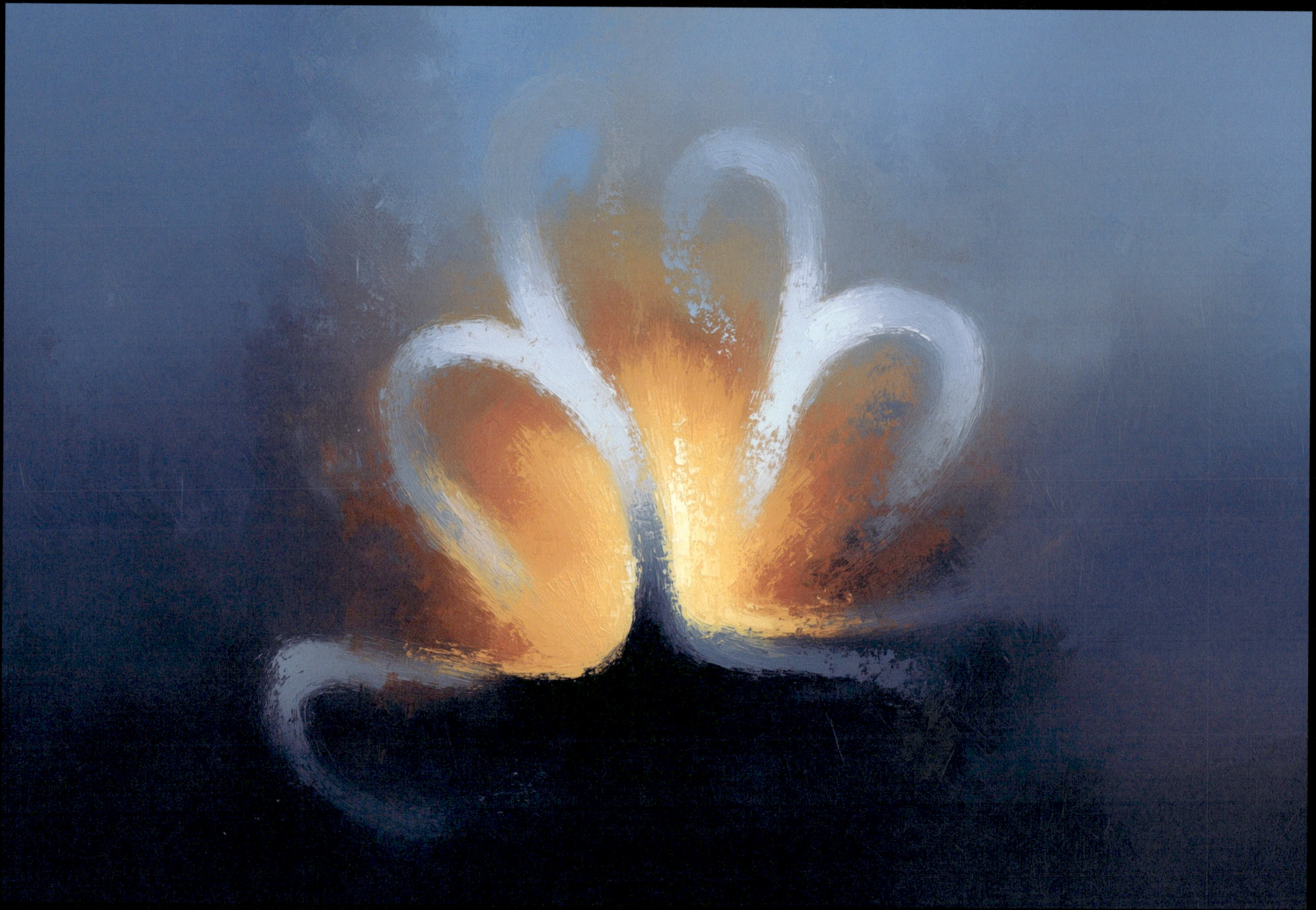

WAS DU JETZT TUN KANNST

(… außer dieses Buch auf deinen Nachttisch zu legen und zu hoffen, es meditiert von allein)

Herzlichen Glückwunsch.

Du hast es bis hierher geschafft. Du hast gelesen, geblättert, geschmunzelt, vielleicht sogar geseufzt. Du weißt jetzt, was Dyaden sind, wie man sie macht, warum sie magisch sind, warum Charles ein Sofa, ein Universum und eine Frage brauchte – und dass Ava eigentlich die wahre Heldin der Geschichte ist. Und nun?

OPTION A:

Du legst das Buch zur Seite, atmest tief durch und sagst dir: „Spannend. Irgendwann mache ich mal so eine Dyade."

OPTION B:

Du gehst auf globaldyadmeditation.org, klickst auf „Teilnehmen" und sitzt fünf Minuten später jemandem gegenüber, der du nicht bist – und genau deshalb wirst du durch ihn (oder sie) etwas über dich erfahren, das du noch nicht wusstest.

ODER OPTION C:

Du schnappst dir eine Freundin, einen Freund, einen neugierigen Mitbewohner, ein Familienmitglied oder jemanden, der dich seit drei Jahren auf Instagram liked, aber nie geschrieben hat – und sagst:

„Sag mir, wie es ist, dich mir zu zeigen."

Wie auch immer du dich entscheidest:

DIE DYADE IST NICHT DAS ENDE EINES BUCHES. SIE IST DER ANFANG EINES GESPRÄCHS.

Eines, das du vielleicht noch nie geführt hast. Und das dich vielleicht genau dahin führt, wo du hinwillst – zu dir.

DIE GLOBAL DYAD MEDITATION

WIE MAN PER ZOOM DEM UNIVERSUM BEGEGNET – UND DABEI PÜNKTLICH ZUM ABENDBROT ZURÜCK IST

Es gibt Dinge im Leben, die sollte man einfach mal ausprobieren. Ein heißes Bad nach einem langen Regentag. Kompott mit Schlagsahne. Oder: Mit jemandem reden, den man noch nie zuvor gesehen hat – und dabei sich selbst begegnen.

Willkommen bei globaldyadmeditation.org, einer Online-Plattform, auf der Menschen aus aller Welt sich regelmäßig treffen, um sich 40 Minuten lang tief in die Seele zu blicken – ganz ohne Smalltalk, ohne Katzenfilter, und nur ganz selten mal mit einem peinlichen „Ich glaub, dein Mikro ist aus"-Moment.

WAS IST DAS EIGENTLICH?

Die Global Dyad Meditation ist das geistige Kind der Enlightenment Technik von Charles Berner – nur ohne Wüste, aber mit WLAN. Sie wurde 2017 von Simone Anliker gestartet, die auf die geniale Idee kam, dass man Erleuchtung auch im Homeoffice haben kann.

Zwei Menschen, ein Zoomraum, vierzig Minuten, eine Frage – mehr braucht es nicht für eine Erfahrung, die tief gehen kann wie ein philosophischer Tauchgang in die eigene Innenwelt. Und das Ganze täglich, kostenfrei, weltweit und erstaunlich deutschsprachig.

WANN UND WO?

Das Schöne ist: Du brauchst kein Ticket nach Indien, kein Zafu-Kissen und auch keine Räucherstäbchen mit dem Duft von „erwachter Klarheit". Alles, was du brauchst, ist ein Internetanschluss und die Bereitschaft, deine innere Welt einem fremden Menschen für exakt fünf Minuten zu zeigen – immer im Wechsel, versteht sich.

Und das funktioniert tatsächlich – täglich, zu festen Zeiten:

- 07:00 Uhr – für Frühaufsteher und Zen-Bäcker
- 14:00 Uhr – mit intuitivem Schreiben (für Schriftsteller:innen auf Sinnsuche)
- 16:00 Uhr – für Leute, die spirituell werden wollen, bevor die Kinder aus der Schule kommen
- 20:00 Uhr – für alle anderen (Dienstag, Donnerstag, Sonntag)

WIE KOMMT MAN DA REIN?

1. Zur Webseite tingeln: www.globaldyadmeditation.org
2. Formular ausfüllen: Ganz klassisch mit Name, E-Mail und „Ja, ich will!".
3. Einführung mitmachen: Nicht überspringen! In dieser Einführung lernst du, wie man in Dyaden nicht versehentlich über Wetter oder Steuererklärung spricht. Wichtig.
4. Dyaden besuchen: So oft du magst, mit Menschen aus aller Welt, die genauso verwirrt, wach und neugierig sind wie du.

WARUM DAS GANZE?

Weil es funktioniert. Weil Menschen plötzlich Dinge spüren, die ihnen vorher entgangen sind – wie das seltsame Ziehen im Brustbein, wenn sie jemandem wirklich zuhören. Weil sie sich erinnern, dass man sich selbst nicht nur denken, sondern auch erleben kann.

Und weil es einfach gut tut, mit einem anderen Menschen zu sitzen und zu sagen:

„Sag mir, was du fühlst."

... und dann fünf Minuten lang einfach nur präsent zu sein.

LETZTE HINWEISE FÜR GALAXIENREISENDE

- Die Dyaden sind keine Therapie, keine Religion, keine Sekte – sondern einfach ein Tool, um sich selbst zu begegnen.
- Die Teilnahme ist kostenfrei – dein Einsatz ist allein deine Präsenz.
- Du brauchst keine Vorkenntnisse – nur die Bereitschaft zu lauschen.
- Und wenn du dich fragst, warum das Ganze funktioniert, obwohl ihr euch noch nie gesehen habt: Weil das Menschsein universell ist.

Wenn du also schon immer mal bei dir selbst vorbeischauen wolltest, aber nie wusstest, wo du klingeln musst: Hier sind Menschen, die auf dich warten – irgendwo zwischen Stuttgart, Kapstadt und der inneren Stille.

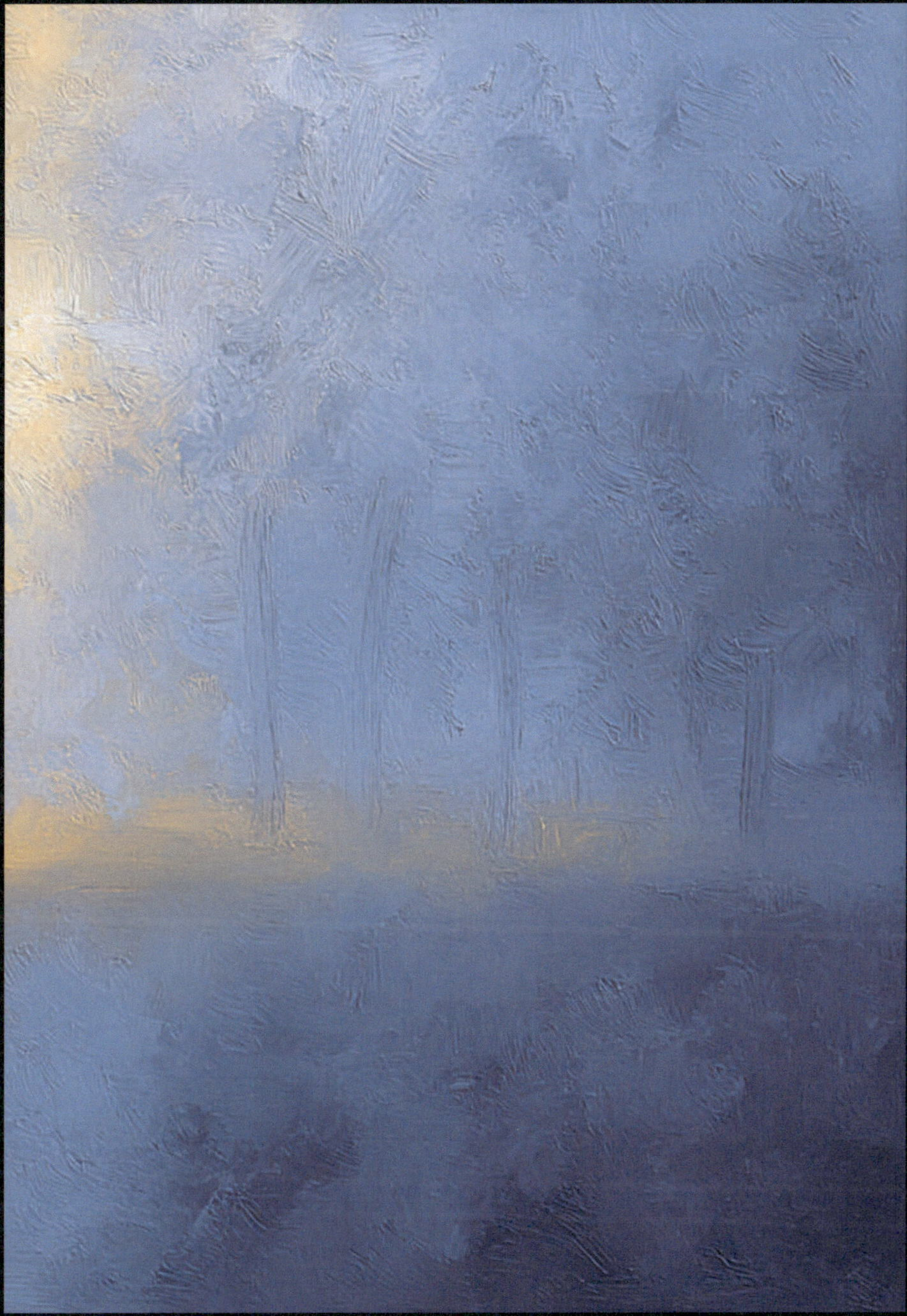

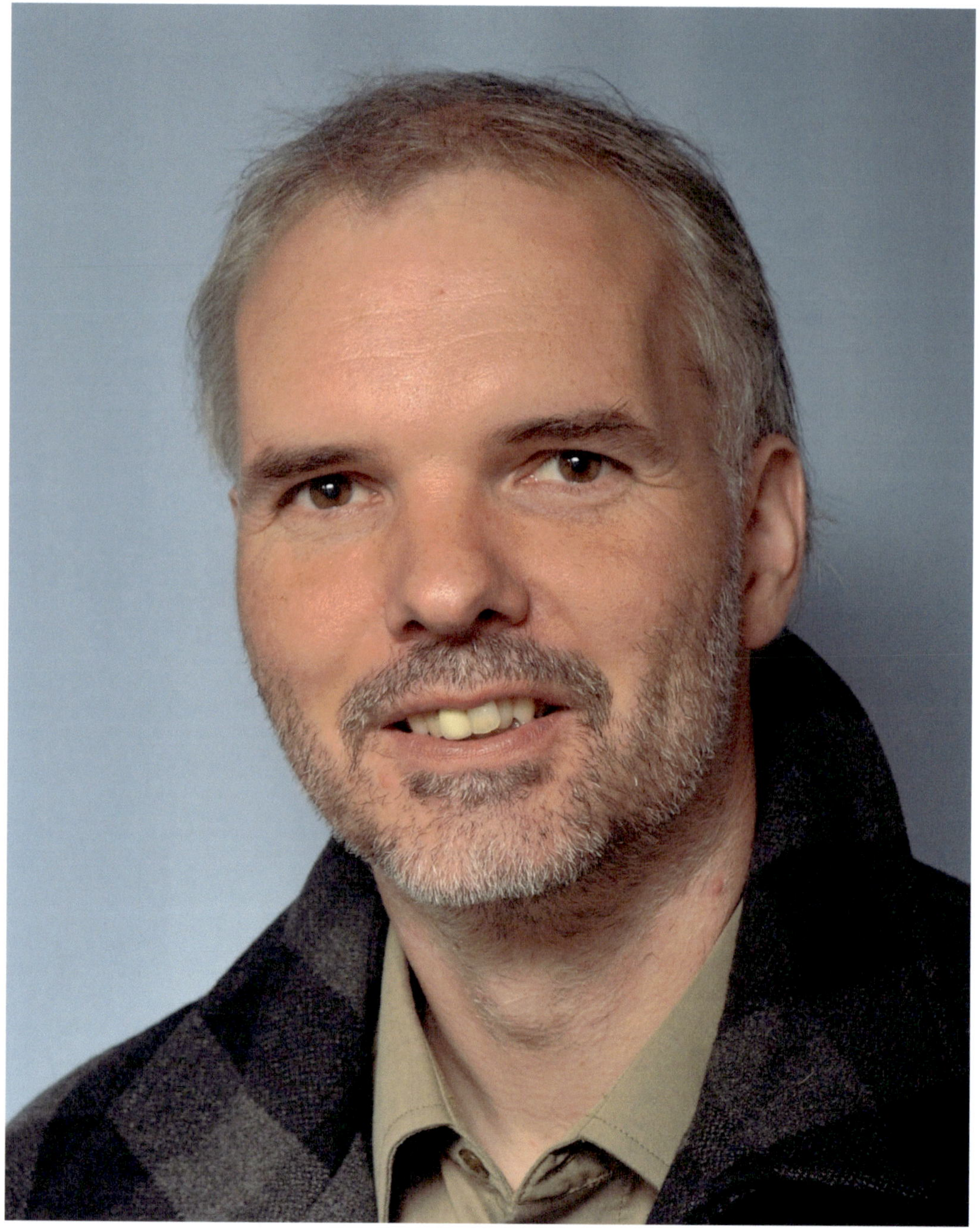

AUTOR

Andreas Seebeck ist jemand, der Fragen liebt. Nicht unbedingt, weil er immer sofort Antworten hat – sondern weil gute Fragen manchmal mehr bewirken als tausend Antworten. Als Heilpraktiker für Psychotherapie, Qigong-Lehrer, Misophonie-Coach und Autor von mehreren Büchern hat er sich über die Jahre mit allem beschäftigt, was Menschen hilft, sich selbst näherzukommen: Körper, Geist, Emotionen, Energie, Beziehung – und gelegentlich auch ein unpünktlicher Paketbote.

Die Dyadenpraxis entdeckte er nicht auf einem Berggipfel oder bei Vollmond unter einem Feigenbaum, sondern dort, wo die Wahrheit oft am zuverlässigsten auftaucht: mitten im Alltag, während einer GFK-Tagung in Steyerberg. Sofort war klar: Hier geschieht etwas. Nicht spektakulär, aber echt. Nicht laut, aber tief.

Wenn er gerade keine Dyaden macht, schreibt er Bücher, leitet Gruppen, trinkt Tee oder geht mit offenen Augen durch die Welt (er wandert gern und viel) – in der Gewissheit, dass echte Verbindung immer möglich ist, sobald wir bereit sind, wirklich zuzuhören.

WEBSITE: www.febe.de
E-MAIL: andreas@febe.de

LITERATUR

DYADEN

Anliker, Simone: Dyaden Meditation – Die neue Art des Meditierens in Zeiten von Einsamkeit und sozialem Stress. Überarb. dt. Fassung, Self-Publishing (KDP), Zürich 2020. ISBN 979-8657711257.

Noyes, Lawrence: The Enlightenment Intensive. 50th Anniversary Edition. Zenways Press, London 2018.

Berner, Charles (comp. & ed. by Yoah Wexler): Relating & Spiritual Consciousness: Communication, Love and Relating Dyads. SELF Foundation, o.O. 2019. ISBN 978-1-5186-9628-2.

Wexler, Yoah: Knowing Your Self: 100 Self Awareness Exercises. SELF Foundation, o.O. 2019. ISBN 978-4903394390.

GEWALTFREIE KOMMUNIKATION

Rosenberg, Marshall B.: Gewaltfreie Kommunikation – Eine Sprache des Lebens. 10., erw. Aufl. Junfermann, Paderborn 2016. ISBN 978-3-95571-386-9.

Gonzales, Robert: The Spirituality of Nonviolent Communication – A Coursebook. 2nd ed. Living Compassion Press, Eugene (OR) 2016. ISBN 978-0-9971431-0-3.

Seebeck, Andreas: Wortschatz Gefühle und Bedürfnisse – 680 gefühlvolle Momente aus 346 Werken berühmter Autoren. Lotus-Press, Lohne 2015. ISBN 978-3-945430-47-7.

Seebeck, Andreas: Das Orchester der Gefühle. Poster DIN A2, Lotus-Press, Lohne

INTERNET-ADRESSEN

ONLINE-DYADEN

https://www.globaldyadmeditation.org/

DYADEN IN KURSEN

www.enlightenment-intensive.net (Enlightenment Intensive)

www.klarweit.de (Awakening to Life Intensive)

www.lotus-press.com (Osteopathische Selbstbehandlung)

CHINESISCHE MEDIZIN, ORGANUHR

https://www.dao-akademie.com (Mein Lehrer Joachim Stuhlmacher)

LOTUS PRESS